U0308379

2022年全国名老中医药专家传承工作室建设项目

浙江省名老中医专家传承工作室（编号：GZS2021025）

医路漫记

徐 珊

杨季国　徐燕立

　　　　成信法

编著

中国中医药出版社

图书在版编目（CIP）数据

医路漫记 / 徐珊等编著 . — 北京：中国中医药出
版社，2023.5
ISBN 978-7-5132-8088-4

Ⅰ. ①医⋯ Ⅱ. ①徐⋯ Ⅲ. ①中医学—文集 Ⅳ.
① R2-53

中国国家版本馆 CIP 数据核字（2023）第 046401 号

中国中医药出版社出版

北京经济技术开发区科创十三街 31 号院二区 8 号楼
邮政编码 100176
传真 010-64405721
鑫艺佳利（天津）印刷有限公司印刷
各地新华书店经销

开本 710×1000 1/16 印张 18 字数 230 千字
2023 年 5 月第 1 版 2023 年 5 月第 1 次印刷
书号 ISBN 978 - 7 - 5132 - 8088 - 4

定价 139.00 元
网址 www.cptcm.com

服 务 热 线 010-64405510
购 书 热 线 010-89535836
维 权 打 假 010-64405753

微信服务号 zgzyycbs
微商城网址 https://kdt.im/LIdUGr
官 方 微 博 http://e.weibo.com/cptcm
天猫旗舰店网址 https://zgzyycbs.tmall.com

如有印装质量问题请与本社出版部联系（010-64405510）

　　东海之滨，浙江大地，风景秀丽，生态良好，历史悠久，地灵人杰，人文荟萃，名医辈出，流派纷呈，成绩斐然。我校的徐珊教授是恢复高考制度后首届中医学本科生，又应届考上国家颁发学位条例后的首批硕士研究生，毕业后留校从事教学、临床和科研等工作。他先后师承浙江省金华市名中医张兆智老先生和浙江省名中医、首批全国老中医药专家学术经验继承工作指导老师蒋文照教授，皆得所传，学有所成。徐珊教授是第四批全国老中医药专家学术经验继承工作指导老师、浙江省有突出贡献中青年专家、浙江省名中医、浙江省首批高等学校教学名师。他五十年如一日，用心做学问，用心攻专业，用心教学生，用心看病人，用心搞研究，用心写著述，以传承为使命，以创新为己任，为中医药事业的发展呕心沥血，勤耕不辍，多有建树。

　　《医路漫记》以漫记形式记述徐珊教授学医、行医、授医50年他感觉到有兴趣、有意义、有启示的所见、所闻、所思、所学、所行以及感悟等，内容涉及从医之路、治学经验、学术思想、技术专长以及医学传承等，内容新颖，见解独特，可读性强，对继承与发扬名中医的学术思想和临床经验大有裨益。

　　适值此书即将付梓，欣然为序。

国医大师：葛琳仪　教授、主任中医师
博士生指导老师

2023年2月8日于西湖之畔

鲁迅曾在他的散文《故乡》中说道：世上本没有路，走的人多了，也便成了路。1973年5月初，我拜师浙江省金华市名中医张兆智老先生，正式步入了杏林之路。巧合的是，1977年恢复高考制度，首届高考浙江省语文试卷作文命题是"路"，初涉中医的历程自然而然就成了我应考的答案，同时也萌生了日后要重笔浓墨地写一写"杏林之路"的想法。录取高校深造，特别是师承浙江省名中医、第一批全国老中医药专家学术经验继承工作指导老师蒋文照教授，学医之路渐显宽广。再次踏上工作岗位，不仅自己要走好路，还要做好后学的引路人，医路承载量多质重。从学医、行医至授医，到今年已整整五十载。无论是承还是传，初级层次还是高级层次，我既是师承教育又是院校教育的见证者、实践者和受惠者，有理由也有必要将步履医路有兴趣、有意义、有启示的所见、所闻、所思、所学、所行以及感悟等记述下来。

幸逢国家中医药管理局和浙江省中医药管理局立项建设"名老中医药专家传承工作室"，在国家中医药管理局、浙江省中医药管理局和浙江中医药大学相关领导的关心和支持下，编写了《医路漫记》，交中国中医药出版社付梓，了却了我多年的夙愿。书中选文50篇，内容涉及从医之路、治学经验、学术思想、技术专长以及医学传承等，希望有益于中医药学的继承与发展。

承蒙对我教诲良多的浙江中医药大学老校长、浙江省中医院老院长、浙江省名中医研究院老院长葛琳仪国医大师为本书作序，深深地表示谢意。

徐　珊

2023年2月8日于杭州

目录

步入医路启蒙

说起我的学医之路，还是有许多值得回味之处的。如果不是当初有幸拜张兆智老中医（图1）为启蒙老师和蒋文照教授为指导老师的话，就不可能将中医作为自己的终生职业。如果不是恩师们精深学识和博大情怀的感染和影响，我的事业和我的人生也就不可能有今天的收获。

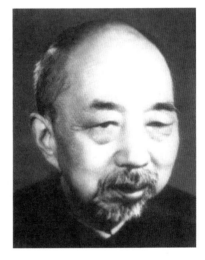

图1　张兆智（1910—1989）

父母亲极为推崇明代于谦的《立春日感怀》："年去年来白发新，匆匆马上又逢春。关河底事空留客，岁月无情不贷人。一寸丹心图报国，两行清泪为思亲。孤怀激烈难消遣，漫把金盘簇五辛。"他们以此教导我要有一颗渴望报效国家的赤子之心，努力学习，刻苦钻研，学有所成，为国服务。父亲是数学老师，从教50多年，我因耳闻目染，潜移默化，也对数学产生了浓厚的兴趣。我就读的浙江省金华市环城小学，师资力量雄厚，教学质量优秀。"文化大革命"开始之前我是学校数学竞赛队队员，多次参加比赛并获奖。放学后，竞赛队的同学们经常相聚在家中，讨论题目，研究答案，相互测试，其乐融融。有时，大家也会畅谈理想，憧憬未来。自那时起，我就怀揣着长大成为"理工男"，报效祖国的梦想。年少之时，酷爱理科，成绩优异，梦想很多，却从来未曾与医生尤其是印象中穿着长衫的中医郎中挂上钩。我初中毕业后参加过市里组织的初升高考试，取得了总分第二的好成绩，然而，在1966年5月至1976年10月那个特殊的年代，我不能继续上学了，失去了实现"理工男"梦想的机会。我在浙江省金华茶厂等单位工作了一年之多，当时能当上一名工人是非常光荣的事。可是，出乎意料，1973年4月底我收到了分配新工作的通知书，到金华市罗店区医院（现为罗店镇社区卫生服务中心）报到。其时，大专院校停止招生，医院特别是基层医院严重缺员，金华市卫生行政主管部门在中学毕业生分配工作时，便将文教卫系统的子女充实到基层医院，通过跟师或培训，从事中医中药及妇幼保健工作等。每当有人问起我的从医历程时，我就会说道，这应该感谢金华市卫生行政主管部门与人事部门当初的决策，使我从原来的"理工男"之梦转而实现了中医学的梦想。

去医院工作，这是我从未想过的事，去还是不去，真的犹豫不定，家人劝我先到医院看看再说。到了医院才知道，分配到医院工作的原有20多人，而实际报到的只有10多人。

张兆智老先生希望从中择优挑选两人跟他做学徒学习中医。那时，学校都停课了，考试自然被废除。还是张老先生出主意想办法，采用了如今就业招聘的面试做法，他看了前去医院报到的那些人，然后要求每个人写下一份自传。就是凭着这份自传，张老先生收了我和黄航华作为门下弟子。我的师承计划是学徒三年，见习侍诊一年，学成后到金华市罗店区卫生院下属的竹马公社卫生院（现为金华市婺城区竹马乡社区卫生服务中心）工作。从此，我便与中医结下了不解之缘（20世纪80年代初，在张老先生的诊桌抽屉中我还见过张老先生保留着的师兄黄航华和我的两份自传，现在不知在哪儿了）。

尽管与中医"订了终身"，但是，我对陌生的中医却没有一丁点的感觉，从内心深处而言，一个是青年小伙，一个是白褂郎中，真的有些格格不入。说实在的，我下决心学中医的真正原因，还是受张老先生人格魅力的感召。张老先生言语不多但富含人生哲理，行医乡间却显大师风范。

办了拜师酒席，我就懵懵懂懂地开始了中医的学习。张老先生给我们列了一系列书目。起初，读《黄帝内经》《伤寒论》《金匮要略》，外行人看拳，似懂非懂；背《濒湖脉学》《药性赋》《汤头歌诀》，小和尚念经，有口无心。随着读书和侍诊，特别是目睹病人痛苦而来，经张老先生的妙手诊治，微笑而去，我渐渐萌发了对中医的好奇心。张老先生在诊桌上备放了草药和经验方制作的中药制剂，向具有适应证的病人介绍或提供免费治疗。其中，有一种名为"天马平安散"的中药粉末，专治"岔气"（软组织急性挫伤或扭伤），只要在病人的双眼内外眦点上少许药末，就会有立竿见影的效果。大多数病人是抬着来就医，用药后很快就能步行出诊室。我瞒着张老先生，在邻居和熟人中施治，屡试不爽。如此不起眼的中药却有这般神奇的力量！我对中医的好奇逐渐转化为学习的兴趣。

张老先生临床治病常以单方验方取效，简便严谨，力专效宏。如单用蝉蜕二两至四两（60～120g）治疗痉证和惊厥，我用该方治疗几例，均获良效。古人云："医者，易也。"有了对中医的一点了解和尝试，我以为，原来"易"就是容易，背记了方药，知晓了病症，一方治一病，一药疗一症，中医治病就是这么简单容易。然而，1974年间发生的一件事令我改变了这个观点，迄今难以忘怀。

医院旁边工厂的一位青年工人在去看望朋友的途中，不幸头部左侧被枪弹擦皮肉而过，晕倒在地，等到被人发现时，已过了一个多小时，出血很多，被紧急送往医院。庆幸的是没有生命危险，却落下了左侧颜面连及上肢抽搐，每隔个把小时就要抽动十几分钟，非常痛苦。他来医院诊治，适逢张老先生出差在外。我想有张老先生蝉蜕验方在手，又有多例病人的施治验证，治疗此病还不是小菜一碟。于是，便自告奋勇为他开了药方：蝉蜕四两。可是，三天下来，病人仍然抽搐不已，未见任何改观，这就使我感到纳闷了。为何验方不见灵验，效方没有效果呢？张老先生回来，我做了汇报，并请高诊。望闻问切之后，张老先生在蝉蜕方上加了鸡血藤等补血行血药，一剂症减，五剂告痊。我求教于张老先生，答曰："治风先治血，血治风自灭。"闻之，茅塞顿开。自此，我才真正领悟到中医药学博大精深，"医者易也"的"易"并非我原本理解为容易的"易"，其旨在中医的内涵就像《周易》一样玄妙，是研究生命乃至宇宙运动变化规律的大学问。

张老先生诊治妇科疾病享有盛誉，其实在我看来他更擅长治疗疑难杂症。他毕生致力于临床，治学不尚浮华，但求实学，无论历代名药验方，还是民间单方草药，只要临床实践有效，悉予应用。张老先生诊务繁忙，每天来自省内外的病人有200人左右，工作时间一般在12小时以上。他对每一个病人都耐心地听讲，细心地诊查，和蔼地嘱咐，病人满意而归是他的追求。门诊上班时，通常我们几个学生分别坐在张老先生的四周，听完诊断后，按照张老先生的经验开好处方后递给他，然后由张老先生将方子交给病人。记得有一天，一位患眩晕的病人来就诊，我按常规很快就开好了经验方，药用：苍术、谷精草、白菊花、枸杞子。张老先生接过处方说重开，我丈二和尚摸不着头脑，难道药开错了？随即，张老先生报出了药方：仙鹤草二两，潞党参一两。原来，张老先生刚从学术会议上听人介绍了单味仙鹤草治疗眩晕的经验，他认为仙鹤草又名脱力草，具有补气之功，但嫌力弱，加用党参以增强其补益之力，适用于气虚之眩晕。投用本方，效如桴鼓，而参鹤汤方从此便成了张老

医路漫记
YI LU MAN JI

先生治疗眩晕新的经验方。

追溯历代名医的史迹，从中不无启迪之处。他们那种"医乃仁术""宁为良医"的献身精神，博采众方、精益求精的治学态度，淡于名利、普救民生的行医作风，实乃成为一代名医的重要因素。我深深地感到：张老先生不愧为病人和学生心目中真正的名医。

医 路 漫 记

YI LU MAN JI

张老学术思想

张老先生是浙江省金华市婺城区罗店镇人，出生于中医世家，读私塾8年，自幼接受中国传统文化教育。15岁跟随父亲张癸生学习中医，并随父佐诊，20岁在罗店镇挂"清河医庐"牌号，悬壶济世。幼年学医得家传，后毕业于中医函授学校，1956年，张老先生发起成立"金华狮岩乡中医联合诊所"，并担任主任。1958年，张老先生将中医联合诊所并入金华双龙人民公社卫生院（后改为罗店医院），任副院长，1961年被金华专署评为金华地区名中医。张老先生行医65年，注重临床，熟谙内、妇、儿、外科，尤擅长妇科与疑难杂症，颇有心得，学验俱丰，经治病人达200多万人次，被老百姓誉为"北山神仙"等，深孚厚望。

1. 虚心求学问，汲取众家技

张老先生认为，《黄帝内经》《难经》《伤寒论》《金匮要略》等医籍，是中医药学之本始，作为杏林之士，务须熟读。只要稍有空暇，他总是反复研读经典医籍，打下了坚实的理论基础，并涉猎群书，汲取众家之长。

张老先生对搜集流传于民间的医疗经验，尤为重视，运用草药，匠心独具。张老先生不耻下问，虚心求教药农，从而掌握了大量的草药单方验方。在诊桌上，常置放草药标本，遇到对证疾病，则示之以样，教之以法，服之多得应验。有一位病人劳累过度，中气下陷，致肛门脱垂，痔疮出血，反复发作，苦不堪言。张老先生推荐病人每天一餐以鲜马齿苋做菜吃。半个月后，病人告知出血已止，肛门口纳。随访7年，未曾复发。由于张老先生对草药应用有着丰富的经验，故于1975年曾被邀参加《药用植物志》一书应用部分的审稿工作。

2. 崇古不泥古，实践出真知

张老先生毕生致力于临床实践，主张治学不尚浮华，但求实学，理论须与临床结合，敢于突破，方能推陈出新。古人之学术观点，须付诸实践，方可取信，历代名医验方，亦须经过实践检验，方能取效。张老先生凡遇疑难杂症，必参合中西医理，创新法，立新方，多获良效。

（1）先后天根本论：张老先生极力赞赏李中梓之先天后天根本论。认为诸疾之因多与先天不足有关。为阐明先天不足对人体的影响，张老先生进行了临床观察，如对早产儿的详细记录，发现患风湿热病症者甚多，说明其病因可能与早产儿禀赋不足有关，统计的原始记录于"文革"中付之一炬，诚为憾事。张老先生对先天不足创立了一整套的防治方法。提出孕妇当循胎教，服用芝麻。芝麻为益肾之要品，又有凉血解毒之功，服之有益于胎元，可防早产，且产后婴儿易于喂养，可见其于优生优育有益。

（2）重视望切技能：张老先生认为，临床诊断，四诊之中，望诊为主。通过望诊，对病情即应有初步印象，其余三诊则有的放矢。张老先生在临证中积累了丰富的望诊经验，如山根太阳色青者，先天不足也；摇头言者，里痛也；指甲健康环消失者，虫积或血虚之患也；鼻梁低陷者，多难嗣育等，独具心得。张老先生对脉学亦颇有研究，认为脉学向为人们所称秘，观诸书籍，尤觉深奥，明确切脉之法，全在于识其大纲，大纲就是浮沉迟数，浮沉审其起伏，迟数察其至数，浮沉之间迟数寄焉。浮沉迟数四纲脉，有力则主表里寒热，浮而无力为气虚，沉而无力为血虚，迟而无力为阳虚，数而无力为阴虚，气血阴阳，执其要领。经长期临床观察，张老先生还发现，男脉右大于左，女脉左大于右，大多数病人并非如脉书所言凶证，而属肝郁，考之临床，每多应验。

（3）主张治痰当治血，血活痰自洁：张老先生感到，疾病中常见痰瘀相兼，瘀血与痰饮作为病理产物和致病因素，自出同源而异物，具有同一性和特殊性。所以，见痰不能仅治痰，当须活血化瘀。遂倡言"治痰当治血，血活痰自洁"，独树活血化痰法，用二陈汤加当归、川芎治咳嗽、哮喘等疗效显增。以痰瘀同治之剂治疑难杂症，如鹤膝风、癫痫等亦获益匪浅。

（4）妇科诊治体会：妇人以血为本，以肝为先天，治当理血为先。但临床诊治原发性痛经、经期吐衄、经闭及不孕症等，按辨证论治，时或取效不显，则需结合西医妇科检查，其因多由子宫发育不良引起。张老先生创月季饮一方治之，以助发育而求本。他认为，房事不节是妇科病的重要原因，经带胎产诸疾与房事不节关系密切。若房事过度，则肾精亏损，阴血不足，虚热内生，而见经水量多崩中或经闭；扰动胎元则胎漏、滑胎；经水未净而行房事，多致瘀热结于胞中，而发痛经、带下赤白等。此类疾病，肾精耗伤为本，瘀热蕴结为标，治疗或补肾益精，或祛瘀生新，但均以女贞子一药为基。女贞子为补肾滋阴之要药，补而不腻，《本草纲目》云其能"强阴，健腰膝"。至于瘀热之标，张老先生喜用三棱、莪术。《本草图经》认为莪术"治积聚诸气，为最要之药，与荆三棱同用之良，妇人药中亦多使"。三棱破气中之血，莪术破血中之气，两相配伍，相得益彰，实为逐瘀之良剂，用之瘀去热即止。兹录验案于后。

赵某，女，35岁，病起产后，时已七年，带下量多色白，夹有血丝，腹痛腰酸，经期加剧，潮来色紫带黑，时有血块，西医诊断为"盆腔炎"。近两年，人渐消瘦，询其夫甚为强壮，每逢房事，诸症加重，遂生厌恶之感。诊见脉沉涩，舌质暗红，苔白。张老先生认为，此证男强女弱，勉为其事，日久肾伤，但瘀血内结，新血不生而肌肤失养，当属标急。宜攻中有补。施方：制女贞30g，红藤30g，败酱草15g，制元胡15g，三棱10g，莪术10g，5剂。服药后，腹痛减轻。二诊去棱、莪，加续断15g，丹皮10g，女贞子用至60g，连续服药30剂，诸症告瘥，形体渐复。

（5）提倡饮食疗法：张老先生的许多经验方都是采用饮食疗法。如鲤鱼赤豆饮治水肿，鲫鱼花生饮治惊悸怔忡，扁鹊三豆饮治疰夏，橘皮糖粉治咳喘等，不胜枚举。

3. 注重简便验，用药具法度

古人对如何遣方用药，论述颇多。如张介宾之《论治篇》，徐灵胎之《用药如用兵论》，乃临证之准则，深得要领。张老先生常说，医家临证，犹如兵家临阵，而其要者，乃以奇兵制之。要抓住主要矛盾，药贵精专，注重配伍。从历代古籍所载方剂来看，一般皆以三四味，或是七八味组成。仲景之方及《千金要方》所载之方等，八味以内的占总数的80%～90%甚至更多，主次分明，量足力专，相辅相成。又如二妙、生脉、四逆、六君等，沿用至今，足见前人制方用心之切。张老先生推崇精方简药，但并不由此而否定大方。对于兼证较多者及慢性病的善后调摄，用些"君一臣三佐九"之剂，亦未尝不可，要"师其法而不泥其方"，力求多而不杂，繁而有要。

整理和总结张老先生的学术思想与方药特色，要使得方药精专，条分缕析，大致有以下要点。

一是恪守辨证论治原则。辨证精确，才能用药明了。头痛医头，脚痛医脚，一药对一症，闻症堆药，拼凑成方，应是形成大方的主要原因，而且由于没有针对疾病本质，投药虽多，病证亦难以痊愈。

二是要熟悉药物的形味。张老先生常常要求我们去中药房帮助配药，其实他的用意在于让我们在配药过程中，熟悉饮片的质地、形态与口味，认识并掌握治疗疾病的武器，以便临床应用驾轻就熟，从中可见张老先生的良苦用心。如理气药中青皮、陈皮、佛手、枳壳、枳实、香橼、枸橘等，为同科植物，作用大同小异，合宜而用，择善而从，只需选一两味加大剂量即可。

三是灵活配伍运用药对。药对是方剂的基本元素，有的本身就是汤头，如《伤寒论》中的桂枝与甘草、芍药与甘草、山栀与豆豉。苦辛相伍、寒温同用、升降搭配、相辅相成等原则指导下所形成的如黄连与半夏、枳壳与桔梗、当归与白芍、三棱与莪术等药对，灵活掌握运用，是使方药精专的重要措施。

四是了解药物性能弊端。如熟地黄为补血要药，然滋腻有碍脾胃，血虚而纳呆之人，多不宜用，易归芍等品，亦可收功。但每多明知熟地黄之弊者却信然投之，又加砂仁、陈皮制之，谓之补而不滞，然砂、陈香燥，容易耗气伤津，再增加沙参、黄芪，等等，顾此失彼，随风逐波，药味怎么会不杂不多！

从大方看，实因药物过多，相互牵制，功效难以集中，易成无帅之兵，无主之方。张老先生积数十年之经验，深感"勤求古训，博采众方"之重要性，辨治疾病不泥常法，运用方药不拘一格。喜用经方，如麻、桂、大小青龙、茵陈、四逆等，得心应手，运用自如，并创立众多经验方，如蚕沙一味汤治湿阻经闭；连苏饮（黄连、苏叶）治胃热恶阻；参含汤（党参、鹿含草）治崩漏以塞流；参鹤汤（党参、仙鹤草）治气血两虚之眩晕；定惊散（蜈蚣、全蝎）平惊痫；寒湿头痛方（白芷、川芎、川乌、甘草）治偏正头风；劳热方（夏枯草、姜黄、枳壳、山楂）治低热日久不退，等等，信手拈来。张老先生所施之方，五六味者，占其大半，主药之用量显重于常，非功到火候者，难以及此。

张老先生对处方格式、脉案书写，以及方中药物主次先后的排列等，都有严格的要求（图2）。因当下推行电子病历、电子处方，承载了中医文化的传统中医脉案，已有难以为继的忧虑。我一直坚持书写脉案，且成为一种习惯，这应当感谢张老先生当初对我们的严格训练。

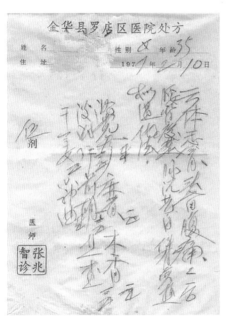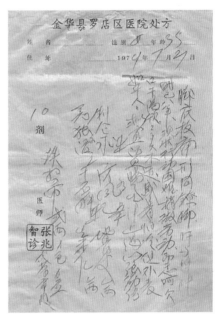

图2　张兆智脉案

4. 倡论医家德，医术为人民

张老先生诊务繁忙，接诊日逾百人，盛名之下仍保持谦虚谨慎、虚心好学之作风。中医学术历来父以传子，师以授徒，易立门户之见，且相互诋毁，有碍中医事业之发展。张老先生主张同道之间相互交流，取长补短。他不仅虚心求学于他人，而且积极参加讲座，编写讲义，介绍经验，对培育后辈呕心沥血，倾囊传授，门徒三十余人，分布各方。（图3）

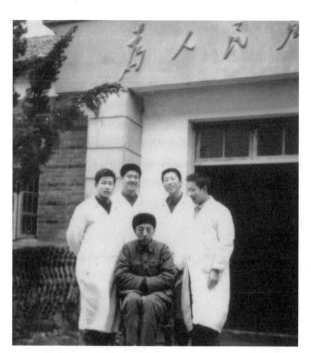

图3 师徒合影

（前排坐者为张兆智，后排从左至右依次为黄航华、徐珊、秦忠、张华山）

整理单方验方

我国的中药资源非常丰富，据记载达12700多种，其中植物药种类最多，约占全部种数的87%。大量取之便捷而行之有效的草药验方流传在民间，这些草药验方具有简便廉验的特点。张老先生临证诊治的又一特色就是非常重视方药的简便廉验。

对于搜集与汲取流传于民间的医疗经验，张老先生尤为重视，运用草药，可以说是匠心独具。张老先生不耻下问，虚心向药农求教，从而掌握了大量的草药单方验方。他每天上班之前，一大早就会去采集蒲公英、车前草、海金沙、落得打、马齿苋等常用草药，常常在诊桌上放置一些草药标本，遇到对证疾病，则示之以样，教之以法，患者服之用之，多得应验。有一位病人因患副鼻窦炎，引起眉棱骨疼痛，经穿刺术等治疗，病情反复，终不见轻，病已十年，影响睡眠，情绪消沉，唯恐癌变。张老先生采用新鲜鹅不食草，塞鼻取嚏，并配合局部按摩，外治半月，十年病疴，竟得痊愈。我从小学开始也一直被副鼻窦炎所困扰，犹如《素问·气厥论》所言的那样："胆移热于脑，则辛頞鼻渊，鼻渊者，浊涕下不止也，传为衄衊、瞑目。"鼻塞流涕，嗅觉减退，头痛时眩，并影响记忆力。同样是遍求名医，遍寻良方，鼻照样塞，头依然痛，真是鼻疾小恙，却苦不堪言。跟师学习期间，鼻渊治愈，用的就是鲜鹅不食草外治法。在我的临床生涯中，这一草药验方也使不少病人获益。

对于张老先生的单方验方，当时我都做了专病专方的整理总结，内容涉及内、外、妇、儿等科，有百余份之多。这些单方验方，在乡村社区一线确能发挥很好的作用。这里略举其一二。

如健脾止泻饮。该方由生薏苡仁、生扁豆、怀山药、芡实各等量组成，四药之中薏苡仁、扁豆以化湿为主，健脾为辅，重在祛邪；山药、芡实以补脾为主，止泻为辅，重在补正。用时将上药洗净，煮或蒸熟成粥状，连渣服用。该方适用于因脾气虚弱，水湿不化，渗于大肠，泄泻久痢者，尤其是儿童患者，厌食汤药，是方更受欢迎。凡大病之后，脾胃虚弱，形体消瘦者，也可将本方作为调养之剂。

哮喘病贴敷法。夏秋用凤仙花，冬令用生姜，先在喘息穴处擦，然后取药饼贴敷。药用白芥子60g，白芷15g，轻粉10g，共研细末，以适量蜂蜜调成药饼，加热后贴敷。

耳鸣可分为虚实两种类型。虚证每因肝肾亏损，清窍失养，常伴头晕目眩、腰膝酸痛等症，脉多虚弱。若因暴怒伤肝，致使肝胆之火上逆，耳鸣声响，心烦易怒，属于实证。前者可用土茯苓60g，瘦猪肉100g炖服。后者常用方：炒苍术15g，谷精草15g，郁金15g，石菖蒲9g，龙胆草6g。

带下之疾，妇科常见，致病原因颇多，临床分型较杂。可用下方，随证加减。组成：茜草15g，白芷10g，海螵蛸15g，血余炭10g。

小儿平安方。足月顺产之新生儿，以六味头作为开口药，清火通窍以解胎毒。方用：生大黄3g，炒枳壳3g，黄连1g，净蝉蜕1只，路路通3枚，生甘草3g。若为早产之新生儿，则需兼顾培本育元。方用：太子参6g，郁金3g，黄连1g，净蝉蜕1只，路路通3枚，生甘草3g。水煎取汁，分娩后先喂药汁2~3口，然后再喂母乳。

小儿百日咳，中医称之为"顿咳""鸬鹚咳"等。初期似上呼吸道感染之状；阵咳期则见阵发性痉挛性咳嗽，有回声发出，咳时颜面发红，结膜充血，待痰略出方止。初期一般可用鲜车前草3株、小黑豆30g，水煎代茶饮。阵咳时采用双手托抱小儿腋下抬高移位法有助于平咳。内服方治拟清热化痰，解痉镇咳。可用：百部10g，天冬10g，瓜蒌10g，杠板归10g，炒黄芩6g，僵蚕6g，每日1剂，水煎取汁约240mL。服法：每2小时1次，每次20mL频服。

诊治具有特色

在中医药学发展的历史长河中，可以说师徒授受的师承教育形式曾经是培养中医药人才的主要模式，也是中医中药得以延续和发展的主要因素。相传扁鹊师从长桑君，张仲景师从张伯祖等。老师通过口传心授，将基本理论、诊疗特色、临床技能等传授给学生，而学生在抄方侍诊中，了解老师的临床思维方式、治病用药方法，悟出新意。师承教育的最大特点就是以临证贯穿于教学过程的始终，最突出的优势和特色就是老师独特的临床经验和学术思想能够得以传承，因为跟师学习，主要学习老师的临床经验、学术思想、诊疗风格等。

张老先生精研妇科，治疗滑胎有独到之处，慕名求诊的病人很多，在抄方侍诊中，耳闻目染的验案不胜枚举。

案一：金某，女，20岁，1971年12月30日初诊。素体本弱，又因早婚，血气未充，婚后年余，流产3次，均于妊娠月半后，稍为劳动而流产。近又停经月半，恶心纳差，恶风发热，体温37.6℃，腰酸腹痛，神疲乏力，脉左寸滑利，两尺稍沉弱，苔薄白润。虽夹外感，然虞其胎动易滑，急拟益气升提以固冲任。处方：生黄芪20g，党参15g，桑寄生15g，炒白术15g，菟丝子15g，荆芥6g，金银花9g，升麻5g，柴胡5g，生甘草3g，5剂。

1972年1月4日复诊。感冒发热已愈，腰酸腹痛好转，但劳动后，仍感腰酸、头昏眼花，仍宜补冲任以固胎元，上方去荆芥、金银花，加川断15g，炒谷芽12g，炒黄芩5g，5剂。另嘱其服食芝麻。坚持食疗，足月分娩。

案二：徐某，女，31岁，1976年9月18日初诊。婚后2年，怀孕3次，皆在3个月时流产。平时经期推后5天，小腹胀痛，腰感酸楚，经来量少，色紫夹有血块。舌苔白，脉沉细。治拟活血化瘀，佐以益肾壮腰。处方：鸡血藤30g，当归10g，川芎10g，桃仁9g，红花9g，益母草15g，菟丝子15g，续断15g，嘱其每次月经干净后服7剂，连服3个月。

1977年3月24日复诊。经停五旬，妊娠试验阳性，要求安胎。处方：党参15g，生黄芪15g，炒白术15g，桑寄生15g，菟丝子15g，炒杜仲15g，升麻5g，炙甘草5g，7剂。服之有效，原方隔日服1剂至妊娠4个月，同时施用"寿胎经验方"，后告喜得一子。

从治疗滑胎的众多临床案例中，我细心揣摩张老先生的临床思维，总结概括出了论治滑胎三步法，形成了治疗滑胎的临床方案和路径，借此给不少的家庭送去了幸福。

第一步是祛瘀生新，造就育孕环境。

滑胎病名，首载于唐代昝殷所著的《经效产宝》，亦名数坠胎。世人诊治，每多着眼于孕后。张老先生则认为，求子之法，莫先调经，欲治滑胎，始于未孕。滑胎之因，气虚肾亏虽属多见，但屡孕屡坠，易致瘀留胞宫，而瘀血不去，妨碍新孕，胎元难以巩固。故临证治疗，张老先生独辟蹊径，提出滑胎病人在再次怀孕之前，须先治疗数月，治以祛瘀生新之法。药用当归、川芎、桃仁、红花、益母草、丹皮等活血调经以祛宫内陈旧之留瘀；菟丝子、熟地黄、续断等养血补肾以资冲任而生新。如是，创造良好育孕环境，使其易孕，且不致胎动易滑。

第二步是固摄冲任，安度滑胎期限。

滑胎病证，多因素体亏虚，加之屡坠之后，冲任受损，瘀留胞中，时隔不久，又怀胎孕，稍有闪失，则如期而坠。诚如《景岳全书·妇人规》所言："且胎怀十月，经养各有所主，所以屡见小产坠胎者，多在三个月及五月七月之间而下，次之坠必如期复然，正以先次伤此一经而再值此经，则遇关不能过矣。""冲为血海，任主胞胎"，冲任既伤，则固摄无力，胎成亦不巩固，而一至先前坠期，最易滑动。张老先生主张，病人一旦有孕，分房静养，勿扰胎元，乃为首务。至于药治，急以益气升提、强筋护胎之药而固摄冲任。用自拟之"所以载丸方"，药选党参、黄芪、怀山药、杜仲、续断、菟丝子、桑寄生、升麻等，每日或隔日一剂，连续服药，以逾滑胎期限为期。

第三步是辅佐食疗，瓜熟自然蒂落。

张锡纯《医学衷中参西录》中说："胎在母腹，若果善吸其母之气化，自无下坠之虞。且男女生育，皆赖肾脏作强。"凡妊娠之数见坠胎者，必以肝肾亏损然。而亏损之由，有先天禀质之素弱，或年力之衰残者；有后天忧怒劳苦而困其精力，或色欲不慎而盗损其生气者。张老先生主张，滑胎期限一逾，便当填补肝血肾精以缓图其本，血旺精充则自能荫胎。而药补不如食补。临证积累一"寿胎经验方"，选用芝麻，每月500g，洗净蒸熟晒干，每日早晨空腹时咀嚼服食1汤匙，服至足月分娩。

对于芝麻之药用，《本经》认为："主伤中虚羸，补五内益气力，长肌肉，填髓脑。"可见芝麻乃补益肝肾之滋养强壮品，芝麻既有滋养肝肾之用，又有凉血解毒之功，服之有益于胎元，可防早产，且产后婴儿易于喂养，对母子均有益处。可见其于优生优育有益。曾有位教师连续两次分娩怪胎死胎，闻名求医于张老先生，先服芝麻，顺产一男。病人以为是机缘巧合，再次怀孕后未再服用芝麻，又产死胎，后服食得一女，病家顿首信服。

跟师习医临抄

师傅带徒弟，先生教学生，世俗约定学徒期一般为3年，满师后还有大约1年的见习期。学徒期间，金华市卫生行政主管部门在1974年专门为我们这批招工分配到基层医院工作的人员举办了为期7个月的中医药培训班。我参加了培训班的学习，初步知晓了阴阳五行、藏象经络、四诊八纲、本草汤头等的概念。跟师习医的主要形式大致是两个方面，一是在自学医书的基础上，张老先生常在晚上给我们上课，讲解重点难点。最令我感动的是，张老先生不顾诊务繁忙的疲劳，还要利用晚上的休息时间到我们居住的医院宿舍（图4）上课指导，解答我们提出的问题，有时还会讲述医案医话及杏林趣事，使我们学医兴趣倍增，获益匪浅。二是随师抄方，临证侍诊，张老先生予以实时点拨。但是，无论理论的学习，还是临床的实践，都离不开习医临抄。

首先，最多的是临抄张老先生的论文讲稿、脉案验方等，如论文讲稿有张老先生自编的《中医临床摘要》《中医妇科经验录》《妇科医案选要》等。脉案验方如铁扫帚治尿崩症，又治呕吐，临证确有良效。

尿崩症案：陈某，女，30岁，1965年因疲劳过度，常感口渴，多饮多尿。医院诊断为尿崩症，反复发作，三年未已。处方：铁扫帚250g，水鸭1只。铁扫帚纳入鸭腹中，清汤炖服，每半月服1次。患者服1次后

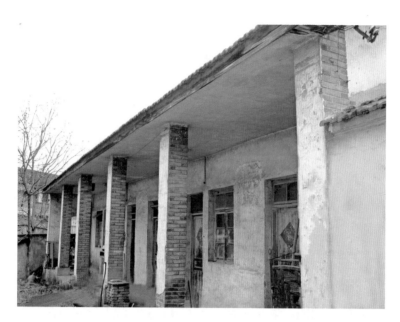

图4 宿舍兼教室

即感症减，连续服7次，病告痊愈，迄今六年，未曾复发，体健无恙。

按：铁扫帚为豆科胡枝子属植物截叶铁扫帚，以根和全株入药。味甘、微苦，性平。文献记载其功能清热利湿，消食除积，祛痰止咳。临床应用却有补气力，开胃口，强筋骨之效，主治劳伤脱力、小儿疳积等病证。该患疲劳过度，劳倦伤脾，脾虚日久，病及于肾，肾元亏虚，固摄无权，气化不利，故尿频而饮多。宗"补肾先健脾，脾健则肾旺"之训，借铁扫帚补气强力之功，使脾气得健，肾元则充，病证遂愈。

呕吐案：张某，女，15岁，1973年4月28日初诊。反复呕吐2年。病起劳倦，食入即吐，诊为神经性呕吐，经多家医院诊治，未见明显效果。形体消瘦，神疲乏力，纳食不振，舌苔薄白，脉细而缓。处方：铁扫帚60g，每日1剂，清水煎服。连服8日，呕吐已停，饮食正常。

其次是临抄医籍善本，虽然历经迁居，但至今我仍留藏着当年临抄的如《内科学》《蒲辅周医案》等，前者达50万字之多，后者也有13万字。这其中的原因，除了50年前医书远不如当下这样易于购得，以及即使有书出售有时也无力购买之外，更多的是为了提高学习的效果，更有意义的则是仰慕名家，私淑其说。这就不能不说说《蒲辅周医案》的临抄了。

中医药界很多人都会回忆起20世纪50年代蒲辅周老中医用中医药方法治疗乙脑的事迹。1956年8月，北京地区乙型脑炎流行。医院按照之前石家庄用清热解毒、养阴之法治疗乙脑取得良效的经验，用白虎汤联合输氧、注射青霉素等治疗，效果却不明显。蒲老作为专家组成员，肯定了石家庄用温病学的理论与方法治疗乙脑是正确的，但应遵循"必先岁气，毋犯天和"的原则，根据五运六气学说来研究北京的气候环境因素。他分析当年北京雨水较多，天气湿热，患者偏湿，证属湿温。倘不加辨别，而沿用清凉苦寒药物，就会出现湿遏热伏，不仅高热不退，反会加重病情。他果断采用宣解湿热和芳香透窍的药物，使湿浊得去而邪热自退。继而改投通阳利湿法，用杏仁滑石汤、三仁汤等加减化裁，效果立竿见影，不少危重病人转危为安，一场可怕的瘟疫灾情得以迅速遏止。1956年9月4日的《健康报》头版报道了这场中医药大战乙脑的成果，这一事迹在全国中医药行业内外产生了积极的影响，一时成为中医辨证论治危难重症之美谈。周恩来总理曾经称赞蒲老是"高明的中医，又懂辩证法"。在1971年年初的全国卫生工作会议上，周恩来总理指出："蒲辅周学习了马列主义、毛泽东思想……他的医学思想是讲辩证法的，他是有真才实学的好医生，要很好地总结他的医学经验，这是一笔宝贵的财富。"而且蒲老原名启宇，他牢记前人"医乃仁术"之教诲，将名字改为辅周，取辅助贫弱、周济病人之意。蒲老的高尚医德与精湛医技，令人肃然起敬。临抄了《蒲辅周医案》一书，蒲老治病必求其本，治病以胃气为本的学术思想，立法用药"汗而毋伤，下而毋损，凉而毋凝，温而毋燥，补而毋滞，消而毋伐"的独特经验，对我影响至深。

还有的就是在读书或临证时的临抄，尤其是侍诊抄方时，张老先生的诊治过程或点拨讲解，简要记下，嗣后整理完备（图5）。略录一二如下。

1975年2月18日笔记：①白芍、甘草二味同用，具有解痉止痛的作用。《伤寒论》中有芍药甘草汤，有报道，对于腓肠肌痉挛疼痛，芍药甘草汤有良效。②贝母与前胡同用，能增强化痰止咳作用；紫菀配伍款冬花，疗效更佳。

1975年2月19日笔记：①根据不同部位脏腑选用理气药：胸部与肺，用郁金、枳壳、薤白等；胁部肝胆，用香附、柴胡等；胃脘部，用木香、砂仁、豆蔻、佛手等；肠道，用厚朴、大腹皮、槟榔。②根据不同的食积选用不同的消导药：谷米食积用谷芽、麦芽；麦食面食用莱菔子；蛋类食积用鸡内金、杏仁；肉类食积用山楂；鱼蟹食积用紫苏、芦根；蚕沙为祛风化湿且不燥之品，用于产后食积最宜。

1975年7月15日：消导药之歌诀——诸般食积要推详，何积适宜何

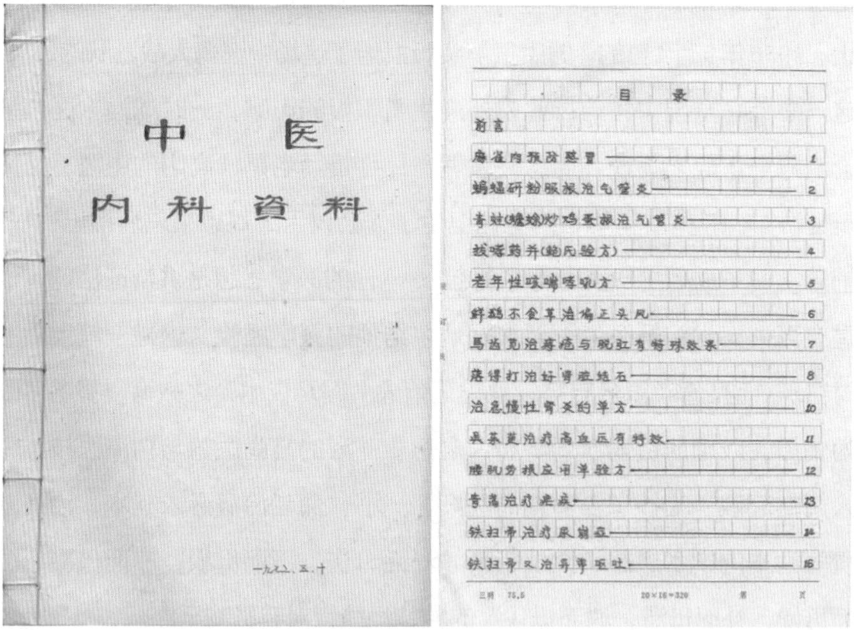

图5 习医临抄本

药方，酒伤葛花神曲蔻，茶须椒壳与黄姜，谷宜谷麦鸡金曲，肉赖山楂阿魏康，蛋积豆豉姜蔻橘，面求菔子炒焦香，紫苏姜橘消鱼积，须教药积两相当。

　　应该说，习医临抄是传统中医师承教育的重要方式之一。初习医者临抄医籍古本、本草验方、脉案医话等，不仅能加深理解熟记其医理，而且能汲取文风书法之文理，我感到习医临抄仍不失为今人学习之参考与借鉴。

初涉临床工作

1976年11月因工作需要，我结束了在张老先生处侍诊抄方，提前半年到原定分配的金华市罗店区卫生院下属的竹马公社卫生院工作，独当一面担任中医师。其实，中医科只有我一个中医，根据工作需要还要兼职中药房进药、卫生防疫，以及农村合作医疗等工作。虽然工作较多，但只要能抽出时间，我仍然会赶到张老先生那里抄方求教。

1976年4月，三年学徒出师，张老先生把学生们叫到一起，语重心长地说：过去中医学徒出师之际，先生要送3件物品，马灯、蓑衣和草鞋。后来条件好了，先生就改送手电、雨伞和套鞋。送这些就是要我们牢记，行医之人以百姓生命安全和健康利益为上，遇有出诊，不管昼夜，无论晴雨，必须随叫随到，不可有丝毫懈怠。

医疗工作不仅是在医院门诊，而且还要满足乡镇民众的实际需要不分昼夜出诊，有时来回要步行20多里路，当时医院也只收取1角钱的出诊费。我始终牢记张老先生的谆谆教诲，通过自己的努力，在较短的时间里，就打开了工作局面。如1977年1月13日出诊诊治一男性肠梗阻病人，诊见腹痛便秘，肠中鸣响，望其体强，舌苔厚黄，脉象沉弦。治以泻下通便，六腑以通为用。疏方：红藤30g，槟榔15g，生大黄（后下）10g，炒枳壳10g，乌药10g。回来没多久，病人家属赶到医院，告知病人喝下中药即吐出，腹痛加重。我立即赶往病人家中，按照张老先生的经验，采用通过病人鼻腔给药以刺激，使之连续不断地打喷嚏的取嚏方法（图6），候病人喷嚏一出，即刻喝下中药，病人未吐，须臾便通痛平。

取嚏疗法，是通过给病人鼻腔以刺激，使之连续不断地打喷嚏，从而达到祛除病邪治疗疾病目的的一种治疗方法。这种疗法历史悠久，早在《灵枢·杂病》中就有记述："哕，以草刺鼻，嚏，嚏而已。"其后东汉时张仲景的《金匮要略·杂疗方》有"薤捣汁，灌鼻中"以及"吹皂荚末鼻中"取嚏以救治卒死的记载。晋代葛洪在《肘后备急方》中记载了许多以葱茎、皂荚等催嚏开窍治疗"卒死中恶"的方法。金元四大家之一的朱丹溪用通关散（细辛、皂角）吹鼻取嚏，治疗"卒中风邪昏闷不醒，牙关紧闭，汤水不下"。

《灵枢·口问》说："阳气和利，满于心，出于鼻，故为嚏。"取嚏法可迅速宣畅气机，改善血运，进而消除"不通"的状态，而"通则不痛"。

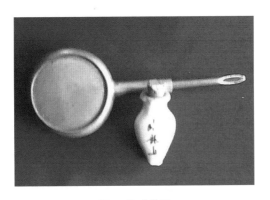

图6　取嚏药具

那时，医院的诊疗设备简陋，作为基层的医疗单位，中医中药扮演了重要的角色，治愈了许多常见病和多发病。即使面对一些传染病如流行性感冒、细菌性痢疾等，我作为兼任卫生防疫工作的中医生，根据上级的防疫要求，义不容辞地开具中医防治处方，在医院大锅煎煮，分发给村民，取得了明显的防疫效果，并从中尝到了中医中药防治疾病简、便、廉、验的甜头，也更加坚定了我学好中医、用好中医的决心和信心。基层一线的环境和条件非常艰苦，对年轻人来说却是历练提升的难得机会。

基于这样的工作基础，2003年传染性非典型性肺炎（SARS）在世界多地和我国陆续发生，并在一定范围内流行。在这一非常时期，我作为浙江省传染性非典型性肺炎防治专家，负责承担了浙江省科技计划项目"浙江省传染性非典型肺炎中医药防治方案的研究"，在中医药学的理论指导下，结合浙江省的实际，组织制订了《浙江省传染性非典型肺炎中医药防治技术推荐方案》。预防方面提出了因肺虚体质、脾虚体质、阴虚体质、内热体质、痰湿体质，以及血瘀体质等辨体施防。治疗方面强调在中医学的理论体系指导下，对非典型肺炎主要运用卫气营血辨证并结合常见症状进行辨证论治。还开展了"中药防感喷雾剂"的研制工作，取得预期成果，"一种含大青叶的中药组合物及其应用"获国家发明专利。（图7，图8）

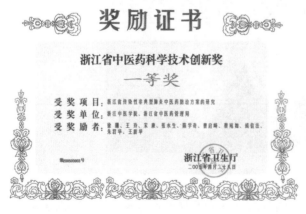
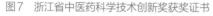
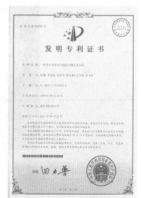

图7　浙江省中医药科学技术创新奖获奖证书　　　　图8　发明专利证书

我独立行医不久在当地就已小有医名，虽然其中有自己的努力，但我感到更多的是受张老先生名望盛誉的影响。1974年2月至1974年7月，我还参加了由浙江省金华市卫生局主办的为期7个月的脱产中医中药学习班。虽然有师承基础，又参加了学习班，但我仍感到自身中医药学基础理论缺乏，亟须提高，渴望得到学习深造的机会。

恩师教诲不倦

1977年恢复全国高等院校招生考试，以统一考试、择优录取的方式选拔人才上大学。中断了10年的中国高考制度得以恢复，由此重新迎来了尊重知识、尊重人才的春天。恢复高考的招生对象是工人、农民、上山下乡和回乡知识青年、复员军人、干部和应届高中毕业生。录取学生时，将优先保证重点院校、医学院校、师范院校和农业院校，学生毕业后由国家统一分配。与过去的惯例不同，1977年的高考不是在夏天，而是在冬天举行，有570多万人参加了考试。虽然按当时的办学条件只录取了不到30万人，却激励了举国上下符合报考条件的人重新拿起书本，加入求学的大军中去。

新的时代赋予我新的机遇，也带来新的挑战。这一挑战主要表现在两个方面：一是基础文化知识的严重缺乏，因为我只是那个年代的二年制初中毕业生；二是复习迎考时间的严重不足，因为只有一个多月的准备时间，且还要正常工作。我铆足了劲，几乎每天都是通宵达旦地学习。功夫不负有心人，我顺利通过了市地区级的初试以及浙江省的统考，高考成绩下来后，填报的第一志愿就是浙江中医学院（浙江中医药大学之前身）中医系中医学专业。

我们师兄弟三人一起参加高考，同时录取，在当地一时传为佳话，张老先生看到学生们即将离开自己赴杭求学，心中依依不舍，但却流露出无比欣慰的笑容。

我在接到大学录取通知书的那一刻，兴奋之余，给自己定下了一个目标——大学四年务必勤奋学习，打好报考研究生的基础。

1989年12月7日下午5时，突然收到电报，惊悉张老先生不幸溘然仙逝。作为张老先生的学生，师生之情，眷恋不已，病人需要张老先生的诊治，学生需要张老先生的传教，张老先生不会这么早就离开我们，张老先生也不能离开我们！像往年一样，这年的春节，我去张老先生家拜年，此时张老先生因染疾在身，已较前虚弱了很多。然而他一见到我却异常兴奋，说起中医事业，言及辨证论治，滔滔不绝。为了不使张老先生过分疲劳，我早早告辞而归。不料，这次会面竟是我们的诀别。

在12月9日上午举行的张老先生追悼会上，我从师母及师兄处得悉，张老先生生前没有留下什么话，而在病危期间，他老人家常错将前来医院看望的人当作了病人，并欲为其诊治。是呀！张老先生从15岁行医，救死扶伤，为民解除疾苦六十五载，就在生命的最后时刻，他老人家还是惦念着他的病人。

张老先生医术精湛，医德高尚，饮誉乡里。他一生培养学生30余人，学生们深感张老先生既是我们学业和为人处事的良师，又是对我们关怀备至的慈父。记得一次出门诊时，我们师兄弟三人在邻室聊天，竟"侃而忘归"。这时，候诊的病人已挤满了诊室。张老先生找到了我们，并没训斥我们，只是说道，病人求医，是将自己的生命都交给了医生。作为一名医生，除了应具有高超医技之外，更重要的是要有高尚的医德医风。选择医生作为自己的职业，就要从点点滴滴做起。短短数语，言轻意重，顿使我们感到愧不可当。随之，这种心情又转化为激励我们奋发求学的动力。如今，正当我们在事业上有所起色之际，张老先生却永远地离开了我们。

光阴荏苒，张老先生已离开我们整整三十四年了。然而，张老先生的慈祥面容常常浮现在我的眼前，张老先生的谆谆教诲时时环绕于我的耳旁，张老先生的敬业精神则每每激励着我。

苦辛配伍真谛

1978年3月，我来到位于西湖之畔的浙江中医学院报到入学，来不及欣赏西湖的美景，品尝龙井的茶香，就投入到紧张的学习之中。虽然有一定的中医学基础，但是我仍然认认真真地听课，仔仔细细地记笔记，课后复习整理，装订成册。（图9）

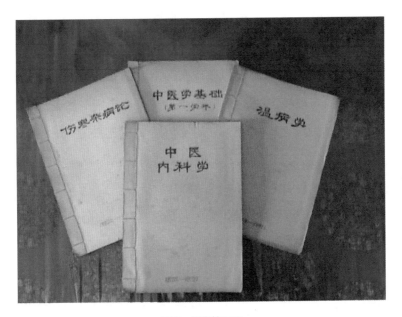

图9　课堂笔记册

我认为修学教学计划规定的课程固然重要，但是细心揣摩是做学问、攻专业必不可少的重要环节。《论语·为政》曰："学而不思则罔，思而不学则殆。"即言"学"与"思"之辩证关系。所谓揣摩，即独立思考，辨明异同，找出规律，寻觅准绳。因而思较之学，更为艰辛困苦。围绕《黄帝内经》《伤寒杂病论》这一主题，我阅读了大量的课外中医书籍，并撰写了读书笔记。如专题研学《伤寒论》所做的笔记和体会有《三泻心汤制方特色刍议》《论〈伤寒论〉辨恶寒对八纲辨证的贡献》《伤寒论佳句札记》《"桂枝去桂加茯苓白术汤"之浅见》等。在学习与临证时遇到值得思考与探究但一时还不能较为圆满解释的问题，均一一记录下来，留待今后逐个解决。如《伤寒论》的黄芪建中汤，原方由黄芪一两半，桂枝、生姜各三两，芍药六两，炙甘草二两，大枣十二枚（擘），胶饴（饴糖）一升组成，具有温中补虚，缓急止痛的功效，慢性胃炎、消化性溃疡、功能性消化不良等表现为中焦虚寒者可以选用。黄芪建中汤方中有方，桂枝合甘草是桂枝甘草汤，辛甘化阳；芍药配甘草乃芍药甘草汤，酸甘化阴。方中未用大辛大热之药，而是甘温醇厚之品，意在扶护脾胃之阳气，临床应用，每获良效。但是，仲景对黄芪、桂枝、芍药三味药的用量却值得思量。将古制换算成现在的剂量，即黄芪 4.5g，桂枝 9g，芍药 18g，黄芪与桂枝的用量比是 1：2，黄芪与芍药的用量比是 1：4。目前黄芪临床常用量为 30g，按照上述的用量比，桂枝是 60g，芍药则是 120g。尽管学者观点众说纷纭，然而仍期待有切合医理与文理，以及理论与临床的说法。我们先来讨论一下经方颇具特色的"苦辛配伍"。

《伤寒论》中半夏泻心汤、生姜泻心汤、甘草泻心汤为治伤寒误治而致脾胃不和，寒热错杂之痞证的代表方。综观三泻心汤，主治虽有差异，但其中苦辛并进以顺其升降、寒热合用以和其阴阳、补泻同施以调其虚实之意则一。三泻心汤立方周全，配伍严谨，面面俱到，使脾胃得和，升降复常，而痞证可除。

仲景合气味功用相反的药物于一方而起相成的作用，这是他在药物配伍上的一大特色，这一特色在三泻心汤中运用得非常成功。我以为，三泻心汤之所以治痞获功，其核心在于苦辛配伍。

伤寒误下之后，脾胃受伤，在外之邪热乘机内陷，寒热错杂之邪干于中焦，以致脾胃升降之功能失职，清阳之气不得上升，浊阴之气不能下降，造成"清气在下，则生飧泄，浊气在上，则生䐜胀"而出现脘腹痞满、呕吐下利等症。值此寒热交困，气机壅滞之时，欲通其痞则其痞益甚，欲治呕利则仍然不息，处方用药颇为棘手。仲景勤求古训，博采众方，并平脉辨证，揭示痞证本质之所在。痞证虽然证型多端，但其机理则是"但气痞耳"，即气机痞阻，脾胃升降失常。古人对气机升降至为重视。有云："生死之机，升降而已。"而脾升胃降，同居中焦，为升降运动之枢纽，脾胃升降的丝毫改变，势必累及整体的升降功能。况且，脾胃为营卫气血生化之源、后天之本，脾升胃降，纳运正常，营养物质输送到机体之脏腑九窍、四肢百骸，保证机体新陈代谢，维持生命活动之基本过程。因而，恢复脾胃升降功能已成当务之急，仲景正是为此而设苦辛配伍法于三泻心汤之中。

苦辛配伍法是以苦寒药与辛温药配伍应用的一种方法，它既非单纯苦寒泄热，亦非纯粹辛温祛寒，而是以苦寒泄降、辛温通阳相佐为用。《素问·阴阳应象大论》说："辛甘发散为阳，酸苦涌泄为阴。"苦辛配伍之意，即以苦能降能泄而和阳，辛能通能开而和阴，二者合用，泄中有开，通而能降，阴阳相和，用以通阳散结，流通气机，而恢复中焦升降转输之机能，使"清阳出上窍，浊阴出下窍，清阳发腠理，浊阴走五脏，清阳实四肢，浊阴归六腑"。因而，仲景在三泻心汤中均用黄芩、黄连之苦寒伍半夏、干姜之辛温。方中虽无理气之药而痞满自除，不治呕利而诸症告罢。

或曰：三泻心汤治痞确为苦辛配伍之力，而治呕乃半夏之功。我以为，半夏固能降逆，然此却以取辛温合苦寒为主，何以见然？不妨浅析治寒格证之干姜黄芩黄连人参汤、治蛔厥证之乌梅丸。寒格之证，其呕吐已至食入口即吐之势，而治方并无半夏之品，乃以干姜之辛温伍芩连之苦寒；蛔厥之证，呕吐亦见，疏方亦仅以苦辛配伍解除寒热错杂，恢复升降。故半夏降逆止呕作用在三泻心汤中权作兼用。

苦辛配伍法在仲景方中运用之例不胜枚举，后世医家广泛沿用此法。如明清温热学派用于湿温证治，提出"湿热之邪，非辛不通，非苦不降"之论点。在内伤杂病中，脾胃升降失常之机相同，异病即可以苦辛配伍法而同治，应用极为广泛。目前临床常用者如苦寒之黄连、黄芩、黄柏、山栀、胡黄连等，辛温之干姜、厚朴、吴萸、桂枝、半夏、附子等，常见苦辛配伍之药对如黄连与吴萸、黄连与干姜、黄连与厚朴、黄连与苏叶，等等。药物简单，收效却佳，为临证所喜取而乐用。

医路漫记 | YI LU MAN JI

　　进入本科第三学期，学校开设《伤寒论》课程，课间休息时，一位同学给大家看了一个病例，问是什么证？用什么方？病例写道：谢先生三伏之天，盛暑逼人，平人汗流浃背，频频呼热，今先生重棉叠衾，尚觉凛然形寒，不吐而下利，日十数度行，腹痛而后重，小便短赤，独其脉不沉而浮。限于当年没有网络信息的实际，引起了同学们几天的热议，有的说是太阳病证，有的说是少阴病证，有的说用理中汤，也有的说用四逆汤，众说纷纭。其实，该病例出自曹颖甫的《经方实验录》。曹氏按语：谢君先是应友人宴，享西餐、冰淇汽水，畅饮鼓腹。及归，夜即病下利。三日不解，反增剧。曾投轻剂乏效。于是依证治之，虽三伏天，不避桂枝。服后果表解利稀，调理而瘥。《伤寒论》第276条说："太阴病，脉浮者，可发汗，宜桂枝汤。"这次的讨论也促使我去梳理《伤寒论》辨别恶寒的经文内容。

　　《伤寒论》以六经论伤寒，主要讨论风寒之邪引起的病变和证治，是一部阐述外感热病辨证论治的专著。风寒之邪侵袭人体，伤寒为病，在六经发展的不同阶段，均可产生恶寒之症状。但恶寒产生之机理有不同，出现的部位有差异，又常伴有特异的症状。因而，《伤寒论》在辨析恶寒时颇费心机，对临床诊治具有十分重要的意义。同时，对于后世八纲辨证的发展与完善产生了深远的影响。

1. 恶寒辨表里

人体不外表里，风寒之邪侵袭人体，则表现了或表或里不同部位的病理变化。一般而言，太阳属表，少阳为半表半里，其余四经病变属里。第1条说："太阳之为病，脉浮，头项强痛而恶寒。"太阳主表而卫外，乃诸经之藩篱，外邪袭人，太阳首当其冲。风寒外束，卫气不能温分肉，故恶寒，此乃必见之症，正如第3条所云："必恶寒。"营卫不和，卫外失职，正气抗邪，则见头痛、项强、发热、脉浮等诸症中，如有一分恶寒，便是一分表证未除。邪入少阳，"此为半在里半在外也"（153条），正邪相争，正胜则热，邪胜则寒，寒热交替出现。枢机不利，胆经郁热，则胸胁苦满，默默不欲饮食，心烦喜呕，口苦，咽干，目眩，脉弦等。病入阳明及三阴，其病在里。恶寒之症，两极分化。邪在阳明，本当"身热，汗自出，不恶寒，反恶热也"（187条）。但亦有阳明初感外邪，经气被遏，阳气郁而不伸，乃致"病有得之一日，不发热而恶寒者"（188条），然很快就会因邪热内炽而见身热汗出，恶热不恶寒，舌红苔黄，脉滑数之阳明本症；或由里热熏蒸，大量汗出，气随液耗，津气两伤，表气不固，而"时时恶风"（173条），"背微恶寒者"（174条），可见，阳明病之恶寒，非为常症，若见之者，程度多轻，或限背部，触风而恶，为时短暂。邪入三阴，阳衰阴盛，恶寒必见，程度亦重，多伴无热，脉沉迟，舌淡苔白等一系列全身性阴寒证候。

2. 恶寒辨寒热

寒证恶寒，乃证之常情。如太阳伤寒卫阳被遏，三阴病邪从阴化寒之恶寒。但热证或亦见之，如阳明病初之恶寒，然其"始虽恶寒，二日自止"（189条）。太阳病恶寒发热并见，适宜治疗，恶寒一罢，则太阳病随之而愈，若迁延失治，有"八九日不解，表证仍在者"（46条）。三阴恶寒，始终不热，不用温里之药，则恶寒不除，较之阳明，非经治疗，"始虽恶寒，二日自止"不同。然临床见到，或有热证恶寒，时常症重，亦非寒证，诚如何梦瑶《医碥》所言："伤寒阳邪深入，传经阳邪，深入阴分，热邪于内，表气不通，手足厥冷，恶寒状如阴症，所谓恶寒非寒，明是热症者，此也。"

3. 恶寒辨虚实

《素问·通评虚实论》说："邪气盛则实，精气夺则虚。"六经病变，非虚即实，无论虚实，皆可恶寒。太阳经证，表虚有恶寒，表实亦恶寒。其区别在于前者恶寒轻，多为"啬啬恶寒，淅淅恶风"（12条），汗出，脉浮缓；后者恶寒重，无汗，脉浮紧。里证虚实，亦见恶寒。邪入阳明，为里实热证，恶寒轻而时短；三阴病变，为里虚寒证，恶寒重而为主。两者有主次轻重长短之别，且虚证之恶寒，每得衣被而缓解。

4. 恶寒辨阴阳

疾病的表现错综复杂，伤寒病有经证、腑证及变证等之分，然皆可以阴阳概括之。第7条说："病有发热恶寒者，发于阳也；无热恶寒者，发于阴也。"邪在三阳，多为正盛邪实，正邪斗争较为剧烈，故恶寒发热乃其常见症状。如太阳病恶寒发热，少阳病寒热往来，阳明病但热不寒，属于阳证；病入三阴，人体抗病力较弱，邪正交争不显，多见无热恶寒，甚或手足逆冷、身踡等，则为阴证。一般将表证、热证、实证归于阳；里证、寒证、虚证归于阴。如是把复杂的临床证候高度概括为阳证、阴证，可谓执简驭繁。

5. 恶寒辨真假

在疾病的发展过程中，特别是在疾病的危重阶段，每易出现真假之恶寒。恶寒是疾病的常见症状，单纯的恶寒尚易辨识，若恶寒有真假，则难区分。大凡在表之寒象，易假易惑；内在之寒象，每多真情，透过表象以求本质，对辨析恶寒之真假，至关重要。第11条说："病人身大热，反欲得近衣者，寒在皮肤，热在骨髓也。"仲景直从病人之喜恶来辨恶寒之真假，实乃得其要领者。盖一气不足欲得其气相助，一气太过欲得反气相制也。如寒邪伤人欲以温热，阳虚生寒亦如是。程郊倩说："寒热之在皮肤者，属表属假，寒热之在骨髓者，属本属真，本真不可得见，而标假易惑，故直从欲与不欲处断之……情则无假也。"除此以外，尚须结合脉舌、内脏情况，辨证才致不失。

总之，恶寒乃常见之症，六经病证皆有恶寒，仲师从表里、寒热、虚实、阴阳、真假辨析恶寒，对后世八纲辨证影响至深，贡献卓著。临床辨证，以八纲统之，则不致南辕北辙，贻误病情。

《伤寒》佳句札记

仲景《伤寒论》，承《内》《难》之学，开后世理法方药之先河。其方其药，相传沿用，其理其法，经久不衰。书中某些辞精义深，言简意赅之句，为后世医家所喜闻乐道，对临床颇有指导意义。有感于此，窃名之为"佳句"。择其要者，举例如下。

1. 平脉辨证

仲景在《伤寒论·自序》中提出"平脉辨证"，开创了脉症合参的典范。《伤寒论》的辨证论治内容，都是建立在脉与症紧密联系，相互印证基础之上的。如《伤寒论》第1条言："太阳之为病，脉浮，头项强痛而恶寒。"脉浮与恶寒等症结合互参知为太阳表证。第281条："少阴之为病，脉微细，但欲寐。"脉微细欲绝与精神萎靡不振互见知为少阴里证。又如第301条："少阴病，始得之，反发热，脉沉者，麻黄附子细辛汤主之。"少阴病，恶寒、脉沉是其见症。病在少阴，不应发热，发热乃太阳表证。脉症合参，可知乃少阴兼表之证。

通常脉症应当一致，但有时也可出现脉症不符的情况，这就需要有所舍从。如第61条："下之后，复发汗，昼日烦躁不得眠，夜而安静，不呕，不渴，无表证，脉沉微，身无大热者，干姜附子汤主之。"本证以烦躁为主，似为内热，但从脉沉微着眼，属阳虚阴盛，虚阳外扰，故舍症从脉。又如第39条："伤寒，脉浮缓，身不疼，但重，乍有轻时，无少阴证者，大青龙汤主之。"脉浮缓主太阳表虚之桂枝汤证，非大青龙汤之所宜。此条结合第38条，以发热恶寒、不汗出而烦躁为辨证前提，兼有身重，时减时增，当舍脉从症。《伤寒论》中的脉症合参、脉症舍从事例，可谓不胜枚举。

2. 观其脉证，知犯何逆，随证治之

此句出自《伤寒论》第16条，原文说："太阳病三日，已发汗，若吐，若下，若温针，仍不解者，此为坏病，桂枝不中与之也。观其脉证，知犯何逆，随证治之。"仲景的这一辨证论治思想，虽见于坏病条中，实具有广泛的指导意义。因误治而成坏病者，固不足论，如为常证，亦当审其脉症，求其病因（逆）而诊治之。至于变证，因何而变，变后如何立法处方，亦无不以此作为指导，如大青龙汤证与小青龙汤证，均为表里同病，但据脉症，知其犯逆不同。前者表寒重而内有烦热；后者表寒轻而内有水饮，故治有"大青龙主升而行云雨，小青龙鼓波而奔沧海"之异。又如苓桂术甘汤证，乃伤寒误吐误下，损伤脾胃之阳，致中虚水气上逆，蒙闭清阳，故治应温阳化气，健脾利水。可见逆者，为顺之反，如同失衡之与平衡，实言病因病机。此示人随证变法之规矩。

3. 但见一证便是，不必悉具

第103条说："伤寒中风，有柴胡证，但见一证便是，不必悉具。"《伤寒论条辨续注》曰："有柴胡证，但见一证便是，不必悉具者，言往来寒热是柴胡证，此外兼见胸胁满硬，心烦喜呕，及诸证中凡有一证者，即是半表半里，故曰呕而发热者，小柴胡汤主之。因柴胡为枢机之剂，风寒不全在表，未全入里者皆可用，故证不必悉具，而方有加减法

也。"其实柴胡证之"证"字，可作病机解，往来寒热，口苦，咽干，目眩，胸胁苦满，嘿嘿不欲饮食，心烦喜呕及脉弦等症都是小柴胡汤之主症。临床病变要具备所有主症并不可能，证候变化多端，各有侧重，因而抓住一两个主症，审证求因，揭示病机，若病机相符，则不必墨守成规，希求全症。《伤寒论》的方药，可治外感，亦疗内伤，即是此理。诚如柯韵伯所说："世谓治伤寒，即能治杂病。"

4. 阴阳气不相顺接，便为厥

第337条说："凡厥者，阴阳气不相顺接，便为厥，厥者，手足逆冷者是也。"高度概括了厥证的病机以及主症。厥证不论属寒属热，都是阴阳失却正常的协调关系，不能互相顺接，这是多数厥证的共同点。人体之阳受气于四肢，阴受气于五脏，相辅相成，维系相贯，如环无端。若阴阳偏盛偏衰，以至不能相互顺接而致厥证。如寒盛至极，阴气独胜，而阳气相对衰微，阳不接阴，不达四肢，手足厥冷因而寒厥；热盛至极，阳气被遏，阴不接阳，阳气亦不能通达四肢而成热厥；蛔虫内扰，寒热错杂，阻碍阳气运行，则为蛔厥；肝气郁结，疏泄失常，阳气抑遏而为气厥；暴饮暴食，停滞胃脘，阳气不运而发食厥，等等。从病机而论，皆揭示了阴阳之气不相顺接，因而其治法亦须从调理阴阳着手。

我曾遇治一妇人，突然形寒畏冷肢厥，其身𥆧动，项背强几几，浑身酸痛，言语低微，腹时胀痛，纳呆，口干不欲饮，呕吐清水，腹泻如水注，日十数行，舌淡，苔白滑而腻，脉沉微细。辨证为表里同病。其表为太阳经输不利，其里乃寒湿之邪直犯太、少阴经，脾肾合病，但以太阴病变为重，阴盛阳衰，阳不接阴而成厥证。询其肛门无所痛苦，确定虚寒无疑。急投理中汤扶脾健运，附片温肾暖土，木香降逆理气和胃。数药配伍，温补脾肾，交通阴阳，三剂则呕息利止，寒冷𥆧动等症除，惟存项背强几几，身体酸痛。此里已和，表证仍在。遵第193条"下利清谷不止，身疼痛者，急当救里，后身疼痛，清便自调者，急当救表"之义，以桂枝加葛根汤调治而获全功。

桂枝类汤评析

《伤寒论》的文章结构是以条文的形式组成，据赵开美复刻的宋本《伤寒论》有398条之多，载有113方，论述伤寒病的辨证论治。桂枝汤是著名的经方，本方虽只有桂枝、芍药、甘草、大枣、生姜五味药，但配伍严谨，散中有补，正如柯琴在《伤寒论附翼》中赞桂枝汤"为仲景群方之魁，乃滋阴和阳，调和营卫，解肌发汗之总方也"，所以吸引了众多中外学者研究桂枝汤。因病证及体质等不同，桂枝汤有许多加减方，桂枝去桂加茯苓白术汤就是其中之一。

《伤寒论》第28条说："服桂枝汤，或下之，仍头项强痛，翕翕发热，无汗，心下满微痛，小便不利者，桂枝去桂加茯苓白术汤主之。"句中"桂枝去桂加茯苓白术汤"这一问题，历来争论较多，可归纳为三个方面。

1. 柯韵伯等认为原文无误，方中应该去桂。

2. 以《医宗金鉴》为代表的各家，主张去芍药，并认为去桂是去芍药之误。

3. 成无己等认为："与桂枝汤以解外，加茯苓白术利小便行留饮。"

细玩仲景之文，上述三种争论都未能尽合《伤寒论》全篇精神。我们知道，本条所述证候，在服桂枝汤或下之之前业已存在，这可从前冠之"仍"字可以看出。仲景之文多用省文笔法，此条仅提翕翕发热，根据第12条，当系省略啬啬恶寒、淅淅恶风两句，而无汗则疑为自汗之误，以其无汗非桂枝证也。从头项强痛、翕翕发热、自汗而论，乃为太阳表虚证。心下满微痛、小便不利是里证。但非里结阳明，或热实结胸，乃水饮内停所致。此属太阳表虚兼水饮内停之证，故仅服桂枝汤，或仅用下法，都不能愈。汗下之后，由于里气未伤，病邪未陷，所以其证未变。

言原文无误，方中应该去桂者，以《伤寒来苏集》"病根在心下，而病机在膀胱……此水结中焦，只可利而不可散"为据，果如其言，那么，头项强痛，翕翕发热等症，如何用病在里加以解释。即使仅为水结中焦，桂枝有通阳利水之功，于此有益，不必去之。再者，名曰桂枝汤者，君以桂枝也。日本医家的《伤寒论集成》说："凡论中揭一物，以名于方者，皆一方主将，犹天之有日，国之有君，不可一日无者也。故柴胡、葛根、麻黄、黄连、附子、黄芩、吴茱萸、白头翁诸方，俱未有去其主者。今此条独之去桂，岂是仲景氏之真。"假如桂枝汤去桂枝，何成桂枝汤化裁之剂？又将何以治头项强痛，发热自汗之表证？

改去桂为去芍者，以"芍药之酸收，避无汗心下满"（《医宗金鉴》），其实不然。桂枝汤为仲景群方之冠，乃解肌发汗，调和营卫第一方也。而组方之精，正在于桂枝与芍药之相伍为用。桂枝辛温，辛能发散，温通卫阳。芍药酸寒，酸能收敛，寒走营阴。桂枝君芍药，是于发汗中寓敛汗之旨；芍药臣桂枝，是于和营中有调卫之功，一辛一酸，一温一寒，一散一敛，两相配伍，才能起到解肌祛风，调和营卫之功。而本条虽服用桂枝汤，但其证仍在，桂枝汤条下说道："服一剂尽，病证犹在者，更作服。"故仍当以桂枝汤为基础治之。若去芍药，独以桂枝之君，怎能应太阳表虚之证呢？至于"避心下满"，查小青龙汤证，"小便不利，少腹满"（第4条），方中仍以芍药佐桂枝调和营卫；桂枝加芍药汤证，"腹满时痛"（第279条），反于桂枝汤的基础上，加芍药三两。可见胸满者当去芍药，以胸为清旷之区，阳气聚于其中，不宜酸寒收敛。而心下（腹部），乃至阴之处，则不必过虑芍药之酸寒。仲景虽不引古经一语，皆出心裁，理无不赅，法无不备，一胸一腹，一阳一阴，用药迥然有别。

三者之中，以"与桂枝汤以解外，加茯苓白术利小便行留饮"（《注解伤寒论》）的说法，较合仲景原意。但仲景大论既言去桂，似仍未发其余蕴。本方是治太阳表虚兼水饮内停证之方。太阳表虚证前已服用桂枝汤，但太阳表证仍不罢，"如此可小发其汗"（第58条）。所谓小发其汗者，就是减弱解表之力，对桂枝汤而言，则在于减桂枝之用量。至于水饮内停证，与苓桂术甘汤相较，苓桂术甘汤中桂枝用量为三两，轻于茯苓，而其证则是"心下逆满，气上冲胸，起则头眩"（第67条），饮邪较重，并见上冲。本条仅见"心下满微痛，小便不利者"，说明饮邪较轻，而无上冲之象，如按桂枝汤原量，桂枝用量为三两，重于茯苓。《本草疏证》说："和营、通阳、利水、下气、行瘀、补中，为桂枝六大功效也。"桂枝之通阳、利水、下气之用，在一定范围内，每与用量成正比，苓桂草枣汤（第66条），桂枝加桂汤（第121条），可以引证。前者欲作奔豚，桂枝用四两，后者已成奔豚，桂枝用五两。所以，无论从表虚证，还是从水饮内停证来看，桂枝用量均不需三两。因此，我认为，桂枝去桂加茯苓白术汤之去桂，意在去桂之用量，而去之多少，则当权衡证情轻重而定。由此可见，仲景之论，病证与方药之间，丝丝入扣，立法之精当，处方之严谨，用药之井然，值得反复细嚼。

《内经》成书于汉

《伤寒论》的专题研学除了以上列举的笔记小文外，也阅读了伤寒学派的代表性医著，特别是对临床指导意义较大的辨证论治派，如按方类证的柯琴《伤寒来苏集》，按法类证的尤怡《伤寒贯珠集》，按症类证的沈金鳌《伤寒论纲目》，按因类证的钱璜《伤寒溯源集》以及分经审证的陈修园《伤寒医诀串解》等。研学《伤寒论》的兴趣日益浓厚。为了学好《伤寒论》，应该研读《黄帝内经》，打下坚实的基础。

《黄帝内经》分《灵枢》《素问》两部分，是中国最早的医学典籍，奠定了人体生理、病理、诊断以及治疗的认识基础，被称为医之始祖。

《黄帝内经》内容前后不一和重复的地方很多，说明其书不是成于一个时代，也不是出于一人之手，龙伯坚所著的《黄帝内经概论》提出"非限一时一人"的说法，得到了大多数学者的赞同。对于作者的具体人物，虽有"齐人"说、"秦人"说等不同，终因根据不足，一时难以服人。具体的成书年代，也是见仁见智，莫衷一是。《黄帝内经》成书于汉的观点颇多赞同者，兹作简要概述。

1. 以史书论籍为依据，倡言西汉末

《黄帝内经》这一名称，最早见于《汉书·艺文志》。《汉书·艺文

医路漫记

YI LU MAN JI

志·方技略·医经家》载："《黄帝内经》十八卷,《外经》三十七卷。"《内经》和《外经》是对待的名称。《汉书·艺文志》是东汉班固根据西汉末年刘歆所撰的《七略》编成的。刘歆的卒年据《汉书》卷九十九《王莽传（下）》是王莽地皇四年,即公元23年。这表明在刘歆时代,即公元前1世纪的末年,已有《黄帝内经》这一名称。而在刘歆之前,则尚无《黄帝内经》之名称。公元前91年左右,西汉的大史学家司马迁撰成《史记》。稽考全书,无《黄帝内经》之记载,足以为证。因此可以想见,《黄帝内经》这一书名的出现,最早也只能在西汉末年,这就使得有人持成书于西汉末年之说。

2. 以哲学思想为缘由, 主张西汉初

《黄帝内经》每篇都与成书的当时思想体系有密切联系,因而也就保留了当时的哲理痕迹。这就解释了为什么《黄帝内经》虽然以朴素唯物主义为主之外,还掺有其他多种不同的哲学思想。汉初,"黄老学派"鼎盛,为《黄帝内经》成书创造了必不可少的先决条件。《黄帝内经》与"黄老学派"在内容上有着千丝万缕的密切联系,特别是在有关"道""阴""阳"方面的内在联系更为紧密。古代道家文献及有关典籍,为《黄帝内经》在汉初成书提供了可靠的旁证。主要表现在,《黄帝内经》大量引用了古代道家重要文献中有关人体生理、养生的精粹论述;有选择地引用了汉以前典籍有关疾病、养生之观点;还引用了许多汉以前、秦以后的典故。似乎可以肯定,《黄帝内经》成书于西汉初孝文帝、孝景帝"黄老学派"的鼎盛时期。

3. 以文法内容为线索, 提出当在汉

众所周知,《黄帝内经》中治方很少,只有十三个,而绝大部分所谈的是用针刺治病。从上古"医有俞跗"来看,《史记》成书过程中,在社

会上尚无岐伯是医家，曾与黄帝言医的传说，《黄帝内经》尚未问世，社会上流传的不是黄帝、岐伯之医书，而是"黄帝、扁鹊之脉书"。从"六气"致病的演变来看，《春秋左传》《吕氏春秋》《淮南子》和《史记》对外感病的病因学说的描述还没有发展到《黄帝内经》那样的水平，所以，《黄帝内经》的成书时间当在西汉《史记》之后。有人还在菽豆演变、干支纪年等方面论证了《黄帝内经》成书于汉代。

4. 以出土文物为证明，揭示汉代说

针刺治病是《黄帝内经》治疗疾病所采取的主要措施。其中《灵枢》所说的医用九针，在西汉之前，不见于出土文物，亦不见于其他古代文献的记载。在我国西汉之前，虽然已经有了青铜、生铁和铁炼钢，但这些金属的特性不能满足医用长针刚柔相结合的要求。因此，《黄帝内经》当然也就不可能在西汉以前成书。1974年马王堆西汉墓出土的一系列医学帛书，给《黄帝内经》研究人员带来了极大的鼓舞和希望。据考证，马王堆出土的医学帛书是先秦的作品。其中两种古经脉书，一为《足臂十一脉灸经》，一为《阴阳十一脉灸经》，其成书年代，当在《黄帝内经》之前。由此说明我国最早的医书，绝不是《黄帝内经》，而《黄帝内经》正是在这些更古的医学著作基础上进一步发展产生的结果。

综上所述，《黄帝内经》成书于西汉末年，其根据是较为充分的，其结论亦是比较明确的。曾凡夫氏曾引用十四条理由予以论证。应当指出，《黄帝内经》虽然亦有先秦的思想和资料，但不能认为就是春秋战国人的所作所为，因为那时的古书医言及名医医论都和《黄帝内经》不同。持成书汉说者并不割断历史，《黄帝内经》是继承了先秦医学而加以发展的。同时，《黄帝内经》成书后，还掺入了东汉的内容，甚至经过隋唐人的传授，也可能掺入隋唐人的意思。因而，对于《黄帝内经》的具体成书年定于西汉末，这亦是就其大部分内容而言的。我在查阅东汉许慎所著的《说

文解字》时，并未见引《黄帝内经》一文一语以资说明。不难想象，如《黄帝内经》被当时视作古之典籍的话，自当乐以见用。于此体会到，《黄帝内经》在成书当时来说，可能还欠完整，且疑失散于民间。

历来研究《黄帝内经》的学者，同时也十分注重《黄帝内经》的学习方法。其实，在《黄帝内经》中也谈到了学习方法问题。《素问·著至教论》说："黄帝坐明堂，召雷公而问之曰：子知医之道乎？雷公对曰：诵而颇（当为'不'字）能解，解而未能别，别而未能明，明而未能彰。"杨上善据此概之曰："习道有五：一诵、二解、三别、四明、五彰。"此五习道步骤，揭示了学习《黄帝内经》应当自粗至精，由浅入深，理论实践，循序渐进。

一是诵，要精读熟记。

诵者，背诵也。俗话说："熟读唐诗三百首，不会作诗也会吟。"是有其深刻道理的。所谓读书，首先要在"读"字上下功夫，经过反复多次的诵读，自然而然会朗朗上口，熟记背诵，学习《黄帝内经》亦然。《黄帝内经》之读，有泛读和精读之分。《黄帝内经》的内容有精华，亦有糟粕，有重要的，亦有次要的。可以结合自己的具体工作，从中选取泛读或精读的范围。

目前使用的教材，是从《黄帝内经》原著中摘选出来的，按篇来说，一般仅占原著约五分之一，就文字而言，所占的比例则更小了。虽然摘选的篇章文字并不多，但基本上包括了阴阳五行、脏腑、经络、刺法、病因、病机、诊法、治则、摄生等一套比较完整的中医学理论体系，所以，《黄帝内经》教材可以作为泛读的内容，将教材通读一遍，了解全书的基本内容，则达到了泛读的目的。

在泛读的基础上，进一步的是精读。精读的内容，可以从两个角度来选择。第一，根据教学大纲所要求讲授的篇章确立精读范围；第二，在这些篇章中，抓住阐述重要学术观点，并对后世有较大影响的条文，反复多次地朗读，以期出口成诵。例如，《素问·汤液醪醴论》的后半部分论述了"阳虚水肿"的病因病机、症状、治则等，这一节原文就得熟记背诵。

二是解，要联系理解。

熟读背诵《黄帝内经》原文是学习《黄帝内经》的第一步，仅仅背诵原文，像"小和尚念经，有口无心"，还远远不能说已经学好了《黄帝内经》，在理解《黄帝内经》原意上仍需下较大的功夫。所谓解就是要理解，懂得其中的意思，理解了经意，又能帮助和加强记忆。

理解和领会《黄帝内经》学术观点的精神实质，可以借助于先前所学的《中医学基础》知识。有人说，《中医学基础》是《黄帝内经》的白话文，虽有过言之处，但说明了两者之间的密切关系，鉴于其内容、性质等特点，我们可以联系所学的《中医学基础》知识，帮助理解《黄帝内经》的学术观点。例如《素问·上古天真论》说："肾者主水，受五脏六腑之精而藏之，故五脏盛乃能泻……"言肾和其他脏腑之间的关系，如果联系先天之精（肾精）和后天之精（脏腑之精）的关系来理解领会，不仅容易且全面深刻。

另外，还可以《黄帝内经》前后（本篇）和左右（他篇）联系理解。例如《素问·灵兰秘典论》说："凡此十二官者，不得相失也。故主明则下安……主不明者十二官危……"主要是在介绍十二脏腑各自的重要功能之后，着重阐明了脏腑之间的相互联系以及心在其中所居的主导地位。对于"主"，历来有不同的解释。明代医家赵献可认为是"命门"，尽管他据此提出了"命门学说"，在中医药学的发展中有较大影响，但在理解上是有失原意的。联系本篇前面所说"心者，君主之官也，神明出焉"，以及《灵枢·口问》"心者，五脏六腑之大主也。……故悲哀愁忧则心动，心动则五脏六腑皆摇……"和《灵枢·五癃津液别》"五脏六腑，心为之主……"等，"主"作"心"解，不言自明。

三是别，要分析鉴别。

别者，辨别，区别也，《素问·脉要精微论》说："夫精明者，所以视万物，别白黑，审短长。""别白黑"者，义盖言此。分析鉴别，是进入学习《黄帝内经》的较高层次。通过分析鉴别，一方面可以辨别真伪，有所取舍；另一方面可以区别异同，加深理解。这些都需要以对《黄帝内经》的熟读理解和文史常识作为基础。

首先，《黄帝内经》是两千多年前的作品，成书以后，多遭兵燹，虽经历代校勘注疏，错简脱漏、讹字衍文仍有存在。在学习时，当独具慧眼，善于鉴别。例如《素问·六节藏象论》说："脾、胃、大肠、小肠、三焦、膀胱者，仓廪之本，营之居也，名曰器，能化糟粕，转味而入出者也；其华在唇四白，其充在肌，其味甘，其色黄，此至阴之类通于土气。"此段条文就有错简，若改为"脾者，仓廪之本，营之居也，其华在唇四白，其充在肌，其味甘，其色黄，此至阴之类，通于土气。胃、大肠、小肠、三焦、膀胱者，名曰器，能化精粕，转味而入出者也"，于文于理，似为贴切。

其次，《黄帝内经》论述医理时，往往提出各自要点，以示相互区别。例如《灵枢·水胀》中的"肠覃"与"石瘕"，前者为"寒气客于肠外"，后者乃"寒气客于子门"，以"月事以时下"和"月事不以时下"作为两病的鉴别要点，可谓执简驭繁。又如《素问·生气通天论》言及"煎厥"和"薄厥"两证，均表现突然昏厥，然病因病机不同，症状亦异。一为烦劳阳亢，阴液耗伤，阴虚阳亢，引动肝风，出现耳目症状，类似于中风后遗症；一为大怒伤肝，肝气逆上，血随气逆，清窍闭阻，出现筋伤症状，类似于气厥。通过分析鉴别，对《黄帝内经》的认识和理解，则更为深刻。

四是明，要融会贯通。

言明，就是明白，清楚的意思。《楚辞·卜居》说："物有所不足，智有所不明。"可见要使"智明"，当先"物足"。就《黄帝内经》而言，物足者，既要吸收《黄帝内经》理论之学，又要撷取后世研究之果，今古之论，融会贯通，才能达到智明的境地。

自《黄帝内经》成书以来，校勘注疏和整理发扬《黄帝内经》的著作很多，古之如《黄帝内经太素》《补注黄帝内经素问》《类经》等，今之如《素问今释》《灵枢经校释》等。特别是近年来，运用现代科学手段从多学科角度对《黄帝内经》进行研究，取得了可喜的成就。如运用病理解剖学技术探讨某些病证，采用耗散结构理论研讨阴阳学说等，在理解《黄帝内经》原意的基础上，吸收各家见解，武装新的解释，就能明晓源流，丰富知识，开阔视野。

五是彰，要灵活运用。

理论既来源于实践，又能指导实践，这种理论，就得以流传于世。"彰"之义，或即如此。所以，学习《黄帝内经》，结合临床实际，灵活运用，至关重要。

《黄帝内经》的学习，不能局限于从书本到书本，需要经过临床实践的验证，以确定其正确与否。由于《黄帝内经》的理论主要来源于观察，因此，可以采用临床观察的方法来进行检验。

例如，《素问·生气通天论》说："因于暑，汗，烦则喘喝，静则多言，体若燔炭，汗出而散。"其中"体若燔炭，汗出而散"句，虽常为后世汗法之典，然对其经文原旨，尤其是关于"汗出而散"四字，众说纷纭，难趋统一。择其要者，约有以下五说。

1. 病势说

暑为炎热阳邪，每致腠理开泄，汗出湊湊而使邪热外达，汗出热散，此乃由暑之病势决定，倡此说者，以张志聪、高士宗、陈修园、章楠等为代表。如《黄帝素问直解》说："燔炭，燥火也。故必汗出而散，言阴液出于皮毛，则暑邪燥火始散。由是而知，因于暑，乃阳因而上也，汗出而散，卫外者也。"《灵素集注节要》亦云："天之阳邪，伤吾阳气，两阳相搏，故体若燔炭，阳热之邪，得吾身之阴液而解，汗出乃散也。"今人多有赞此说者，如《黄帝内经素问校释》说："若身体发高烧则像炭火烧灼一样，一经出汗，热邪就能散去。"《黄帝内经素问校注语译》说："身体像烧炭一样发热，必须出汗，热才能退。"

2. 汗法说

既然暑病发热汗出而退乃其病势所趋，则可采用发汗法，因势利导，驱散暑热。王冰、马莳、张景岳、姚止庵等力主"汗法"说。如《素问经注节解》说："唯暑为火病，其身之热，若炭之燔然。汗出而散，此则言治暑之法也。暑为热邪，虽已自汗，仍须汗解。"关于"汗出"，王冰则明确提出是使用发汗法。

3. 错简说

汗法当非暑病之正治，且上文有"因于寒"句，朱丹溪《格致余论·生气通天论病因章句辨》认为此处有错简，将"体若燔炭，汗出而散"二句移至"因于寒"之后，而删去"因于寒"后"欲如运枢，起居如惊，神气乃浮"句。吴崑、薛雪、尤怡等亦近此说，认为：无汗壮热，唯有伤寒才可发汗，而伤暑无汗不宜发汗。后世对此争论不休，但大多主张"汗法"和"错简"两说并存。

4. 脉象说

今人姚纯发突破两说，另立新论，认为可作为暑邪所致两个证型证候来理解。一为暑入气分的壮热证，肌肤像烧旺的炭火一样发热；一为暑热伤津耗气的正气欲脱证，大汗出，脉象散乱而大。

5. 症状说

杨上善《黄帝内经太素》中"汗出而散"作"汗出如散"。世人由于拘泥上述几说，多未注意。其注云："如此者，虽汗犹热，汗出沐浴，汗不作珠，故曰如散也。"盖指暑病腠理开、汗大泄时的情状而言。

稽考上下原文，均在一定的病因之下，描写症状及病机，而此独独提出发汗治法，似有乱其体例之嫌，故此处"散"字，当指汗之散，而非热之散。故而"病势""汗法""错简"诸说有失允当。征之临床，因暑致病者，由于暑为阳邪，其性发泄，出汗乃其本症，盖由暑热之邪迫津外泄，何以出汗之后热散身凉？持"错简"说者有鉴于此，移花接木，然不晓文理，囿于汗法，难达原旨。姚氏著文，"散"作脉象解，后遭异议，自认偏见，诚为憾事，然其把握暑病之证候机理，着实可贵。我以为，"汗出而散"，于文于理，可作二解：其一，解释症状。先秦文字，"而""如"常通，《诗·小雅·都人士》："彼都人士，垂带而厉。彼君子女，卷发如虿。""而""如"对举。《太素》即作"汗出如散"。而"散"即撒布也。"汗出而散"，盖言汗出之多，形如洒水，和《素问·举痛论》的"炅则腠理开……汗大泄"同义。亦即扬上善所描述的"汗如沐浴"。其二，述说病机。"散"字当作"耗散"解，即气阴耗散也。原文下有"因于气，为肿，四维相代，阳气乃竭"，既列症状，亦述病机，似为明证。《素问·阴阳别论》曰："阳加于阴谓之汗。"阳气蒸化阴津从玄府出于体表是为汗。暑病阳热亢盛，蒸津化液，而大汗出，阳气每易随汗亡散，气阴耗散最为常见。故而，高热大汗，无论因于暑，或是因于寒，切忌汗法，如若贸然投之，恐有气阴顷刻衰亡之虞。

当然在具体学习时，《黄帝内经》的五个步骤，可以互相联系，相互促进，不必墨守成规，按部就班。

伤寒热病概念

《素问·热论》首言："今夫热病者，皆伤寒之类也。"提出了"热病"与"伤寒"两个概念。对于"热病""伤寒"的认识，后世医家大多依据《难经》《伤寒论》将"伤寒"分为广义伤寒与狭义伤寒，认为："热病者，皆伤寒之类"之"伤寒"，即广义之伤寒；而"热病"则是广义伤寒的病证之一。因而，"热病"与"伤寒"是一种从属关系，然从"人之伤于寒也，则为病热"以及《灵枢·热病》对热病的论述可知，"热病"是因伤于"寒"所致，以急性发热为主的一类疾病之总称。"今夫热病者，皆伤寒之类也"，即言"热病""伤寒"为同类疾病，而非"热病"从属于"伤寒"。当读及"凡病伤寒而成温者，先夏至日为病温，后夏至日为病暑"时，这种从属关系则摇摇欲离了。张介宾说："寒邪中人而成温病暑病者，其在时则以夏至前后言，在病则以热之微甚言，故凡温病暑病，皆伤寒也。"伤寒因时令之不同，或名病温，或名病暑，然皆为热病，不言自明。

那么"热病"与"伤寒"之概念作何理解，其间有何关系？稽考古代医籍，从《素问》成书年代到汉晋隋唐，外感热性病皆称"伤寒"。如晋·葛洪《肘后备急方》云："伤寒时行温疫，三者同一名耳，而源本小异……又贵胜雅言，总名伤寒，世俗因号为时行。"可见，"伤寒"之病名，在当时较为普遍，为世俗所公认而易于接受，比"热病"更为大众化。故《素问·热论》所言之"热病"与"伤寒"，是本质相同的一类疾病。"伤寒"，即伤于寒，是指被寒邪所伤，为古人根据病因而定出的概念性病名；"热病"则是依据症状而提出的概念性病名。《素问·热论》"六经分证"，《素问·评热病论》"阴阳交"等病的描述，以及《灵枢·热病》均论及发热症状。正如明·王履在《医经溯洄集》中所说："伤寒，此以病因而为名者也，温病、热病，此以天时与病形而为病名者也。""伤寒""热病"互名见义，乃伤于"寒"邪，而以急性发热为表现的病变。强志聪说："凡伤于寒而为病热者，此即病之伤寒也。"盖即言此。如是，"凡病伤寒而成温者，先夏至日为病温，后夏至日为病暑"，则解之甚明。"伤寒"以病因命名，其名在前；"热病"以天时与症状为名，其名在后，符合由具体到抽象，再由抽象上升到具体之认识过程。

古之医者，对于病因认识，多以直观观察而概括，如人体受寒冷之击，每易发病。于是乎，自然界之"寒"乃阴毒杀厉之气，最易害人致病。王冰说："寒者冬之气也，冬时严寒，万类深藏，君子固密，不伤于寒。能冒之者乃名伤寒。其伤于四时之气，皆能为病，以伤寒为毒者，最乖杀厉之气。"故而，常将外感病因，归于伤"寒"。《内经》之中，其例不胜枚举。如《素问·咳论》说："五脏各以治时感于寒则受病，微则为咳，甚则为泄为痛。"四时之气，风热燥寒皆行，五脏非各以主时独感于"寒"邪，"寒"之字外，实赅六气。"寒"作为外感病因之总称显而易见。如同后世将温疫的病因归于"戾气"，在《内经》或此前后，将外感病之原因大都概之于"寒"，即使到明代，医学大家张介宾仍持此说，这是认识的第一步，使"伤寒"的病因具体落实于"寒"。同时，人们还发现外感病皆有发热，于是抽象概之为"人之伤于寒也，则为病热"。其发热的机转，乃"风寒客于人，使人毫毛毕直，皮肤闭而为热"（《素问·玉机真脏论》）。"热病"之病名则应运而生，这是认识的第二步。随着认识的深入，"热病"因时令证候之差异，而具体分为"温病""暑病"等，其认识更趋丰富与完善。

可见，《素问·热论》之"热病""伤寒"为同一病类，前者乃言其表现，后者则言其病因。前者是一切外感热病的症状概括，后者是一切外感热病的病因总称，这似更贴近《内经》原意。如是，对后世之广义伤寒、狭义伤寒亦无非议之处。事实上，"伤寒"不仅应分广义和狭义而论，并且，即使是"寒"，也不能拘泥。

"伤寒"病名，由于普通化、公式化，代相袭用。《难经·五十八难》说："伤寒有五，有中风，有伤寒，有湿温，有热病，有温病，其所苦各不同。""伤寒"明确分为五类。其"伤寒""热病"乃沿用《内经》之病名，首言之"伤寒"为一切外感热病之总称，下言之"热病"，则非"伤寒"，而是广义伤寒中具体分出的一类病证。《难经》具体做了解释，如中风之脉，"阳浮而滑，阴濡而弱"，说明卫强营弱，营卫不和；热病之脉，"阴阳俱浮，浮之而滑，沉之散涩"，提示阳盛于外，阴伤于内等。《难经》具体之"热病"，与《素问》笼统之"热病"显而有别，诚如《难经》之"温病"并非后世之"温病"，应当承认，其间既有联系，也有差异。

《内经》论述黄疸

黄疸病证，首见于《黄帝内经》。《黄帝内经》虽未专篇论述黄疸，其内容仅散见于各篇中，言辞不多，但对黄疸的病名、病因病机等皆有论及。兹从源流角度略言《黄帝内经》论黄疸的体会。

1. 黄疸病名的确立

黄疸是以身黄、目黄、小便黄为主症的一类疾病的总称，《说文解字》解释"疸"时说："疸，黄病也。"由此亦可顾名而思义，不管黄疸的分类众多，引起黄疸的原因各种各样，但只要临床表现身黄、目黄、小便黄三大主症，皆属黄疸范畴。《素问·平人气象论》说："溺黄赤安卧者，黄疸。""目黄者，黄疸。"又《灵枢·论疾诊尺》说："身痛而色微黄、齿垢黄、爪甲上黄，黄疸也。"其言溺黄、目黄、身黄为黄疸与后世所言盖属一致。

2. 病因病机的认识

《黄帝内经》论黄疸强调脾和胃，虽未明言病因，然对其描述的黄疸症状进行分析，审证求因，仍然可以得其大概。

首先，《黄帝内经》认为黄疸的病位在脾胃，脾胃属土，其色黄。《灵枢·经脉》说:"脾足太阴之脉……是主脾所生病者,体不能动摇……黄疸,不能卧……""胃足阳明之脉……气盛则身以前皆热,其有余于胃,则消谷善饥,溺色黄。"除了强调脾胃之外,也谈及心、肾、大肠、小肠等病变可以出现或身黄,或目黄,或溺黄,然却独遗肝胆,这与后世的认识有所区别。

其次是病因,黄疸之症,表现于"黄"字。《灵枢·五色》说:"黄赤为热。"《素问·五脏生成》说:"黄当脾。"脾为湿土,其性恶湿,湿邪最易犯脾;胃为阳土,其性恶燥,故脾胃湿热病变尤为多见。经文所言的与黄疸并见之症,如消谷善饥,体乏,不能卧等,皆为湿热见证。黄疸病因为湿热,与后世认识基本相同。《症因脉治》说:"正黄疸之因,脏腑积热,并于脾胃之间,外因风湿相搏,闭郁腠理,湿热熏蒸,久而成黄,则黄疸之症乃作。"即强调脾胃湿热为黄疸的病机所在。

与《黄帝内经》黄疸病机即脾胃湿热有较大差异的是后世医家提出的肝胆问题,其缘由一则盖由黄疸病变常见肝胆经症状如胁肋胀痛等;另则引进西医学生理病理知识之缘故。故而,通常认为黄疸之病机,不外脾胃湿热,蕴伏中焦,熏蒸肝胆,胆汁不循常道而引发黄疸。

3. 黄疸的分类

黄疸一证,《金匮要略》分为黄疸、谷疸、酒疸、女劳疸、黑疸五种。《肘后方》以"黄汗"易"黑疸",亦称"五疸"。《诸病源候论》《圣济总录》更有九疸、二十八候、三十六黄之分。宋以前医家对黄疸分类过于繁复,以至辨证更为困难。然黄疸之名,实是诸疸之总称。《景岳全书》说:"古有五疸之辨……虽其名目如此,然总不出阴阳二证。大都阳证多实,阴证多虚,虚实勿失,得其要矣。"黄疸的阴阳分类,的确起到执简驭繁的作用。

提出黄疸的阴阳分类,虽有认为最早出自元代的罗天益,但《黄帝

医路漫记
YI LU MAN JI

内经》已有其分类之雏形。《黄帝内经》论黄疸着重脾胃湿热，脾胃居中属土，有阴阳燥湿之分。脾属阴为湿土，胃属阳为燥土，故病在脾者，湿重于热；病在胃者，热重于湿。

（1）湿重于热（脾疸，又称脾风）：《素问·平人气象论》说："溺黄赤，安卧者，黄疸。"黄疸兼有嗜卧多寐，则为湿重于热。对于嗜卧多寐，《灵枢·大惑论》认为："夫卫气者，昼日常行于阳，夜行于阴，故阳气尽则卧，阴气尽则寤，故肠胃大则卫气行留久，皮肤湿，分肉不解，则行迟，留于阴也久，其气不清，则欲瞑，故多卧矣。"又"邪气留于上焦，上焦闭而不通，已食若饮汤，卫气留于阴而不行，故卒然多卧焉。"阳入阴则寐，阳出阴则寤，湿气内盛，阻遏清阳，阳不出阴，故嗜卧多寐也。

（2）热重于湿（胃疸，肾疸）：《素向·平人气象论》说："已食如饥者，胃疸。"此为省文法，究疸者，当概黄疸三大症。"已食如饥"是胃热甚的缘故。《灵枢·师传》说："胃中热则消谷，令人悬心善饥。"又《灵枢·大惑论》说："人之善饥而不嗜食者，精气并于脾，热气留于胃，胃热则消谷，谷消则善饥……"另外《黄帝内经》还谈到肾疸。《灵枢·经脉》说："肾足少阴之脉……是主肾所生病者，口热舌干，咽肿上气，嗌干及痛，烦心心痛，黄疸肠澼……"显然以热为重，因而黄疸兼见消谷善饥、心烦等症者，则为热重于湿。

4. 黄疸的治疗

黄疸证治，《黄帝内经》述说于前，历代医家增补于后，遂形成一整套辨证论治的方法。现治疗黄疸之大法，阳黄以清热利湿为主，阴黄以温化寒湿为先，而皆重在疏肝利胆，临床疗效应予肯定，不过其侧重肝胆而忽视脾胃之倾向，应当引起重视。《黄帝内经》论黄疸言脾胃而不及肝胆，具其深刻内涵，既然强调黄疸病位在脾胃，则揭示调理脾胃乃黄疸治本之法，而清湿热、化寒湿、疏肝胆诸法为权宜之计。仲景不仅创茵陈蒿诸汤以清泄，也制小建中汤治黄疸，实可取法。现代免疫学认为，人体的免疫状态与传染性病毒性肝炎（黄疸）的发病与转归有密切关系，而人体的免疫系统又与脾的功能紧密相关，故调理脾胃以治黄疸的作用，不可忽视。我曾治一女性黄疸患者，西医诊为胆管结石，反复发作右上腹疼痛，牵引肩背，痛则身黄、目黄、溲黄，然素体亏虚，形体消瘦，头重乏力，纳差呕恶，大便时稀，舌苔黄腻，脉来细弦，右关小弱。可见脾胃虚弱为其本，湿热气滞为其标，投健脾理气、清热化湿之剂，黄疸消失。在治疗黄疸型肝炎中，于病之中后期，清泄之中，每伍调理脾胃之品，或独用培土之剂，疗效颇佳，细读《黄帝内经》，则知古人早有论述矣。

辨析二阳为卫

"二阳为卫"，语出《素问·阴阳类论》。二阳者，即阳明之谓；卫者，有捍卫、护卫之义。《公羊传·定公四年》说："朋友相卫。"卫又有营养之义，如《国语·鲁语》说："有货以卫身也。"注："卫，营也。"盖即指此。可见"二阳为卫"是说阳明胃具有固外和营养作用。而《黄帝内经》对卫气作用的描述"卫气者，所以温分肉、充皮肤、肥腠理、司开合者也"，亦此之谓。卫与卫气，彼此作用，竟成合拍，故"二阳为卫"之"卫"似可作"卫气"解。

卫气，是人体阳气的一部分，故又有"卫阳"之称。由于肺的宣发肃降，使得卫气输布于全身各处，而表现出"温分肉、充皮肤、肥腠理、司开合"之功能，故有"卫出上焦""肺主卫气"之说，习惯上又称之为"肺卫"。正因为这样，对中焦脾胃与卫气的关系，则每易忽视。《素问·阴阳类论》又说："二阳为维。"维，维系，维络，维护之谓也。"二阳为维""二阳为卫"，相得益彰，更说明阳明胃对卫气有不容置疑的影响。那么，"二阳"是如何"为卫"的呢？我们不妨从肺胃之间的关系来加以理解。

肺脉循胃，经气相贯。肺与胃以经脉相连。《灵枢·经脉》说："肺手太阴之脉，起于中焦，下络大肠，还循胃口，上膈属肺。"肺的经脉起于中焦脾胃，又循胃口，使得肺胃经气相互贯通，故中焦脾胃之功能可通过经脉的联系由肺经表现出来。例如《素问·五脏别论》言寸口脉，说："胃者，水谷之海，六腑之大源也。五味入口，藏于胃以养五脏气，气口亦太阴也，是以五脏六腑之气味，皆出于胃，变见于气口。"气口即寸口。寸口是手太阴肺经的动脉，不仅是肺经经气出入之要道，更可反映胃气的强弱盛衰，故切脉乃察胃气之要着。中焦脾胃功能既然可经肺经表现出来，那么，脾胃所化生之卫气，亦能经肺而发挥其应有的作用。

肺金胃土，子母相应。按五行学说的属性归类，肺主宣降，属金为子；脾胃纳化，属土为母，土能长养万物。一方面，肺的功能发挥，有赖于脾胃水谷精气的充养；另一方面，由肺宣发输布的卫气本身，亦来源于脾胃化生之水谷精微。肺胃两者，构成母子关系。被临床传为治则佳句的"培土生金"法，对于肺虚之证，从培补中焦脾胃着手，验而可信，为医者所喜闻乐用，可为一证。肺胃的经脉联系及母子关系，使得胃通过肺对于"卫气"发挥作用产生影响，奠定理论和物质基础。

肺主皮毛，脾胃主肌。《素问·阴阳应象大论》说："肺主皮毛。"皮毛是由肺输布的卫气和津液所温养，故皮毛为肺所主。皮毛之下是谓肌肉，为脾胃所主。脾胃具有受纳运化水谷功能，将水谷精微输送到全身肌肉，为之营养，使其发达丰满，臻于健壮，诚如《黄帝内经素问集注·五脏生成》的注释所言："脾主运化水谷之精，以生养肌肉，故主肉。"脾胃所主之肌肉，实乃肺主之皮毛的附着之处，未有无肌肉而见皮毛者。俗言"皮之不存，毛将安附焉"，此可作转，曰："肌肉之不存，皮毛将安附焉。"肺胃之间，内则胃土所以生肺金，外而肌肉所以载皮毛，两者休戚相关，这也足以说明，脾胃对肺的影响至为深刻。

肺主卫气，胃为卫本。肺主皮毛，又主宣发卫气，若肺气虚弱，不能宣布卫气，输精于皮毛，可致护卫机能低下，导致疾病发生。然胃主腐熟水谷，化精微以生营卫之气，其清者为营，浊者为卫。肺所宣发之卫气，来源于中焦脾胃，故有"胃为卫之本""卫出中焦"之说。前言"卫出上焦"，此曰"卫出中焦"，似觉彼此龃龉，实乃所指不同。"卫出上焦"，乃言卫气开发于上焦，重在功能；"卫出中焦"，乃言卫气化源于中焦，重在生成，故凡卫气不足者，不仅责之肺气虚弱，而且每缘于化源之胃。

综上所述，我们可以清楚地看到，卫气源于中焦脾胃，而其功能则表现于上焦肺，故卫之气，其本在胃，其标在肺。谈卫气，不能离开胃，否则竟成无源之水、无本之木。这些足资说明，"二阳为卫"是有其理论依据的。以上是从生理角度对"二阳为卫"做了一些理论阐述，"二阳为卫"在临床上亦具有现实的指导意义。

外感热病，伤及卫气，阳明多累及。卫气由肺宣发输布，分布于外，护卫肌表，抗御外邪入侵。外邪袭表，卫气奋起抗邪。卫表受邪，则成表证。由于二阳与卫气在生理上的密切关系，在病理上，卫表之证，则每易累及阳明胃，外邪内传，则亦多见阳明受之，这在临床上是颇为常见的。如《伤寒论》第3条太阳表实证及第12条太阳表虚证中都见有"呕逆""干呕"等胃气上逆之症。又如温病中之风温证，则为肺胃受病。陈平伯在《外感温病篇》中说："风邪属阳，阳邪从阳，必伤卫气。人身之中，肺主卫，又胃为卫之本，是以风温外薄，肺胃内应。"亦说明了这一点。对于外感病的治疗，祛除外邪，固为首务，但调理脾胃却不可遗弃。观众解表之方，每伍草枣，即寓调理之意。《伤寒论》在介绍桂枝汤服法时说："服已须臾，啜热稀粥一升余，以助药力。"服热粥之意，正在于使胃腑谷气内充以助卫表，可谓得其要法。

内伤杂证，卫虚不用，阳明应独取。《素问·痹论》说："卫者，水谷之悍气也。"卫在脉外，卫护于外，但此"外"字，如《医旨绪余·宗气营气卫气》所说："非纯乎言表，盖言行乎经隧之外也。"卫气的分布运行，不受脉管的约束，外而皮肤肌肉，内而胸腹脏腑，遍及全身。卫气的功能，不仅能护卫肌表，控制汗孔，润泽皮毛，而且能温煦脏腑，营养肌肉。《素问·逆调论》说："卫气虚则不用。"是说卫气虚弱，脏腑肌肉失于温养，则脏腑功能衰退痿废，肢体萎弱不能举动。临床上对于卫气不足，脏腑四肢不用之证，可采健脾养胃之法，以培补生化之源，正所谓"治痿独取阳明"者也。

固护卫气，预防疾病，阳明须探求。卫气为阳气的一部分，阳气主外而为卫，卫气充足，固护人体肌表，勿使外邪入侵，只要人体卫外的阳气正常，"虽有贼邪，弗能害也"。卫气又能温煦脏腑，因而卫气是脏腑功能活动的保证。卫气不调，脏腑失于温养而病伤，"失其所则折寿而不彰"。脾胃为水谷之海，营卫气血生化之源，脾健胃强，饮食和调，五味适度，使机体各部分都得到充足的营养，发育良好，机能正常，气血流畅，腠理致密，卫气有良好的物质基础，则疾病可防。此正是"谨和五味，骨正筋柔，气血以流，腠理以密，骨气以精"（《素问·生气通天论》）的道理。

明末医家吴有性所著《温疫论》记载了其临证所见的生动事例，可谓"二阳为卫"生理病理之例证。《温疫论·原病》说："昔有三人，冒雾早行，空腹者死，饮酒者病，饱食者不病。"温疫重证，发病与否，或生或死，取决于脾胃水谷之海，重病如此，何况轻证乎！

先建其母见解

《素问·五脏生成》说："诊病之始，五决为记，欲知其始，先建其母，所谓五决者，五脉也。"关于"先建其母"的"母"字，历代注家有不同解释。考"母"字，《说文解字》曰："母，牧也。"段注："牧者，养牛人也，以譬人之乳子。引申之，凡能生之以启后者皆曰母。"可见"母"有根本、始因、来源的含意。杨上善说："母，本也。"实为得其要领。大多注家对"母"都持"本"见，但此处之"本"究属何指，则仁者见仁，智者见智，所释迥异。综其大意，约有四说。

一是五行说。如王冰释为"应时之王气"。马元台认为是"五脏相乘之母"。

二是脏腑经络说。如张景岳、张志聪等所释。

三是胃气说。如吴崑解释为"应时之胃气"。日人丹波元胤持赞同意见。

四是病因说。有张景岳、高士宗等人。高氏曰："母，病本也。"

以上诸位大家，对"母"的注释都各执己见，如何择善而从？我认为，要正确理解经文旨意，应以联系的观点而不应以孤立的观点来看待"母"字。《素问·五脏生成》是叙述内在五脏与外表形体之间的关系，并且说明饮食五味对五脏的所合、所伤以及着重论述了从望色、切脉以诊断五脏病变，强调在诊断疾病的过程中，必须色脉合参，综合分析。本篇指出："夫脉之大小滑涩浮沉，可以指别；五脏之象，可以类推；五脏相音，可以意识；五色微诊，可以目察；能合脉色，可以万全。"察色按脉，是中医药学独特的诊断方法，也是本篇叙述的重要内容。

本篇所指出的"先建其母"，正处于叙述诊断疾病的内容之上。对于"五决"，经文已做出解释，乃五脏脉之谓也。就诊病次第而言，未问证切脉之前，病人的面部气色，即已呈现于医者眼前，故有"先"察色之可能。张志聪已明此义。众所周知，五色以鲜明润泽、含蓄柔和为顺，以枯槁不荣、晦暗暴露为逆，而且还应注意胃气的有无。本篇篇末指出："凡相五色之奇脉（'之奇脉'，《甲乙经》无此三字，据上下文义宜删），面黄目青，面黄目赤，面黄目白，面黄目黑者，皆不死也。面青目赤，面青目黑，面黑目白，面赤目青，皆死也。"强调察色以"黄色"的表现与否，判断胃气的存亡。脾胃属土，其色黄，黄乃胃气之色。胃之存亡，是决定疾病的转归和预后的关键。

脾胃为水谷之海，气血生化之源。面部气色是脏腑气血荣华于外的表现。同样，脉搏也是气血运行的反映。《素问·脉要精微论》说："脉者，血之府也。"《素问·五脏别论》说："五脏六腑之气味，皆出于胃，变见于气口。"五脏六腑之气味，始则五味入口藏于胃，继则由脾气转输气味，皆出于胃，循经脉而变见于气口。因而，脉亦以胃气为本，诊察脉象当注重胃气之有无。《黄帝内经》中许多篇章都十分重视胃气在脉象中的地位。如《素问·平人气象论》以脉有胃气则为平脉，胃气少则为病脉，无胃气则为死脉。

由上可见，色之与脉，胃气为本。因而，察色、按脉都应先明其有无胃气。故在诊病之时，当"先建其母"。盖母者，化生血气之谓也。所以，我认为，把"母"解释为胃气，符合临床实际，且与上文"诊病之始，五决为纪"相呼应。这样理解，似与经文原意更为切近。吴氏释为

"应时之胃气"，其主"胃气"为得要领，而牵附"应时"则差矣。

观本篇前后文，未见五气及五行相乘的内容，吴氏之"应时"、王氏之"应时之王气"、马氏之"五脏相乘之母"，皆未得其真。而以脏腑经络病因为说者，就本篇所述内容及上下文析之，于文于义，亦欠顺妥。

研究生得深造

1980年中国学位制度正式建立，研究生招生步入了常态化。本科期间我一直准备报考伤寒专业的研究生，且信心满满。当时全国最著名的伤寒专业研究生指导老师有北京中医药大学的刘渡舟教授和湖北中医药大学的梅国强教授。对于北京，我心仪已久，然而北京中医药大学申请报名的条件是需要考生具有2年以上的临床实践。当时只能通过信件联系，我陈述了自己有5年的实践工作，但学校答复只认定本科后的临床实践。我转而报考本校的中医基础理论专业内经方向的研究生，该专业方向招生名额只有1名，可谓众人竞过独木桥。1981年9月，我参加了《中华人民共和国学位条例》颁布后首届研究生招生考试。俗话说，机遇偏爱有准备的人，1982年1月17日，我如愿以偿地收到了硕士研究生录取通知书。

浙江中医学院中医基础理论专业硕士研究生指导小组师资力量雄厚，何任教授、徐荣斋教授、陆芷青教授、蒋文照教授、朱古亭教授、冯鹤鸣教授、叶德铭教授等德高望重的专家都是当时指导小组的成员，蒋文照教授具体负责指导带教。能够亲身聆听大牌专家的指导教诲，我真是荣幸之至。

既然称之为研究生，那学习攻读的重心就在于"研究"，是研究型的学习与攻读。除了修学硕士学位课程、完成学习计划外，我还重点研学了以下三方面的内容。

1. 医经学派的著述——《黄帝内经素问吴注》《类经》《难经》等

（1）《黄帝内经素问吴注》是《素问》注本，乃校订疏证诸家之代表作。吴崑（明歙县人，字山甫，号鹤皋）以王冰的24卷本为底本，由于他的临床经验较丰富，对《素问》所言生理、病理、脉法有较为深入的理解，以理论和临床结合为其长。

（2）《类经》是分类研究诸家之代表作，张介宾（明山阴人，号景岳）把《灵枢》《素问》两书内容分为摄生、阴阳、藏象、脉色、经络、标本、气味、论治、疾病、针刺、运气、会通十二大类共390篇而著成，分类扼要，内容丰富，阐述颇多。

（3）《难经》是专题发挥诸家之代表作，对脉学的发明主要有三：一是诊脉独取寸口：分寸、关、尺三部脉法。二是以菽法权轻重：菽，小豆也。三菽肺、六菽心、九菽脾、十二菽肝，用菽法来说明指按的轻重。三是创心肺主呼，肝肾主吸之说：呼出为阳，吸入为阴，心肺为阳，肝肾为阴，一呼再动，心肺所主，一吸再动，肝肾所主。"肺主出气，肾主纳气"，即源于此。

2. 当代中医名家的著作——秦伯未、任应秋、方药中等的著述

（1）秦伯未（1901—1970），现代中医学家，曾任卫生部中医顾问。其著作有《清代名医医案精华》《中医临证备要》《谦斋医学讲稿》等，如《谦斋医学讲稿》中的"病因+病位+主症"式对构建临床辨证论治框架具有启迪性意义，中医临床强调辨证论治的正确性和理法方药的一致性。

（2）任应秋（1914—1984），当代著名中医学家、中医教育家，北京中医药大学教授。其著作《病机临证分析》《内经十讲》《阴阳五行》《运气学说》等对我的硕士学位论文选题，以及自学中医五运六气学说都有极大的帮助。于是，我确立了《黄帝内经》病机学说作为硕士学位论文选题范围，毕业留校任教开设《时间医学》课程，结合临床应用讲述五运六气学说。运气乘克胜复结合人体的生理病理，疾病吉凶演变的基本规律表现在虚证逢生我者或遇本气旺时主吉，遇克我者主凶；实证遇克我者或本气衰时主吉，遇生我者主凶。五运六气的推算步骤，一是先定中运，辨中运之气的太过或不及。二是次明司泉，上半年司天之气主事，下半年在泉之气主事。三是运气相合，以晓年貌。

（3）方药中（1921—1995），当代著名中医学家，中国中医研究院（中国中医科学院之前身）教授。其著作有《黄帝内经素问运气七篇讲解》《辨证论治研究七讲》等，特别是《辨证论治研究七讲》引导了我对中医辨证步骤的探索。

3. 中医学术期刊——展示了中医药研究领域的成果

在三年的研究生学习期间，我是学校图书馆的常客，翻阅了所有馆藏的中医学术期刊，并根据自己的研究兴趣按类做了题录及摘要，以便于检索查寻。研究生毕业后，每月定时查阅新刊的杂志，一直延续到有了各种科技文献的检索系统才停止，丰富了题录及摘要的内容。在搬家和整理时，有人劝我：现在有了文献检索系统，更便捷高效，不如把这一大沓的题录及摘要处理掉算了。我心想：这项工作花费了我大量的时间与心血，更是探知求学的凝聚与印记，我要保存下来。（图10）

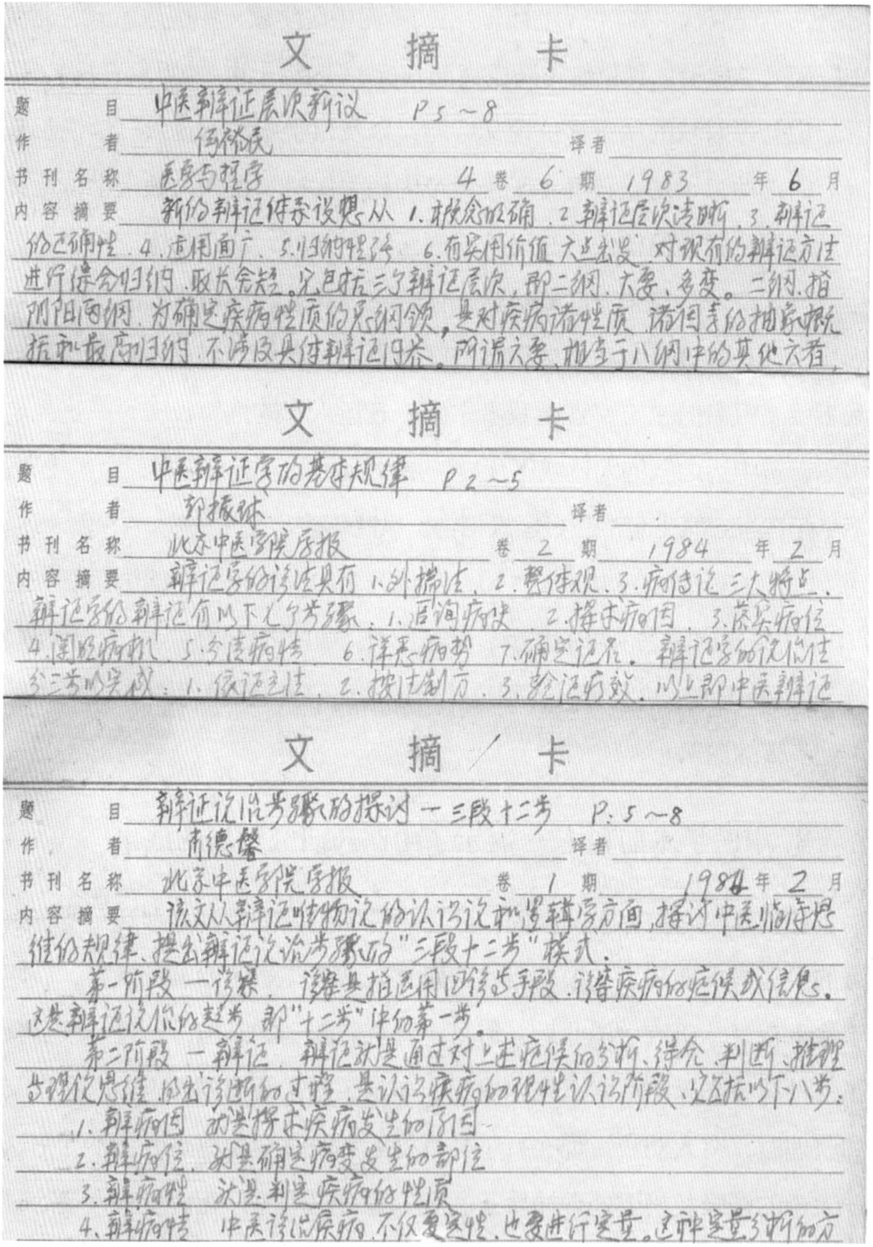

图10 文献摘要卡

硕士学位论文

中医学颇具优势的特色之一是辨证论治。我的学习与临证经历告诉我，涉及病因、发病、病变、转归等的病机学说是辨证论治的基础，这也是我将《黄帝内经》病机学说作为硕士学位论文选题的主要出发点。

在蒋文照教授的精心指导下，我完成了硕士学位论文《论〈内经〉病机学说的"非常则变"观》，1984 年 12 月通过学位论文答辩，受到答辩委员会的一致好评。

"非常则变"一语，出自《素问·六节藏象论》。原文以此说明苍天之气，失于承袭而变生疾病之道理。其实，在《黄帝内经》的整个病机学说中，都贯穿了"非常则变"这一基本的观点。

论文从几位大家对病机十九条的研究中，概括出病机学说的主要内容，即疾病的病因学、发病学和辨证学。在论证了疾病本质就是"非常则变"的结果之后，以病因学、发病学和辨证学为领域，从常和非常（变）两个角度，展开了对《黄帝内经》病机学说的基本观——"非常则变"观的探讨。

论文认为：风寒暑湿燥火六气、喜怒忧思悲恐惊七情以及饮食劳动等的太过或不及，则变为病邪，是"非常则变"观在病因学上的客观反映；机体内部的阴阳气偏颇，脏腑经络失调，形成各种病理性体质，容易导致疾病的发生，是"非常则变"观在发病学上的客观体现；临床辨析病机，以求责阴阳有无盛虚为指导思想，是"非常则变"观在辨证学上的具体运用。前二者着重于理论性的研讨；后者侧重于临床实际应用。对于中医的病机理论研究和临床工作具有一定的指导意义。

病机学说是《黄帝内经》理论体系之一，是中医辨证论治的基本知识。研究《黄帝内经》病机学说者，大多只是着力于病机十九条。固然病机十九条是病机学说的重要组成部分，起到了执简驭繁的作用。不过，仅仅以此来概其全部，显然是不够的。本文试图对《黄帝内经》病机学说做一较全面的研讨，并从中探求具有共性的指导思想（即基本观点）。

病机之称，出自《素问·至真要大论》，凡见有四。其一言："谨候气宜，无失病机。"其二、三言："审察病机，无失气宜，此之谓也。帝曰：愿闻病机何如？"其四引用了《大要》的话，"谨守病机，各司其属"。按照任应秋教授《〈内经〉研究论丛》之说，《大要》是《黄帝内经》著书时期社会上所存在的古代文献。《大要》所具的内容，极其广泛，或言诊法，或言四时，或言六气，或言病机。《黄帝内经》从成书到修订的过程中，是采用了不少当时还存在的若干古代文献的，甚至可以说，这些文献就是《黄帝内经》成书的基础。由此可见，《素问·至真要大论》所提出的病机之称，可能是沿用了当时古代文献之一《大要》的说法。

《素问·至真要大论》所言之病机，或冠于"诸风掉眩，皆属于肝。……诸呕吐酸，暴注下迫，皆属于热"所谓十九条之上，或殿其后，遂成后世"病机十九条"之说。病机十九条，向为历代医家所重视。专题研究者，古有刘完素、张介宾等；今有任应秋、方药中等。其实，《黄帝内经》的病机理论，不仅仅是这十九条，在《素问》的其他篇章以及《灵枢》中，皆有论及。病机十九条本身只不过是探讨病机的示例而已。由于历史的局限性，十九条的作者不可能在那个历史时期，把复杂的病机分析得那么系统而全面，即使因十九条中六气病机缺少"燥"条，刘完素则于《素问玄机原病式》中补列"诸涩枯涸，干劲皴揭，皆属于燥"一条，也不见得就系统且完整了。要完整地、系统地研究《黄帝内经》的病机学说，不仅要对病机十九条进行研究，还必须冲破病机十九条的约束，从《黄帝内经》的散论流注中去剖明病机学说的真谛。

1. 病机十九条研究例举

（1）刘完素论病机十九条：刘完素在《素问玄机原病式》中以五运六气学说解释病机十九条，并将此分为五运主病与六气为病两例。在此两例中，刘氏扩大了病机十九条所列病证的范围，并且增补了"燥"条，不能不说是较大的贡献。不过，我们细加剖析刘氏对病机十九条的研究，不难发现，刘氏本着"六气皆能化火"之说侧重于淫邪亢极之化，特别是于火热一端，做了较多阐明。无怪乎他在谈论火热与风湿燥寒诸气的关系时，强调风湿燥寒诸气在病理变化中皆能化热生火。而火热也往往是产生风湿燥寒的原因之一。故刘氏论病机十九条，崇尚火热病邪，忽视脏腑本质，详于实热而略于虚寒也。

（2）张介宾论病机十九条：张氏之论，抓住了分析病机"有者求之，无者求之；盛者责之，虚者责之"（《素问·至真要大论》）这一辨证的主要精神，其研究虽与刘氏一样，颇多涉及运气学说，但较之全面而深刻，且能切合临床辨证论治。他说："有者言其实，无者言其虚，求之者，求有无之本也，譬犹寻物一般，必得其所，取之则易。……泻其盛气，责其有也，培其衰气，责其无也。"有，指风寒湿火热等实邪之所在；无，指脏腑气血津液之虚损，求得了病机的有无虚实，也就辨出了证候的本质，并可根据其虚实有无，采取"实则泻之，虚则补之"。例如，"诸风掉眩，皆属于肝"，如果是肝的风火动而头晕目眩，便得清火息风，就是求得肝经风火邪气的存在，从而责其风火之盛以泻之；如果仅是肝的虚风内动而头晕目眩，便当补虚息风，就是求得风气之由于虚损，从而责

医路漫记 YI LU MAN JI

077

其肝气之虚以补之。余条皆如此，张氏就是这样把求责有无盛虚的精神贯通到十九条的每一条之中。

（3）任应秋论病机十九条：古之研究者，皆随文释义。由于病机十九条出自《素问·至真要大论》，其内容主要谈运气，因此，解释病机十九条，又都以运气为说理工具。这不独使之蒙以玄色，且无方无药，难能直接用之于临床。任应秋教授为使基础理论运用于临床，便抛开各随文释义的注解，吸收了各家的研究特点，著《临证病机分析》一书。把十九条所包括的病证如眩晕、瞀冒、项强、口噤等，凡三十种，一一提出，分列于形体、脏气、二阴、神志四类。每一病证以其于十九条之所属为基础，从而分析其盛、衰、虚、实之所在，并各具施治之法。这样便把十九条纯理论的东西，一变而为理论结合实际的典范，能于临证起到一定的"绳墨"作用。

例如，形体诸证中口噤一证，属"诸禁鼓栗，如丧神守，皆属于火"条。口噤，即一般所说的牙关紧急，多为三阳经的病变。风、寒、痰、火诸因，都可导致本证，但见证不同，治方也异。临床尚可见到因少阴之虚而发口噤者，则当补而治之。其他诸证的阐发，也无不如此。这样以病证为主阐述病机，冲破了病机十九条的约束，也摆脱了以经释经的纸上谈兵，既符合《黄帝内经》的思想精神，又有效地指导临床实践。此书可谓临证手册，随手拈来，信而可验。

（4）方药中论病机十九条：方药中教授的研究与上不同，他是从病机十九条中归纳出基本精神，即人体的疾病变化，从总的方面来看，都可用阴阳、气血、虚实加以概括。在性质上可总分为亢盛和衰退两大类。分析病机的方法，首先要根据患者发病的各种表现进行疾病定位、证候定性，全面地加以考察。对于病机十九条的基本精神在中医辨证论治中的运用，方药中教授归纳为七步法，即：①脏腑经络定位；②阴阳气血表里虚实风火湿燥寒毒定性；③定位与定性合参；④必先五胜；⑤各司其属；⑥治病求本；⑦发于机先。如脏腑经络定位法可从临床表现的部位、功能、体征、发病季节与诱因上的特点定位；风火湿燥寒定性法可从临床证候特点、发病季节与诱因上定性。

2. 病机学说的内容

从以上几家对病机十九条的研究中可以体会到：所谈的病机，无不涉及疾病的原因、发病机理以及对证候的分析等方面的问题。因为病人患病，医生诊病，势必关系到两个对象，即病人和医生。而人之所以生病，又关系到两方面的因素，即致病因素和体质因素，医生的思维方法又是关乎如何认识疾病的重要因素。这三个因素就联系到病因学、发病学以及对证候分析的辨证学的知识。事实上，《黄帝内经》的许多篇章都论述了这些内容。

所谓"病机"，顾名思义，"机"者，在这里指事物发生的关键、枢纽。张载在《正蒙·参两篇》中说："动必有机，既谓之机，则动非自外也。"运动是宇宙事物的基本属性，既要运动，就必然有"机"，既称之为"机"，则运动不是由于外力的作用。十分明显，这里的"机"，是指事物的内因和内在的规律性。对于疾病来说就是一个"动"的过程。有它的内因和内在规律，故称之为"病机"。

张介宾《类经》说："机者，要也，变也，病变所由出也。"病机学说就是在整体观念的指导下，阐明疾病发生、发展、变化的机转和规律，以及认识疾病的方法。

3. 疾病本质是"非常则变"的结果

《黄帝内经》病机学说，内容丰富，论述颇多，但在这些论述中，是否有一个规律性的东西，即带有普遍指导意义的观点来阐述病机学说的呢？这是一个值得研讨的问题。

谈到这个问题，首先必须弄清疾病的本质是什么。基于目前的科技水平，人们从唯物辩证法的角度对疾病本质提出了如下几点认识。

（1）疾病是机体生命活动过程中的一种运动形式，它与健康是对立统一的，是一种不同于健康的特殊生命活动过程。

（2）疾病是由于在一定的条件下某种致病因素作用于机体而引起完整机体反应的结果。

（3）在引起这个结果的过程中，贯穿着损害与抗损害的矛盾斗争。

（4）在这种矛盾和斗争中表现出机体的组织器官的功能代谢和结构上的病理变化，以及机体与外界环境协调的障碍，进而可以影响劳动力。

在中医药学的经典著作《黄帝内经》中，对疾病的认识已贯彻了朴素唯物主义的自发辩证法观点。提出了六淫七情、饮食劳倦等致病因素及其在整体观念指导下的阴阳平衡失调系统。它把人体内部各种相互制约的生理结构和功能活动，概括为阴阳两个方面。《素问·生气通天论》说："生之本，本于阴阳。"生命的根本在于阴阳的对立统一。阴阳在互相消长的运动过程中保持相对平衡，机体才能进行正常的生命活动。恩格斯指出："暂时的平衡状态的可能性，是物质分化的根本条件。"人体的正常生命活动，《黄帝内经》概括为"阴平阳秘，精神乃治"。在一定的致病因素作用下，原来的平衡被打破而导致"阴阳失调"，出现阴阳的偏盛偏衰，就会发病，甚至"阴阳离决，精气乃绝"。中医药学是用"阴阳失调"高度概括了疾病本质。

由此可见，阴阳平衡就是人体的生命活动处于正常的状态，阴阳失调则是非正常状态下的生命活动。《素问·六节藏象论》说："苍天之气，不得无常也，气之不袭，是谓非常，非常则变矣。""变至则病""非常则变"即从一个高度说明了疾病本身就是"非常"而产生的一种变态，可以这样说，疾病的本质就是"非常则变"的结果。

病机学说包括病因学、发病学和辨证学。病因学侧重于疾病发生的外因，发病学侧重于疾病发生的内因，辨证学侧重于医生对疾病认识的思想方法。《黄帝内经》在论述这三个方面内容时，都贯穿了"非常则变"这一基本观。

缘由太过不及

"非常则变观"在病因学上的反映——缘由太过不及。

中医药学把疾病的致病因素分为外因、内因和不内外因三方面，统称为邪气。《素问·调经论》说："夫邪之生也，或生于阴，或生于阳。其生于阳者，得之风雨寒暑；其生于阴者，得之饮食居处，阴阳喜怒。"这可说是陈言《三因极一病证方论》三因说之滥觞。"风雨寒暑"即六淫之概括；"喜怒"即七情之归纳；"饮食居处"等即饮食劳倦之类。《黄帝内经》认为，诸如风寒暑湿燥火、喜怒忧思悲恐惊、饮食劳动等，在正常情况下，为人体生命活动所必不可少，只有在"非常"的情况下发生太过或不及，变则成为致病因素。

1. 四时六气

人与自然相通。自然界中，时有春夏秋冬之异，气有风寒暑温燥火之分。气候随着季节的变迁而相应产生的风寒暑湿燥火之气，称为六气，人类赖之以生存。反之，四时六气太过或不及，或非其时有其气，就会直接或间接地影响人体，这种气候的非常变异，即称为"六淫"，往往是造成疾病发生的原因。正如《金匮要略》所说："夫人禀五常，因风气而生长，风气虽能生万物，亦能害万物，如水能浮舟，亦能覆舟。"其风气乃概括而言，实包括六气在内。六气具有生理与病理之两重性，其生理作用者为六气，病理作用者为六淫。六气转变为六淫，《黄帝内经》之论有两种情况，其一是时间上的失常，即六气不随四时的变迁而更换；其二为质量上的失常，即六气太过或不及。

（1）时之非常：《黄帝内经》概述了四时各季相应的气候状况。如"春三月，此谓发陈，天地俱生，万物以荣""夏三月，此谓蕃秀，天地气交，万物华实""秋三月，此谓容平，天气以急，地气以明""冬三月，此谓闭藏，水冰地坼"。又"天有四时五行，以生长收藏，以生寒暑燥湿风"。另外还论述了各季盛行气流的特点，如"四时之气……春气西行，夏气北行，秋气东行，冬气南行"。"寒暑温凉盛衰之用，其在四维。故《大要》曰：彼春之暖，为夏之暑；彼秋之忿，为冬之怒"。王冰注曰："言阳盛于夏，阴盛于冬，清盛于秋，温盛于春，天之常候。"而且还将一年的自然气候分成春、夏、长夏、秋、冬五个季节，分别相应于风、火、湿、燥、寒五种属性。在论述四时六气时，以阴阳五行学说为说理工具。《素问·六节藏象论》说："五气更立，各有所胜，盛衰之变，此其常也。""春胜长夏，长夏胜冬，冬胜夏，夏胜秋，秋胜春，遂有四时之迁，六气之变。"《灵枢·论疾诊尺》说："四时之变，寒暑之胜，重阴必阳，重阳必阴。故阴主寒，阳主热。故寒甚则热，热甚则寒。故曰寒生热，热生寒。此阴阳之变也。"明确指出四时六气季节性转变的原因乃是阴阳之气消长更胜的结果。从冬至春及夏，气候由寒逐渐变热，是一个"阴消阳长"的过程，由夏至秋及冬，气候由热逐渐变寒，是一个"阳消阴长"的过程。由于四季气候有阴阳互相消长的变迁，所以才有冬寒、夏热、春风、秋燥的不同变化。

如果阴阳消长的关系超出一定的限度，不能保持相对平衡，便将出现阴阳某一方的或盛或衰，在四时气候的转换上亦会发生反常的现象。《素问·六节藏象论》列举了"未至而至，此谓太过，则薄其所不胜，而乘所胜也。命曰气淫""至而不至，此谓不及，则所胜妄行。而所生受病，所不胜薄之也，命曰气迫"的情况。张介宾《类经》说："未至而至，谓时未至而气先至，此太过也。""至而不至，谓时已至而气不至，此不及也。"可见，前一个"至"指四时而言，后一个"至"则指六气。这两种情况都是时至与气至不相适应。《素问·六微旨大论》说："亢则害，承乃制，制则生化，外列盛衰，害则败乱，生化大病。"五气更立，风暑湿燥寒相互承制，则能生生化化。如失去制约，亢而为害，则见太过不及之邪气，表现在与时令的关系上，就是非其时而有其气，简称为非时之气。《素问·至真要大论》说："至而甚则病，至而反者病，至而不至者病，未至而至者病，阴阳易者危。"这些非时之气，都能成为致病因素。

《金匮要略》将非时之气概括为四种情况："未至而至""至而不至""至而不去""至而太过"。由于这种时节和气候之间的反常，因而常人在这样的气交之中，往往容易患病，已病者则每多转变加重。

上面说到，四时气候季节性转变乃是阴阳之气消长更胜的结果。以春季为例，"至而不至""至而不去"表现为阴胜而阳衰，致病则以寒证虚证阴证为多；"未至而至""至而太过"，表现为阳胜而阴衰，致病则以热证实证阳证为众。余季皆可推之。

（2）气之非常：由于六气与四时的关系十分密切，故时之非常是造成气之非常的原因，这里对时之非常所致者，不再赘述，仅就《黄帝内经》关于当时之气的太过和不及而论之。

①六气之太过：风气太过。风，终岁常在，四时皆有。《素问·至真要大论》说："风气大来，木之胜也，土湿受邪，脾病生焉。"又说："风淫所胜……民病胃脘当心而痛，上支两胁，膈咽不通，饮食不下，舌本强，食则呕，冷泄，腹胀，溏泄，瘕，水闭……病本于脾。"

暑（火热）气太过。暑是夏天的主气，乃火热之气化。《素问·至真要大论》说："热气大来，火之胜也，金燥受邪，肺病生焉。"又说：

"热淫所胜……民病胸中烦热，嗌干，右胠满，皮肤痛，寒热咳喘，大雨且至，唾血血泄，鼽衄嚏呕，溺色变，甚则疮疡胕肿，肩背臂臑及缺盆中痛，心痛肺膜，腹大满，膨膨而喘咳，病本于肺。""火淫所胜……民病头痛，发热恶寒而疟，热上皮肤痛，色变黄赤，传而为水，身面胕肿，腹满仰息，泄注赤白，疮疡咳唾血，烦心胸中热，甚则鼽衄，病本于肺。"

湿气太过。湿为长夏之主气，故长夏多湿病。《素问·至真要大论》说："湿气大来，土之胜也，寒水受邪，肾病生焉。"又说："湿淫所胜……胕肿骨痛阴痹，阴痹者按之不得，腰脊头项痛，时眩，大便难，阴气不用，饥不欲食，咳唾则有血，心如悬，病本于肾。"

燥气太过。燥为秋季之主气，其气清肃，其性收敛，与肺气相应。《素问·至真要大论》说："清气大来，燥之胜也，风木受邪，肝病生焉。"又说："燥淫所胜……民病左胠胁痛，寒清于中，感而疟……咳，腹中鸣，注泄鹜溏。……心胁暴痛，不可反侧，嗌干面尘，腰痛，丈夫癫疝，妇人少腹痛，目昧眦，疡疮痤痈。……病本于肝。"

寒气太过。寒为冬季之主气，故冬令多寒病。《素问·至真要大论》说："寒气大来，水之胜也，火热受邪，心病生焉。"又说："寒淫所胜……发为痈疡，民病厥心痛，呕血血泄鼽衄，善悲时眩仆。………胸腹满，手热肘挛，掖肿，心澹澹大动，胸胁胃脘不安，面赤目黄，善噫嗌干，甚则色炲，渴而欲饮，病本于心。"

六气太过，致病有其特点。《素问·阴阳应象大论》说："风胜则动，热胜则肿，燥胜则干，寒胜则浮，湿胜则濡泄。"

②六气之不及：风气不及。《素问·气交变大论》说："岁木不及，燥乃大行。……民病中清，胁痛，少腹痛，肠鸣溏泄。……复则炎暑流火，湿性燥……病寒热疮疡痱疹痈痤……"

暑（火热）气不及。《素问·气交变大论》说："岁火不及，寒乃大行……民病胸中痛，胁支满，两胁痛，膺背肩胛及两臂内痛，郁冒朦昧，心痛暴瘖，胸腹大，胁下与腰背相引而痛，甚则屈不能伸，髋髀如别……复则埃郁，大雨且至，黑气乃辱。病鹜溏腹满，食饮不下，寒中肠鸣，泄注腹痛，暴挛痿痹，足不任身……"

湿气不及。《素问·气交变大论》说："岁土不及，风乃大行……民病飧泄霍乱，体重腹痛，筋骨繇复，肌肉瞤酸，善怒……复则……胸胁暴痛，下行少腹，善太息……"

燥气不及。《素问·气交变大论》说："岁金不及，炎火乃行……民病肩背瞀重，鼽嚏，血便注下……复则……头脑户痛，延及囟顶，发热……民病口疮，甚则心痛。"

寒气不及。《素问·气交变大论》说："岁水不及，湿乃大行……民病腹满身重，濡泄寒疡流水，腰股痛发，腘腨股膝不便，烦冤足痿清厥，脚下痛，甚则跗肿……复则……面色时变，筋骨并辟，肉瞤瘛，目视䀮䀮，物疏璺，肌肉胗发，气并膈中，痛于心腹……"

六气有太过不及，致病的规律都是制其所胜，侮其所不胜，但并非限于此，因"气有胜复，胜复之作，有德有化，有用有变，变则邪气居之"，气胜者必有复，如此使得一系列具有内在联系的局部变化在"非常"之下，构成了疾病的过程。总之，气之非常则为邪气，正如王冰所说："故气不能正者，反成邪气。邪者，不正之目也。"

临床资料：四时六气，"非常则变"，成为致病因素，许多学者在临床实践调查研究中获得了不少验证的资料。如封氏认为，1978年火气专一，环宇之内无非火气。该年全国高温，直至冬季，未见严寒，发生伤暑、暑温等外感性热病较多。陈氏报道：1976年为丙辰年，按运气学说推论是寒气太过之年，从实际气候看，该年冬季酷寒，西湖积冰甚厚，为几十年来所罕见，最低气温达零下10.5℃。又如1983年夏季，杭州最高气温达42℃，炎热不堪，因暑热致病伤者甚众，可见《黄帝内经》论述之正确。

2. 情志因素

《黄帝内经》认为，喜怒忧思悲恐惊等也是致病的重要因素。在正常情况下，人的情志意识在机体的调节下，随外界环境的各种刺激而产生种种反应性活动，一般属于正常的生理现象，不会引起疾病，但情志波动过于剧烈，或持续过久，每易影响机体，导致疾病的发生。

情志活动以五脏精气作为物质基础。《素问·阴阳应象大论》说："人有五脏化五气，以生喜怒悲忧恐。"五脏与五志，各有相应的联系。肝志为怒，怒易伤肝；心志为喜，喜易伤心；脾志为思，思易伤脾；肺志为忧，忧易伤肺，肾志为恐，恐易伤肾。说明情志活动既是脏腑功能的表现，又是导致脏腑病变的原因。《素问·举痛论》说："怒则气上，喜则气缓，悲则气消，恐则气下……惊则气乱……思则气结。"情志失调，累及五脏各有其所。总而言之，不外情志活动失于常态，使五脏之气的平衡关系受到影响，整个机体的气化功能发生异常，而造成种种不同的病理机转。

（1）怒：怒为肝志，发怒是机体对外界不快之事所产生气愤的一种情志活动，属于正常反应，但若大怒不止，则肝气上逆，血随气涌，故面赤、气逆、吐血，甚者昏厥卒倒。如《素问·生气通天论》说："阳气者，大怒则形气绝，而血菀于上，使人薄厥。"暴怒伤肝，肝伤又能及肾，如《灵枢·本神》所说："肾，盛怒不止则伤志，志伤则喜忘其前言，腰脊不可以俯仰屈伸……"

（2）喜：喜为心志，喜能缓和紧张情绪，使血气和调，营卫通利，心气舒畅，如《素问·举痛论》所说："喜则气和志达，荣卫通利，故气缓矣。"但若暴喜过度，则血气涣散，不能上奉心神，神不守舍，可见失神狂乱等证候。暴喜每多伤及阳气，故也可影响肺。《灵枢·本神》说：

"肺，喜乐无极则伤魄，魄伤则狂，狂者意不存人。"

（3）思：思虑为脾志，因思而可远谋，但思虑过多，则正气留而不行，使脾气郁结。结于胸腹，故胸脘痞塞；脾气受伤，运化无能，则饮食不思，消化不良，腹胀便泄。思之过极，影响气血，也可累及心神。《灵枢·本神》说："心，怵惕思虑则伤神。神伤则恐惧自伤，破䐃脱肉……"

（4）悲：悲忧为肺志，遇到哀痛之事，必发悲忧，是为常情。悲哀太甚，则肺气抑郁，甚至耗气伤阴，以致形悴气乏，均表现为"悲则气消"之象。《灵枢·本神》又说："因悲哀动中者，竭绝而失生。"悲哀之极，甚可影响生命。人之悲哀，还可伤及肝，本篇又说："肝，悲哀动中则伤魂，魂伤则狂妄不精，不精则不正，当人阴缩而挛筋，两胁骨不举，毛悴色夭……"

（5）惊恐：恐为肾志，一般惊慌恐惧之事，人能调节接受而不病。但大惊卒恐则精气内损，气伤精却，气陷于下。卒受惊慌，也能伤及心神，使心气无所依附，神不守舍，思绪混乱不定，以致气血紊乱。如《灵枢·本神》说："恐惧者，神荡惮而不收。""恐惧而不解则伤精，精伤则骨酸痿厥，精时自下。"

今人匡调元氏研究探讨了情志因素在疾病发生发展过程中的作用，提出"心神病机论"，其所著的《中医病理研究》介绍的一例病案，颇有意趣，故摘要之以资说明。

女患李某，原有高血压，心脏扩大病史。与人争吵，突发心前区绞痛，气急，面色青紫，28小时后心跳停止而死亡。病理解剖见冠状动脉粥样硬化，梗死区上方冠状动脉前降分枝内新鲜血栓形成，急性心肌梗死，心脏破裂，急性心包填塞。匡氏认为，是病发作和患者情绪激动有密切关系，可以说是急性心肌梗死、心脏破裂的直接激发原因。分析整个发病机理，是因情绪过度激动引起全身血管痉挛，尤其是冠状动脉痉挛，在原有粥样硬化的基础上很快形成新鲜血栓，完全阻塞了左前降支的分支，引起急性心肌梗死。由于情绪处于持续紧张状态，血压持续上升，左心室负荷增加，于是突破梗死软化的心肌而造成心脏破裂，导致猝死。因此，本例的发病和死亡原因均与情绪激动有密切关系。

从上可以看出，情志异常是一种重要的致病因素。据报道，国内外许多研究表明，精神心理因素与精神神经性疾病、心血管疾病、溃疡病、癌症等的发病密切相关。

3. 饮食、劳动等

饮食、劳动是人们的正常生活，如同六气七情一样，也可成为致病因素。

（1）饮食：营养人体，维持脏腑经络、组织器官活动的气、血、津液、精等皆来源于食物的摄入、消化、吸收。正如《灵枢·决气》所说："五谷与胃为大海也。"所以要保持生命活动的正常进行，就必须有饮食物的摄入。然而饮食不当，则又能伤害人体。刘完素的《素问病机气宜保命集》说："论曰：人之生也，由五谷之精，化五味之备，故能生形。经曰：味归形，若伤于味，亦能损形，今饮食反过其节，肠胃不能胜，气不及化，故伤焉……故能为人之病也。"概括了饮食正常与失常两种情况所产生的不同结果。饮食失常导致疾病的主要原因有二。

①饮食不节：《灵枢·五味》说："故谷不入半日则气衰，一日则气少矣。"饥而不入，则精气乏竭，势必影响生命；若饮食过饱，增加胃肠负担，致消化不良，脾胃受伤，胸腹胀满。所以《素问·痹论》说："饮食自倍，肠胃乃伤。"不独此也，经常饮食过量，还可使气血流通失常，筋脉郁滞，则有下利、痔疮等症；气机逆乱，则见呕呃咳逆等。故《素问·生气通天论》说："因而饱食，筋脉横解，肠澼为痔，因而大饮则气逆。"《金匮要略》亦说："夫病人饮水多，必暴喘满，凡食少饮多，水停心下，甚至则悸，微者短气。"

②饮食偏嗜：《素问·五脏生成》和《素问·生气通天论》都说明了偏嗜酸苦甘辛咸五味，会引起相应五脏五体的病变，甚至影响生命。所以《素问·至真要大论》说："久而增气，物化之常也，气增而久，夭之由也。"

饮食的过寒过热，同样可以致病。多食肥甘厚味，令人内热中满，发为痈疽疮毒，故《素问·生气通天论》说："高粱之变，足生大丁。"饮食入胃，其气由经脉上肺，所以饮食过寒过热，不但损伤脾胃，且易伤肺。故《灵枢·邪气脏腑病形》说："形寒寒饮则伤肺。"《灵枢·师传》说："食饮者，热无灼灼，寒无沧沧。"就是告诫人们饮食切忌过寒过热。

病案举例

张介宾案：余尝治一壮年，素好火酒，适于夏月，醉则露卧，不畏风寒，此其食性脏气皆有大过人者，因致热结三焦，二便俱闭。余先以大承气汤用大黄五七钱，如石投水，又用神佑丸及导法，俱不能通，且前后俱闭，危剧益甚。遂仍以大承气汤加生大黄二两，芒硝三钱，加牙皂二钱煎服。黄昏进药，四鼓始通。大便通而后小便利，此所谓盘根错节，有非斧斤不可者，即此之类，优柔不断，鲜不害矣（《景岳全书》）。

按：此案致病之因，乃偏嗜火酒，内有郁热，且年壮体实，一旦感邪，则多致火热积结成闭之证也。

另外，还需一提的是药物问题。治疗用药是解决疾病、恢复健康的重要措施。但用之不当，或因过度，药过病所，或犯虚虚实实之戒，违反用药常规，则能因药致病。《黄帝内经》对此亦有论述，如《素问·五常政大论》说："大毒治病，十去其六；常毒治病，十去其七；小毒治病，十去其八；无毒治病，十去其九……无使过之，伤其正也。……无盛盛，无虚虚，而遗人夭殃，无致邪，无失正，绝人长命。"

（2）劳动：适宜的劳动和活动，对人体有益无害，可以创造财富，增强体质。《后汉书·列传》记载了华佗对其弟子吴普说："人体欲得劳动，但不当使极耳。动摇则谷气得消，血脉流通，病不得生。比如户枢，终不朽也。"动之使极，则能伤及人体，是为劳伤。劳伤是指不适当的活动和超过力所能及的过度劳动。《素问·宣明五气》说："五劳所伤，久视伤血，久卧伤气，久坐伤肉，久立伤骨，久行伤筋，是谓五劳所伤。"劳的含义就是过度的意思。《素问·举痛论》说："劳则气耗。"过劳可以耗散气血。反之，过逸可以使人体气血运行不畅。从《素问·至真要大论》提出的"逸者行之"治则可悟出此理。

此外，房劳过度，也是劳伤致病的重要内容。房劳是中医学一向强调的问题，房劳太过则耗伤阴精。张介宾《类经》说："色欲过度者多成劳损。盖人自有生以后，唯赖后天精气以为立命之本，故精强神自强，神强必多寿，精虚气亦虚，必多夭。……其有先天所禀原不甚厚者，但知自珍而培以后天，则无不获寿。设禀赋本薄，而且恣情纵欲，再伐后天，则必成虚损，此而伤生，咎将谁委？"因房劳所伤而引起的疾病，临床上是屡见不鲜的。

病案举例

朱丹溪案：一男子，三十五岁，因连夜劳不得睡，感嗽疾，痰如黄白脓，嗽声不出。时初春大寒，医与小青龙汤四帖，觉咽喉有血腥气上逆，遂吐血线，自口中左边出一条，顷遂止。如此，每一昼夜十余次。诊其脉弦大散弱，左大为甚，人倦而苦于嗽。丹溪云：此劳倦感寒，因服燥热之剂以动其血，不急治，恐成肺痿。遂与参、芪、术、归、芍、陈皮、炙甘草、生甘草、不去节麻黄，煎成入藕汁。服两日而病减嗽止，却于前药去麻黄，又与四帖，而血证除。脉之散大未收敛，人亦倦甚，食少，遂于前药去藕汁，加黄芩、砂仁、半夏，至半月而安（《古今医案按》）。

按：本病因劳倦后感寒而发，似属《黄帝内经》所言之"劳风"也。杨上善《黄帝内经太素》说："劳中得风为病，名曰劳中，亦曰劳风。"

劳倦所伤，精气耗损，阴虚阳亢，又误于迭进燥烈药以动血，遂致内则脾伤而肝火亢。虚火上炎，濒于"木火刑金"之势，外则寒犹未解也。

4. 太过为邪的病因特点

综上所述，"非常则变"的观点贯穿于疾病的病因学中，"非常"是相对正常而言的。在一定的范围内变化着的各种因素，不会引起疾病，而当超越或未及这一限度，则可能成为致病的因素，尤其是在太过、超越这方面，表现得更为突出。《素问·经脉别论》说："春秋冬夏，四时阴阳，生病起于过用，此为常也。"所谓"过用"，即是超过了常度，违反了事物固有的正常规律。

六气方面，太过固不庸言，即使不及也表现为所胜之气乘而克之，同样可以理解为太过致病。故六气"过用"则为六淫，称为非时之气，是为致病之邪。情志波动太过或持久不解，这就违反了常度也称为"过用"，成为致病之邪。饮食的大饥大饱，或过寒过热，或偏嗜，劳伤过度，也属"过用"，都反映了太过、过用而为邪的病因特点，这也符合邪气盛实而易致病的发病情况。王冰说："过用谓不适其性而强劳，为过即病生，此其常理。五脏受气盖有常，于用而过，则是以病生。"从更广的角度阐明了这一病因特点。

归结阴阳偏颇

"非常则变"观在发病学上的体现——归结阴阳偏颇。

体力的强弱和致病因素即正和邪，是一切疾病发生的两个主要方面。中医学的发病学说是建立在《黄帝内经》"正气存内，邪不可干""邪之所凑，其气必虚"的理论基础之上的。疾病的发生发展不仅是邪气的致病作用，更重要的是人体的内在体质状况。《黄帝内经》早就明确强调内因是疾病发生的根据。《灵枢·百病始生》说："风雨寒热，不得虚，邪不能独伤人。卒然逢疾风暴雨而不病者，盖无虚，邪不能独伤人。此必因虚邪之风，与其身形，两虚相得乃客其形。"体强正气充者，虽有致病邪气，可免于发病；相反，体弱正衰，而病邪乘之，便不可免于病。疾病的发病学正是侧重于疾病发生的内因方面。

所谓内因正气，很大程度上是指体质状况。《黄帝内经》根据阴阳五行学说，按人的肤色、形体、禀性、态度及对时令适应能力等禀赋特性归纳为木、火、土、金、水五种主要体质类型，然后根据五音对太、少、阴、阳属性及左右上下等再进行分类，即形成二十五种体质类型学说（《灵枢·阴阳二十五人》《灵枢·通天》），这是中医药学在体质因素方面的最早记载。

《黄帝内经》论体质，仍然以"非常则变"为基本观，具体表现为阴阳盛衰形成了不同的体质。《灵枢·通天》认为"阴阳和平之人"其阴阳处于平衡状态，并与外界环境相适应，故而不病。余如"太阴之人""少阴之人""太阳之人"少阳之人"，"其筋骨气血各不等"，阴阳非处常态，偏盛或偏衰，在致病因素的作用下，则易发而为病。

1. 正气的盛衰与体质状态

人体的正气是指维持机体各种机能活动和抵抗病邪的能力，是人体生命活动的动力。正气，又称为真气。《灵枢·刺节真邪》说："真气者，所受于天，与谷气并而充身也。"这说明正气由先天之原气和后天水谷、呼吸之气相结合而成，是能充养全身的。正气又是构成人体的组成部分，《素问·金匮真言论》说："夫精者，身之本也。"《素问·调经论》说："人之所有者，血与气耳。"体质的强弱，反映了正气的盛衰，而正气盛衰又构成了不同的体质状况。

正气包括阴血和阳气。阴血和阳气是相互对立而统一的，因而正气的盛衰也是相对而言的。正如《素问·调经论》所说："是故气之所并为血虚，血之所并为气虚。""有者为实，无者为虚，故气并则无血。血并则无气。"阴血与阳气相互制约，此盛则彼衰，此衰则彼盛。故对"虚"字，不能仅作正气虚弱解，应当看到正气内部的相互对立面的亢盛情况，这样才能体现《黄帝内经》辩证地阐述病机的观点，从而也就能够理解"瘦人多虚火""肥人多痰湿"的体质发病说。体瘦之人，阴精常不足，阳气则多亢奋，阴不制阳，易生火证；形肥之人，乍看不易患病，实际上常为湿气过盛，而阳气受遏，阳不运湿，多生痰饮。

病案举例

王旭高案：体肥多湿之人，湿热蒸痰，阻塞肺胃，喉中气粗，呼吸如喘，卧寐之中，常欲坐起，仍然鼾睡而不自知。所以起坐之故，盖痰阻气郁，蒙闭清阳，阳气郁极而欲伸，故寐中欲坐起也。病属痰与火为患。兹拟煎方开其肺痹，另用丸药化其痰火。痰火一退，清阳得伸，病自愈矣。射干、橘红、冬瓜子、杏仁、桔梗、象贝、竹沥、姜汁、葶苈子、苏子、枇杷叶。丸方：黑丑、莱菔子、槟榔、大黄（《清代名医医案精华》）。

按：张介宾《类经》说："人肥则腠理致密，邪不得泄，留为热中……"体肥盛实，痰湿为重，且又多化热生火，故痰火成患，颇属多见。由是案证治可见，不得偏执"虚"字也。

2. 体质因素构成的物质基础

由上所述，体质因素与人体的正气有相通之处，正气的盛衰构成了不同的体质。因为正气是以先天之气和后天之气相结合而成，故体质因素构成的物质基础就有先天和后天之分。

（1）先天方面：《灵枢·天年》说："以母为基，以父为楯……血气乃和，荣卫已通，五脏已成，神气舍心，魂魄毕具，乃成为人。"父精母血是构成人体的原始物质，阴阳之精的结合产生了新的生命，随之以精、气、血、神产生各种功能活动，因而人体的体质状况在很大程度上势必受到先天禀赋的影响。西医学认为，形成体质的先天因素和体质的遗传性有关。分子遗传学的发现业已证明：父母通过生殖细胞把DNA传给子女，有了一定结构的DNA，便产生一定结构的蛋白质，由一定结构的蛋白质便带来一定的形态结构和生理特性。这与中医药学先天禀赋对体质因素的影响的认识，有相一致的地方。不过，中医药学重视的是出生之前的整个过程，其中包括父母精血、怀胎情况等。

①体质与父母精血的关系。张介宾《类经》说："凡寡欲而得之男女贵而寿，多欲而得之男女浊而夭。"寡欲者，父母精血旺盛，生子则壮；多欲者，精血衰微，生子则弱。若欲子壮，当须寡欲保精。

②体质与怀胎足月的关系。怀胎十月，足月而产，胎儿得到母血的

充足滋养，每多体质强壮，不易得病。若未满月而产，先天禀薄，形体羸弱，易于患病。临证中发现，风湿性关节炎（痹证）及心脏病患者，追问病史，大多属于早产儿，这类患者常见形体清虚，腠理疏松，山根及太阳穴发青或青筋透露等特征。《灵枢·五变》说："粗理而肉不坚者，善病痹。"说明了这种体质易患痹证的趋向性。

③体质与胎教的关系。孕妇的胎教对于新生个体的体质影响十分重大。中医药学非常重视胎教，胎教内容甚广，包括情志、饮食等。《黄帝内经》在这方面也有论述。《素问·奇病论》说："帝曰：人生而有病颠疾者，病名曰何？安所得之？岐伯曰：病名为胎病，此得之在母腹中时，其母有所大惊，气上而不下，精气并居，故令子发为颠疾也。"颠疾者，癫病也。胎儿在母腹中，母亲情志的急剧波动，孕育了后天发病的原因。

（2）后天方面：先天因素仅仅是体质形成的一个方面，更为重要的是后天因素对其的影响。

①环境。《素问·异法方宣论》说："东方之域，天地之所始生也，鱼盐之地，海滨旁水，其民食鱼而嗜咸，皆安其处，美其食，鱼者使人热中，盐者胜血，故其民皆黑色疏理，其病皆为痈疡……西方者，金玉之域，沙石之处，天地之所收引也，其民陵居而多风，水土刚强，其民不衣而褐荐，其民华食而脂肥，故邪不能伤其形体，其病生于内……北方者，天地所闭藏之域也，其地高陵居，风寒冰冽，其民乐野处而乳食，脏寒生满病……南方者，天地所长养，阳之所盛处也，其地下，水土弱，雾露之所聚也，其民嗜酸而食胕，故其民皆致理而赤色，其病挛痹……中央者，其地平以湿，天地所以生万物也众，其民食杂而不劳，故其病多痿厥寒热……"人类生活在大自然中，自然界的各种现象都能对人体产生影响，人类为了适应自然，也就必然发生相应的变化。地域不同、气候差异、食物不等诸类因素，改变着出生以后的人体体质。

②年龄性别。人体结构，机能与代谢是随着年龄而改变的。《灵

枢·天年》说："人生十岁，五脏四定，血气已通，其气在下，故好走。二十岁，血气始盛，肌肉方长，故好趋。三十岁，五脏大定，肌肉坚固，血脉盛满，故好步。四十岁，五脏六腑十二经脉，皆大盛已平定，腠理始疏，荣华颓落，发颐斑白，平盛不摇，故好坐。五十岁，肝气始衰，肝叶始薄，胆汁始灭，目始不明。六十岁，心气始衰，苦忧悲，血气懒惰，故好卧。七十岁，脾气虚，皮肤枯。八十岁，肺气虚，魄离，故言善误。九十岁，肾气焦，四脏经脉空虚。百岁，五脏皆虚，神气皆去，形骸独具而终矣。"这段经文揭示了人体气血及内脏盛衰与年龄之关系。从生长、发育、壮盛以至衰老死亡的过程中，五脏精气由微而盛，由盛而衰，从而体质状况随之而异。

在性别上，如《灵枢·五音五味》说："今妇人之生，有余于气，不足于血，以其数脱血也。"性别不同，气血不等，体质亦异。

③饮食起居。张介宾《类经》说："夫人之大事，莫如死生，能保其真，合乎天矣，故首曰摄生类。"饮食起居是摄生保健的重要内容。这里说的饮食起居，是指长期形成的习惯。原来体质正常，由于长期饮食习惯的改变、生活起居的变化，体质总不免受到一定的影响。如偏食肥甘厚味，形成湿热体质，易发消瘅等。

④疾病。疾病与体质有互为因果之关系。体质因素决定了疾病的发生，反过来，患病以后又影响、改变体质特征。如"久痛入络""久病及肾"等理论，都说明疾病对体质的作用。另外，治病用药，也是一个影响因素，长期偏执某药，会导致脏气偏盛，气有偏盛则有偏衰，脏气盛衰则体质亦变。

总之，体质状况的构成因素也贯穿了"非常则变"的观点，正常体质即阴阳和平之人，先后天诸因素皆不卑不亢。若诸因素偏颇则影响阴阳气血脏腑经络，形成反常的病理体质。

3. 不同体质产生疾病的趋向性

《黄帝内经》通过描述阴阳二十五人，确立了人群中个体的特殊性，并找出了临床发病的规律性，从而有利于临床辨证论治。人之体质有刚有柔，有强有弱，有短有长，有阴有阳，由此决定是否发病，发为何病。吴又可在《瘟疫论》中曾以酒醉为喻，论及体质因素与发病之关系，极妙。醉酒者，"因其气血虚实不同，脏腑禀赋之各异，更兼过饮少饮之别，考其情状，各自不同，至于醉酒则一也"。凡受疫邪亦然，临床表现种种不同，因其气血虚实之不同，脏腑禀赋之有异，更兼感重感轻之别。显而易见，人体体质与疾病发病类型具有密切的关系。体质状况决定发病类型的趋向性问题，可以表现在整体与局部两个方面。

（1）整体方面：统一整体观，是《黄帝内经》主要学术思想之一。它首先认为，人体内部本身是一个统一的整体。体质反映了机体内部的本质状况，当然在整体发病上表现得非常突出。

应当看到，《黄帝内经》阴阳二十五人及五态人的分类方法较为烦琐，且其描述的形象又较抽象，如委委然、随随然、颤颤然等，不易被人们所理解，临床应用转增困难，因而在后世医学中逐渐被扬弃。但是《黄帝内经》对不同体质的认识，即归结阴血阳气的偏颇，对于指导临证，仍然具有十分现实的意义。

①阳气虚弱型。此型症见面色萎黄或㿠白，气短乏力，倦怠嗜卧，食减不化，肢冷便溏，肌肉消瘦，脱肛或子宫脱垂，脉虚缓，舌质淡，苔白滑。李东垣《脾胃论》说："元气之充足，皆由脾胃之气无所伤，而后能滋养元气，若胃气之本弱，饮食自倍，则脾胃之气既伤而元气亦不能充，而诸病之所由生也。"阳气不足，大多表现为脾胃气虚，清阳不升，且又每多累及肺、肾。此型体质易患外感，尤易感受寒邪。《素问·生气通天论》说："阳者，卫外而为固也。"阳气虚弱，外卫不固，

"因于露风，乃生寒热"。

②阴血亏虚型。此型常见形体消瘦，头晕眼花，咽干耳鸣，失眠，脉细弱或细数，舌质淡或红，少苔，或见盗汗，遗精，颧红，虚烦等。这类体质易生内热证。《黄帝内经》还认为，阴血素虚，多罹温病，故有"藏于精者，春不病温"之说。反之，则"冬不藏精，春必病温"也。朱丹溪《金匮钩玄》说："阴气一亏伤所变之证，妄行于上则吐衄，衰涸于外则虚劳；妄返于下则便红；稍血热则膀胱癃闭溺血；渗透肠间则为肠风；阴虚阳搏则为崩中；湿蒸热瘀则为滞下；热极腐化则为脓血；火极似水，血色紫黑；热盛于阴，发于疮疡；湿滞于血，则为痛痒，瘾疹；皮肤则为冷痹；畜之在上，则人喜忘；畜之在下，则为喜狂；堕恐跌扑，则瘀恶内凝。"朱氏所列之证，乃阴血亏虚之休颇易罹患者。

③阴阳两虚型。或由阳虚及阴，或由阴及阳，致阴阳两虚。常见面色不华，腰背酸软，听力减退，小便频数而清长，夜尿多，滑精早泄，脉沉细弱等肾虚证。此型体质，每患虚劳，且多致夭折。

④阳气亢奋型。多由阴液不足，阳无所制而成。见面赤颧红，头晕耳鸣，口燥咽干，舌红，脉弦数等。《素问·生气通天论》说："阳气者，烦劳则张，精绝，辟积于夏，使人煎厥。"故多见中风昏厥。

⑤痰湿内盛型。多因脾胃气虚，运化失司，水湿内停。常见形体肥胖，中脘痞满，头昏身重，口黏便烂，脉濡或滑，舌苔多腻等。张介宾《景岳全书》说："何以肥人反多气虚？盖人之形体，骨为君也，肉为臣也。肥人者，柔胜于刚，阴胜于阳者也。且肉以血成，总皆阴类，故肥人多有气虚。然肥人多痰多湿，故气道多有不利。"此型体质本虚标实，易罹水肿、痰饮、中风等，证多虚实夹杂。

⑥气滞血瘀型。见肤色晦滞，口唇色暗，肌肤甲错，丝缕斑痕，痞闷作胀，脉沉涩，舌质青紫等。此型体质易患郁证、积证、癫狂等，也可发为虚劳，如王肯堂《证治准绳》所说："人生以血为荣，气为卫，二

者运转而无壅滞，劳何由生。故劳者，倦也。血气倦而不运，凝滞流漏，邪气相乘。"

叶天士医案举例

案一：出血案　色苍肉瘦，形象尖长，木火之质，阴液最难充旺，春间咳嗽，虽系风温外邪，但既属阴亏，冬藏先已不固。因咳逆震动，浮阳上冒，清空自阻，用药宜取沉静质重填阴镇阳方是。阅方辛气居半，与磁石相阻，苁蓉阴中之阳，亦非收摄，不效宜矣。大熟地，灵磁石，萸肉，五味子，牡丹皮，云茯苓，阿胶，淮山药，泽泻，龟板（《清代名医医案精华》）。

按：形瘦阴虚火旺之体，最易感受温邪，所谓"冬不藏精，春必病温"是也。阴虚火旺，合外来之温邪，两阳相灼，阳络受伤，迫血妄行，是以咳而血出矣，叶氏之治，不是见血治血，而投养阴之品，皆在顾护体质也。

案二：呕吐案　凡论病，先论体质、形色、脉象，以病加在于身也。夫肌肉微白属气虚，外似丰溢，里真大怯。盖阳虚之体，为多湿多痰，肌疏汗淋，唇舌俱白，干呕脾痞，烦渴引饮，由于脾胃之阳伤残，邪得潜居于中，留蓄不解，正衰邪炽。试以脉之短涩无神论之，阳衰邪伏显然。况寒凉不能攻热，清邪便是伤及胃阳之药。今杳不纳谷，大便渐涩，若不急和胃气，无成法可遵。所谓攻人之病，虑虚其阳，参拟一方，仍候明眼采择。人参，半夏，生於术，枳实，茯苓，生姜（《清代名医医案精华》）。

按：阳气虚弱，初则在脾，终则及肾。是案脾胃阳虚，若不温复脾阳，则有及肾之虞。脾胃阳虚，运化乏力，则每多痰湿，故阳虚痰湿常以并存。叶氏颇重体质，临证细察，区别对待，非功已到炉火纯青者，不能及此。体质因素于临床辨证十分重要，无怪乎叶氏明言："平素体质，不可不论。"

（2）局部方面：《黄帝内经》既重视人体的整体性，又不忽视局部的情况。局部方面表现为对邪气的易感性，是由局部组织阴阳气血多少不同造成的。

①在形体上，不同性质的外邪，常通过不同部位，循着不同的途径侵入人体。《素问·太阴阳明论》说："故阳受风气，阴受湿气。""伤于风者，上先受之；伤于湿者，下先受之。"王冰说："阳气炎上故受风，阴气润下故受湿，盖同气相合尔。"人体腰以上为阳，而风属阳邪；腰以下为阴，而湿为阴邪。同气相求之理，则伤于风者，上先受之；伤于湿者，下先受之。《金匮要略》论水肿病治则时指出："诸有水者，腰以下肿，当利小便；腰以上肿，当发汗乃愈。"利小便、发汗之法，是针对湿邪、风邪而设的。可见，人体局部的阴阳盛衰不同，感受外邪亦有区别。

②在脏腑上，四时变化同样对人体的脏腑经络阴阳气血发生影响。脏腑受邪，也随四时不同而各有先后主次之分。《素问·咳论》说："五脏各以其时受病，非其时各传以与之。"王冰注曰："以当用事之时，故先受邪气。"脏腑当用之时，气血阴阳与常不等。故秋时肺先受邪，春时肝先受邪，夏时心先受邪，冬时肾先受邪。脏腑特性不同，决定了受邪次序的先后，这是显而易见的。

何任医案举例

案一：白喉案　石某，男，12岁。初诊：1971年11月2日。咽中疼痛，喉间有白膜，咳嗽音哑，身热气急，此为白喉。脉细苔微黄。以清肺解热毒为治。大生地12g，麦冬12g，玄参9g，丹皮6g，赤芍9g，浙贝9g，生甘草6g，薄荷4.5g，连翘9g，黄芩9g，板蓝根12g，3剂。(《何任医案》)

按：白喉是一种由白喉杆菌侵袭引起的传染病，临床特点是咽部有一层白膜形成，不易擦去，强行剥落易引起出血。中医学认为是感受风热疫毒，结于咽喉，而该病往往多发于阴亏之体，故用《重楼玉钥》养阴清肺汤加入黄芩、连翘、板蓝根养阴清肺，清热解毒，使热清毒去则白喉自愈。药后身热退除，白膜脱落，诸症悉解。

案二：感冒案　李某，男，9岁。初诊：1963年8月20日。身热咳嗽已达一周，初则汗不彻，脉数，苔白根腻，少食，大便间日一行，曾进中药，及注射抗生素等已五天，经检白细胞低（二千余），以清解先进。净连翘9g，薏苡仁12g，黑山栀9g，浙贝母9g，青蒿梗9g，冬瓜仁12g，佩兰6g，杏仁6g，清水豆卷9g，薄荷1.5g（后下），天水散12g（荷叶包煎），2剂。（《何任医案》）

按：白细胞低是正虚表现，正虚不能御邪，外邪乘虚而入，留恋中上二焦，肺胃之气失于宣达。处方仿三仁汤意，急者治其标，以清解为先。两剂而愈，足见药证相投，所以效如桴鼓。

4. 正气不及的发病特点

以上从内因体质为疾病发生根据的角度，阐明了阴阳气血、脏腑经络失常是构成各种特征体质的因素，以及决定发生不同类型的疾病，从而在疾病的内因上论证了"非常则变"是《黄帝内经》病机学说的基本观。

《素问·评热病论》说："邪之所凑，其气必虚。"在内因"非常"之中，正气的虚弱不及是疾病发生的关键，从整体方面的六个体质类型进行分析，阴阳相对的一方表现为亢盛，而对立的一方则表现为相对的衰弱，反之亦然。《素问·通评虚实论》说："邪气盛则实，精气夺则虚。"所谓相对亢盛的一方，为邪气盛实的表现。而正气不及则是发病的基础，无论是偏盛，还是偏衰，都可找到正气不及虚弱之所在。即使邪气偏盛者，亦为乘虚入侵。故《灵枢·口问》说："邪之所在，皆为不足。"正气不及揭示了疾病发生的特点。

明代临床学家薛立斋深得《黄帝内经》之旨，在其类集的《内科摘要》中载医案凡二百零二例。其中属于元气亏损的二十五案，脾胃亏损二十九案，命门火衰八案，肾虚火动七案，脾肺亏损二十案，脾肺肾亏损三十九案，肝肾亏损四案，肝脾肾亏损十四案。亏损不足居其大半，足见正气虚弱在疾病发生中的重要作用。

"非常则变"观在辨证学上的运用——求责有无盛虚。

《黄帝内经》病机学说，理解最全面而深刻者，王太仆与张介宾实为巨匠，因为他们两人都抓住了分析病机"求责有无盛虚"这一辨证的主要精神，正如张介宾《质疑录》所说："《黄帝内经》一十九条，实察病机之要旨，末言'有者求之，无者求之，盛者责之，虚者责之'，以答篇首'盛者泻之，虚者补之'之旨，总结一篇十九条之要法，此正先圣心传妙旨。刘河间略其颠末，遗此一十六字，独取其中十九条病机，著为《原病式》，偏言盛气实邪，俱归重于火者十之七八，至于不及虚邪，全不相顾。……此一十六字，为病机之要，今全去之，犹有舟无操舟之工，有兵无将兵之帅矣，实智士之一失也。"张氏所议，非为过言。因为病机总不离"非常"一端，非太过即不及，惟实热者难能概之也。求责有无盛虚，可以说是"非常则变"观在辨证学上的具体运用。

疾病的表现，由于病因不同，机体情况和外在环境不一，因而是极其错综复杂的。如病变部位有表里上下之分，疾病性质有寒热虚实之别。在疾病发展过程中，由于机能与物质的异常，又能造成化风、化火、化燥、化湿，以及化寒、化热等不同机转。其中有属于脏腑功能的太过、不及和彼此协调关系的破坏；有属于经络气血的有余、不足和运行升降的异常;有属于机体卫外抗病功能的变化,等等。证候表现尽管光怪陆离,但病有诸内,必形诸外。《灵枢·本脏》说:"视其外应,以知其内脏,则知所病矣。"从复杂的病变中可以探求疾病的原因,归根到底,病证虽然复杂不一,但总不外乎阴阳的偏盛偏衰,邪与正的消长。张介宾《类经》说:人之疾病,"必有所本,或本于阴,或本于阳,病变虽多,其本则一"。辨证求因,阴阳为本,正是中医临床辨证学的一大特色。

中医辨证就是将病人所出现的各种症状,以及一切与疾病有关的因素加以综合分析,探求其病变的性质所在和机制,从而了解疾病的本质,这是中医认识疾病的基本方法。《黄帝内经》"求责有无盛虚"正可以指导临床透病象、析病机、探病因、求本质,而立操舟将兵之大功。

综观《黄帝内经》论述,结合临床实际,求责有无盛虚可以从表里、上下、寒热、虚实、脏腑、经络等方面来辨证分析,然归纳而言,则在于阴阳之有无盛虚。

1. 表里出入,明其邪正力量之比

表里亦称内外,它代表病位的深浅,标志病机的趋势。表与里具有内外相对的概念。六淫之邪,由外入侵,首先犯表;七情过度,饮食劳倦,则病起于里。如《素问·太阴阳明论》说:"故犯贼风虚邪者,阳受之;饮食不节,起居不时者,阴受之。阳受之则入六腑;阴受之则入五脏。"病在表,多见恶寒发热等邪在经络肌腠的症状;病在里,常见神志及内脏的证候。一般而言,病在表者多较轻浅,正气受伤不重;病在里者较为深重,正气损伤亦甚。

人体脏腑经络原是表里相通,病理机制也就不断变化和发展。故病在表的可以入里,如《素问·痹论》说:"五脏皆有合,病久而不去者,均舍于其合也。故骨痹不已,复感于邪,内舍于肾。……诸痹不已,亦益内也。"就是病邪由表入里的例证。反之,病在里也可出表。表里互传的机转主要取决于邪正双方势力的对比。正不胜邪，则表邪入里内陷；正胜邪却，则里病可能出表得解。故辨析表里出入，可以明其邪正力量之比。以外感病而言，病邪由表入里，多为邪胜正却，是属病进之象；由里出表者，常为正胜邪却，乃属向愈之兆。

2. 上下升降，辨其气血顺逆之机

上下代表病变的部位，体现着阴阳升降顺逆之机。《素问·阴阳应象大论》说："清阳出上窍，浊阴出下窍，清阳发腠理，浊阴走五脏；清阳实四肢，浊阴归六腑。"阴阳气血得以升降，保持人体的各种机能活动正常进行。故《素问·六微旨大论》说："出入废则神机化灭，升降息则气立孤危。故非出入，则无以生长壮老已；非升降，则无以生长化收藏。是以升降出入，无器不有。"在病理状态下，经络调节失常，阴阳气血上升下降的关系遭到破坏，遂造成上下虚实种种不同病证。如《灵枢·口问》说："上气不足，脑为之不满，耳为之苦鸣，头为之苦倾，目为之眩。"此为气虚不升，清窍失养之上虚证。《素问·遗篇·本病论》说："人或恚怒，气逆上而不下，即伤肝也。"此为肝气上逆，肝阳上冲之上实证。同样可见眩晕、耳鸣等症，但在病机上则与"上气不足者"截然相异。

《素问·调经论》说："血并于上，气并于下，心烦惋善怒。血并于下，气并于上，乱而喜忘。"张志聪《黄帝内经素问集注》注曰："血并于上，则脉实而心烦冤，气并于下，则气不舒而多怒也。"张介宾《类经》曰："血并于下则阴气不升，气并于上则阳气不降，阴阳离散，故神乱而喜忘。"可见，气血升降失常，当升不升，当降不降，或升之太过降之不及等，可致众多病证。

3. 寒热进退，责其阴阳盛衰之因

寒与热，在病理性质上各有不同的特点。寒属于功能的病理性衰退，

热属于功能的病理性亢奋。故《素问·刺志论》说："气实者，热也；气虚者，寒也。"这种气实气虚的寒热病机表现在脾胃的消化功能方面，热则气盛，消谷善饥；寒则气衰，消化不力，运化无能，腹胀便泻。由于阴阳之间具有相互制约的关系，热可因于阳胜，亦可出自阴虚；寒可出于阴胜，亦可出自阳衰。一虚一实，病机悬殊，最宜分辨。故寒与热，是阴阳偏胜偏衰的表现。

寒热病机，在疾病发展过程中并非一成不变，而在一定条件下互相转化，正如《素问·阴阳应象大论》所说："寒极生热，热极生寒。"一般而言，由热转寒者，为阳证转阴，多因正气耗伤，其病难愈；由寒转热者，为阴证转阳，说明正气来复，病较易治。故《灵枢·论痛》说："其身多热者易已，多寒者难已。"

4. 虚证实证，见其邪正消长之势

虚实是体现人体正气与病邪相互对抗消长形势的病机。实证是指以邪气亢盛为主要矛盾的病证，邪气盛实，正气未伤，邪气相搏，便是实的病机，故实者必有外感六淫或痰、食、血、水等滞留为患。虚证是指以正气虚衰不足为主要矛盾的病机，正气虚弱，不足以与邪抗争，即属虚的病机，或因素体虚弱，或因病致虚。

不论病机属虚属实，均有一定的见证可凭，同样，不论虚证实证都可探求其正气与病邪的消长情况。《素问·玉机真脏论》说："脉盛，皮热，腹胀，前后不通，闷瞀，此谓五实；脉细，皮寒，气少，泄利前后，饮食不入，此谓五虚。"张介宾认为："实者，邪气盛实也。脉盛者，心所主也。皮热者，肺所主也。腹胀者，脾所主也。前后不通，肾开窍于二阴也。闷瞀者，肝脉贯鬲，气逆于中也。""虚者，正气虚也。脉虚，心虚也。皮寒，肺虚也。气少，肝虚也。泄利前后，肾虚也。饮食不入，脾虚也。"故正邪消长之势，可从病证推求而知。

5. 脏腑经络，求其有无盛衰之本

辨析表里、上下、寒热，虚实、气血等，都要落实于脏腑经络。脏腑经络是人之根本。任何疾病的发生，总会出现一系列的证候，而这些证候，乃是脏腑经络气血病变的具体反映，其中以五脏病机为中心。

五脏病变，求其原因，在于有无盛衰。有无，是将各种症状最后归结到某一脏腑，如"诸风掉眩，皆属于肝""诸痛痒疮，皆属于心""诸湿肿满，皆属于脾""诸气膹郁，皆属于肺""诸寒收引，皆属于肾"等是。盛衰，即分清脏腑之虚实。《素问·脏气法时论》说："肝病者，两胁下痛引少腹，令人善怒，虚则目䀮䀮无所见，耳无所闻，善恐，如人将捕之……气逆则头痛，耳聋不聪，颊肿。……心病者，胸中痛，胁支满，胁下痛，膺背肩甲间痛，两臂内痛；虚则胸腹大，胁下与腰相引而痛……脾病者，身重善肌肉痿，足不收行，善瘛，脚下痛，虚则腹满肠鸣，飧泄，食不化……肺病者，喘咳逆气，肩背痛，尻阴股膝髀腨胻足皆痛；虚则少气不能报息，耳聋嗌干……肾病者，腹大胫肿，喘咳身重，寝汗出憎风，虚则胸中痛，大腹小腹痛，清厥意不乐……"这段经文中所列肿、胀、痛、汗等症，其所病之脏不同，虚实亦异，故临证当细心分辨，然后才能断定脏腑经络气血之虚实。

6. 阴阳盛衰，为其辨证分析总纲

上述出入升降，寒热虚实，脏腑经络病机，在疾病过程中常交错存在，相互联系，但总其大要，都可用阴阳来概括。如病机属表、上、实、热、腑者为阳；里、下、虚、寒、脏者为阴。分而言之阳盛阴虚则热，阳衰阴盛则寒。表有实热为阳，内有虚寒为阴。升泄太过，上实为阳；孤阳上越，下虚为阴；腑实为阳，脏虚为阴。《素问·阴阳应象大论》说："阳盛则身热，腠理闭，喘粗，为之俯仰，汗不出而热，齿干以烦冤，腹

满死，能冬不能夏；阴盛则身寒，汗出身常清，数栗而寒，寒则厥，厥则腹满死，能夏不能冬。"这里具体指出脏腑经络受病所引起的表里、寒热、虚实等不同病变，以及疾病与自然气候的密切关系，说明了阴阳的偏盛偏衰是人体病理的总的反映，是病机分析之总纲。

7. 真假病证，尤当求责有无盛虚

值得注意的是，上面谈及的求责有无盛虚，是对一般病证而言的。由于人体机能的复杂性、致病因素的多样性，疾病的表现则千变万化，莫衷一是，特别是真假寒热，真假虚实病证，临证分析更应知常达变。

真寒假热，真热假寒，真虚假实，真实假虚是疾病本质非真实地反映于外部的假象，是一种"非常则变"的产物。然而，不论"真象"亦好，假象亦罢，都是疾病的本质的表现和反映，只不过假象是"真象"的反面。列宁说："假象的东西是本质的一个规定，本质的一个方面，本质的一个环节。"既然假象也是本质的表现和反映，那么，同样也可以依据出现假象的规律，通过现象与本质之间的矛盾把假象重新颠倒过来，从而揭示事物的"真象"。

真假病证，通常发生在较为严重的疾病或疾病比较严重的阶段。《素问·至真要大论》说："阴阳易者危。"这里的"阴阳易"是指阴阳二气格拒逆乱，王冰说："不应天常，气见交错，失其恒位，更易见之。"阴阳概括了寒热虚实，真假寒热，真假虚实的本质是阴阳之气格拒逆乱，仍然体现了阴阳对立双方的转化和演变，因而临证辨析尤当悉心求责有无盛虚。

病案举例

案一：喻昌案　伤寒六七日，身寒目赤，索水到前，复置不饮，异常大躁，门牖洞启。身卧地上，展转不快，更求入井。一医急治承气将服。喻诊其脉，洪大无伦，重按无力。乃曰：是为阳虚欲脱，外显假热，内有真寒。观其得水不欲咽，而尚可咽大黄、芒硝乎！天气燠蒸，必有大雨，此证顷刻一身大汗，不可救矣。即以附子、干姜各五钱，人参三钱，甘草一钱，煎成冷服。服后寒战戛齿有声，以重绵和头覆之，缩手不肯与诊，阳微之状始著，再与前药一剂，微汗、热退而安（《古今医案按·卷一》）。

按：是案见目赤、索水、躁动、脉洪大等，似有热证，实乃阴胜寒极，格阳于外，阴证而似阳。喻氏着眼于得水不欲咽，脉大却无力，遂断为真寒假热，可谓独具慧眼。投四逆汤加参回阳救逆，益气固脱，服药一剂，真寒之本始见，缩手不肯与诊，乃阳微所致，以"阴静阳躁"故也。

案二：李中梓案　社友韩茂运伤寒，九日以来，口不能言，目不能视，体不能动，四肢俱冷，众皆曰阴证。比余诊之，六脉皆无，以手按腹，两手护之，眉皱作楚。按其趺阳，大而有力，乃知腹有燥屎也，欲以大承气汤，家属惶惧不敢进。余曰：吾郡能辨是证者，惟施笠泽耳。延至诊之，与余言若合符节，遂下之，得燥屎六七枚，口能言，体能动矣。故按手不及足，何以救此垂绝之证？（《医宗必读》）

按：此乃阳明大实大满之证。阳明腑实，当见潮热谵语，烦躁直视，甚则登高而歌，弃衣而奔等症。今反口不能言，目不能视，体不能动，四肢俱冷，显然是反映于外表的假象。此所谓"大实有羸状"者也。脉伏不出，则寸口亦无以为凭，惟趺阳胃脉大而有力，正主胃家之实。腹满而拒按，积实尤显，则知其为热实内结之真实假虚证。故一经泻下，热实外泄而愈。

从以上两案可见，辨析病证，有此症状的要追求其发生的原因；应有此症而未见者，或不应有而见者，也要追求其因。表现为实的、热的，要辨明其实、其热的机理；表现为虚的、寒的，要探求其虚、其寒的原因，这就是求责有无盛虚的基本精神。这种求责常变的方法，又从一个侧面说明了"非常则变"是病机学说的基本观。

《黄帝内经》病机学说，是在整体观指导下，以阴阳五行学说为说理工具，以"非常则变"为基本观阐述了疾病的病因学、发病学，以及辨证学。在病因学上，侧重于病邪，诸如风寒暑湿燥火六气，喜怒忧思悲恐惊七情，饮食劳动等，"非常"才成其为致病因素，但突出了太过为邪的病因特点。在发病学上，侧重于正气，人体的阴血阳气，脏腑经络，也只有在"非常"的状态下，形成各种病理性体质，从而易致疾病的发生，强调了正气不及的发病特点。正因为疾病是"非常则变"的结果，从而也就决定了辨证分析必须从"非常"去考虑，求责有无盛虚，以探其本。常证如此，假证更宜如此。于是乎，"非常则变"观，阐述病机理论，昭然若揭；指导临床实践，可师可法。这里且将上述内容，概之以简图表示之。（图11）

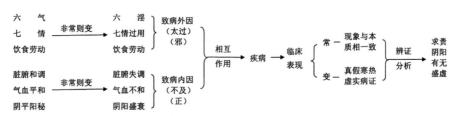

图11 《黄帝内经》病机学说基本观"非常则变"示意图

综上所述，"非常则变"实是《黄帝内经》病机学说的基本观，病机理论的思想核心。对于医者来说，必须知常，也必须知变（非常），临证才能通常达变，诊治不失，正如《素问·至真要大论》所说"知其要者，一言而终，不知其要，流散无穷"也。

运气学说提纲

五运六气学说源于《黄帝内经》，是我国古代运用阴阳、五行、天干、地支等推算研究气候变化规律以及气候变化对生物（包括人体）的影响及其与疾病流行之间关系的学说，符合"天人相应"的整体观，对于指导中医临床治病、"治未病"都有着重要的指导价值。然而，五运六气学说涉及天文、地理、生物、历算等学科，内容繁杂深奥，故被称为"玄学"，使人望而却步。我利用假期，集中时间和精力，精读《黄帝内经》运气学说篇章以及任应秋教授、方药中教授的运气学说专著，编写了"五运六气学说讲座提纲"，意在由浅入深，化繁为简。

五运六气学说讲座提纲

第一讲　基本知识

1. 运气学说的概念和意义

（1）概念："运气"是"五运六气"的简称。

①五运：木运、火运、土运、金运、水运。

②六气：厥阴风木、少阴君火、太阴湿土、少阳相火、阳明燥金、

太阳寒水。

（2）意义

①研究自然气候变化：如何在战争中巧妙地运用客观存在的气象条件，以较少的兵力、物力达到克敌制胜的目的，在古典名著《三国演义》中为后人做了生动的描述。

《三国演义》第46回，用奇谋孔明借箭，献密计黄盖受刑；第49回，七星坛诸葛祭风，三江口周瑜纵火：诸葛亮借东风，草船借箭，呼风唤雨。欲破曹公，宜用火攻，万事俱备，只欠东风。十一月二十日甲子祭风，至二十二日丙寅息风。208年戊子年，隆冬之时，却有东南之风。

建安十三年，曹操率军20余万进攻江南，企图一举统一全国。孙权派周瑜率3万人御敌，加上刘备的军队，一共不过5万人。曹军与孙刘联军在长江江陵至汉口段的两岸对峙着。当时正值11月，西北风盛行，但曹操为了使北方军士适应水战，将战船连锁在一起。孙刘联军决定用火攻破曹军水师，但火攻需有东风助，东风在哪里呢？诸葛亮神机妙算"借"来了东风（其实是对未来风向的预报，并抓住出现东风的时机）。黄盖率10只战船，满载浇了油的枯柴干草和大量硫黄、烟硝，直冲曹军水寨，并一齐点火。火借风势，风助火威，曹军水寨变成一片火海，烧死、溺死者不计其数，孙刘联军大获全胜。这场赤壁之战奠定了三国鼎立的格局。

②探求防治疾病的规律：防治疾病的自然观。

③钻研《黄帝内经》等经典著作的需要：不仅七篇大论：《素问·天元纪大论》《素问·五常政大论》《素问·五运行大论》《素问·六微旨大论》《素问·六元正纪大论》《素问·气交变大论》《素问·至真要大论》。

还有遗篇：《素问·刺法论》《素问·本病论》，以及《素问·六节藏象论》等。

④旁及物候学、医学气象学等其他边缘学科。

2. 天干地支

天干地支，简称干支，又称干枝，前人有说："夫干，犹木之干，强而为阳；支，犹木之枝，弱而为阴。"可见称为干支的原始用意是取意于树木。

（1）十天干

［甲］象草木破土而萌，阳在内而被阴包裹。

［乙］草木初生，枝叶柔软屈曲。

［丙］炳也，如赫赫太阳，炎炎火光，万物皆炳然著见而明。

［丁］草木成长壮实，好比人的成丁。

［戊］茂也，象征大地草木茂盛。

［己］起也，纪也，万物仰屈而起，有形可纪。

［庚］更也，秋收而待来春。

［辛］金味辛，物成而后有味。又有认为，辛者新也，万物肃然更改，秀实新成。

［壬］妊也，阳气潜伏地中，万物怀妊。

［癸］揆也，万物闭藏，怀妊地下，揆然萌芽。

①天干分阴阳。逢单为阳：甲、丙、戊、庚、壬为阳干。逢双为阴：乙、丁、己、辛、癸为阴干。

②天干分五行。甲乙东方属木、丙丁南方属火、戊己居中属土、庚辛西方属金、壬癸北方属水。

③天干化五运。甲己化土乙庚金，丁壬化木水丙辛，戊癸化火五客运，五运阴阳仔细分。

④天干配脏腑。脏阴腑阳，甲胆乙肝丙小肠，丁心戊胃己脾乡，庚为大肠辛属肺，壬乃膀胱癸肾藏。

（2）十二地支

［子］孳也，草木种子，吸土中水分而出，为一阳萌生的开始。

［丑］草木在土中出芽，屈曲着将要冒出地面。

［寅］演也，津也，寒土中屈曲的草木，迎着春阳从地面伸展。

［卯］茂也，日照东方，万物滋茂。

［辰］震也，万物震起而长，阳气生发已经过半。

［巳］起也，万物盛长而起，阴气消尽，纯阳无阴。

［午］万物丰满长大，阳气充盛，阴气起开始萌生。

［未］味也，果实成熟而有滋味。

［申］身也，物体都已长成。

［酉］缩也，万物到这时都缩缩收敛。

［戌］灭也，草木凋零，生气灭绝。

［亥］劾也，阴气劾杀万物，到此已达极点。

①地支分阴阳。逢单为阳：子、寅、辰、午、申、戌为阳支。逢双为阴：丑、卯、巳、未、酉、亥为阴支。

②地支分五行。寅卯属木，巳午属火，丑辰未戌属土寄四方，申酉属金，亥子属水。

③地支化六气。子午少阴化君火，卯酉阳明化燥金，辰戌太阳化寒水，巳亥厥阴化风木，寅申少阳化相火，丑未太阴湿土分。

④地支配脏腑与经气流注。肺寅大卯胃辰宫，脾巳心午小未中，申膀酉肾心包戌，亥焦子胆丑肝通。

（3）甲子纪年、月、日、时

①年干支推算

公元后年干支：

（2697+公元年）÷60 —→ 余数 ⤴ 看个位数即年干代数（0代表10）
⤵ 看个位数即年支代数（0代表12）

或（公元年-3）÷60 —→ 余数 ⤴ 看个位数即年干代数（0代表10）
⤵ 看个位数即年支代数（0代表12）

例：1894年（甲午）、1898年（戊戌）、1911年（辛亥）。

注：我国用干支纪年始于公元前2697年（黄帝时代），至公元元年为"辛酉"年，公元4年为"甲子"年。

公元前年干支：

（公元前年+2）÷60＝商……余数

或60－余数＝差……即年干支代数

例：孔子出生于公元前551年（庚戌）。

②月干支推算：甲己之年丙作首，乙庚之年戊当头，丙辛之年庚寅上，丁壬壬寅顺行流，若言戊癸何方起，甲寅之上去寻求。

年干支代数×2+当月月数 ⟶ 得月干代数

当月月数+2 ⟶ 得月支代数

③日干支推算

元旦干支：

$$公元年÷80 ⟶ 余数 \begin{cases} A÷4＝B ⟶ 看整除否？ \\ （A-1）×5+B+1（-1） ⟶ 天干代数 \\ （A-1-12的倍数）×5+B+1（-1） ⟶ 地支代数 \end{cases}（A）$$

注：闰年整除，则仅+B。元旦干支代数+当日天数，得当日干支代数。

④时干支推算：甲己起甲子，乙庚起丙子，丙辛起戊子，丁壬起庚子，戊癸起壬子。

（日干-1）×2+时支代数＝时干代数

（时间 单+3／双+2）÷2＝时支代数

（4）候、气、时、岁（表1）

《素问·六节藏象论》说："五日谓之候，三候谓之气，六气谓之时，四时谓之岁。"

二十四节气：

春雨惊春清谷天——立春、雨水、惊蛰、春分、清明、谷雨

夏满芒夏暑相连——立夏、小满、芒种、夏至、小暑、大暑

秋暑露秋寒霜降——立秋、处暑、白露、秋分、寒露、霜降

冬雪雪冬小大寒——立冬、小雪、大雪、冬至、小寒、大寒

表1　二十四节气七十二候表

节气		初之候	二之候	三之候
正月	立春	1. 东风解冻	2. 蛰虫始振	3. 鱼陟负冰
	雨水	4. 獭祭鱼	5. 候雁北	6. 草木萌动
二月	惊蛰	7. 桃始华	8. 仓庚鸣	9. 鹰化为鸠
	春分	10. 玄鸟至	11. 雷乃发生	12. 始电
三月	清明	13. 桐始华	14. 田鼠化为鴽，牡丹华	15. 虹始见
	谷雨	16. 萍始生	17. 鸣鸠拂其羽	18. 戴胜降于桑
四月	立夏	19. 蝼蝈鸣	20. 蚯蚓出	21. 王瓜生
	小满	22. 苦菜秀	23. 靡草死	24. 麦秋至
五月	芒种	25. 螳螂生	26. 鵙始鸣	27. 反舌无声
	夏至	28. 鹿角解	29. 蜩始鸣	30. 半夏生
六月	小暑	31. 温风至	32. 蟋蟀居壁	33. 鹰始鸷
	大暑	34. 腐草为萤	35. 土润溽暑	36. 大雨时行
七月	立秋	37. 凉风时至	38. 白露降	39. 寒蝉鸣
	处暑	40. 鹰乃祭鸟	41. 天地始肃	42. 禾乃登
八月	白露	43. 鸿雁来	44. 玄鸟归	45. 群鸟养羞
	秋分	46. 雷始收声	47. 蛰虫坏户	48. 水始涸
九月	寒露	49. 鸿雁来宾	50. 雀入大水为蛤	51. 菊有黄花
	霜降	52. 豺乃祭兽	53. 草木黄落	54. 蛰虫咸俯
十月	立冬	55. 水始冰	56. 地始冻	57. 雉入大水为蜃
	小雪	58. 虹藏不见	59. 天气上升，地气下降	60. 闭塞而成冬
十一月	大雪	61. 鹖鴠不鸣	62. 虎始交	63. 荔挺出
	冬至	64. 蚯蚓结	65. 麋角解	66. 水泉动
十二月	小寒	67. 雁北乡	68. 鹊始巢	69. 雉鸲
	大寒	70. 鸡乳	71. 征鸟厉疾	72. 水泽腹坚

按：上述七十二候，基本上是抄录张景岳《类经图翼》以及《运气论奥谚解》中的论述，其中心意义是说明自然界阴阳二气的更变，均通过各类不同的物质表现出来，故以七十二种物质来标志阴阳气化的具体征象。

第二讲　主运与主气

每岁气候变化年年如此。

1. 五运的主运

主管一年五季和五方地区正常气候变化。

一年有365日5小时48分46秒

（1）主运五步顺序：初、二、三、四、终运。

（2）主运交运时间：初大二春十三日，三运芒种十日甫，四运处暑后七日，五运立冬四日主。

2. 六气的主气

（1）主气六步顺序：初、二、三、四、五、终之气。

（2）六气分主一年二十四节气：大寒、春分、小满、大暑、秋分、小雪、大寒。

3. 主运与主气的作用

（1）风木运气当令。

（2）暑热火运气当令。

（3）湿土运气当令。

（4）燥金运气当令。

（5）寒水运气当令。

第三讲　客运与客气

每岁的气候变化往来不定者，是谓客运与客气。

1. 五运的客运

（1）中运：主管一年的运谓之中运。

①中运的太过与不及（齐化、兼化）。

②正化：太过者为齐化，不及者为兼化，既非太过又非不及者，谓之正化。

③平气：运太过而被抑，运不及而得助，使其太过不及之气，一反而为平气。（表2）

表2　五运太过不及胜复简表（《素问·五常政大论》）

五运太过（齐化）				五运不及（兼化）				正化
纪年	五运	胜气	复气	纪年	五运	胜气	复气	平气
发生年	木运太过	木胜土	金复木	委和年	木运不及	金胜木	火复金	敷和年
赫曦年	火运太过	火胜金	水复火	伏明年	火运不及	水胜火	土复水	升明年
敦阜年	土运太过	土胜水	木复土	卑监年	土运不及	木胜土	金复木	备化年
坚成年	金运太过	金胜木	火复金	从革年	金运不及	火胜金	水复火	审平年
流衍年	水运太过	水胜火	土复水	涸流年	水运不及	土胜水	木复土	静顺年

（2）小运：主管一年五分之一的运谓之小运。

①五音建运。

②太少相生。

（3）客运的作用

①六壬与六己年：木运太过，土运不及。

②六戊与六乙年：火运太过，金运不及。

③六甲与六辛年：土运太过，水运不及。

④六庚与六丁年：金运太过，木运不及。

⑤六丙与六癸年：水运太过，火运不及。

按六十年计算五运者谓之大运，按一年计算五运者谓之中运（往往亦称中运为大运），按每季计算五运者谓之小运。

中运、主运、小运之间的关系，都是运用五行学说配以干支来推测自然界气候和人体脏腑变化的方法。

中运说明全年变化的总体情况。

主运说明一年之中各个季节变化的一般情况。

小运说明一年之中各个季节变化的特殊情况。

2. 六气的客气

（1）司天之气、在泉之气、左右四间气

司天之气与三之气对应。

在泉之气与终之气对应。

（2）客气六步顺序

厥少太，一二三：厥阴风木、少阴君火、太阴湿土、少阳相火、阳明燥金、太阳寒水。

注：主气的六部顺序为木（厥阴风木）、火（少阴君火）、火（少阳相火）（君在前，相在后）、土（太阴湿土）、金（阳明燥金）、水（太阳寒水）。

（3）客气的作用

①厥阴风木司天：己亥年

②少阴君火司天：子午年。

③太阴湿土司天：丑未年。

④少阳相火司天：寅申年。

⑤阳明燥金司天：卯酉年。

⑥太阳寒水司天：辰戌年。

第四讲　运气加临

1. 五运客主加临

主运是常态，其顺序为木运、火运、土运、金运、水运，年年如此，是一个比较的基准。客运则是变化，太少主盛衰，五音建运，太少相生。如中运为金运不及，顺序为少商、太羽、少角、太徵、少宫。一般而言，客运胜主运为顺，主运胜客运为逆。

2. 六气客主加临

《素问·五运行大论》说："气相得则和，不相得则病。""主胜为逆，客胜为从。"主气居而不动，为岁之常；客气动而不居，为岁之暂。

3. 五运六气加临

（1）六十年运气上下相临

①顺化年12年：气生中运。

以上生下为相得 {
木生火-癸巳、癸亥年
火生土-甲子、甲午、甲寅、甲申年
土生金-乙丑、乙未年
金生水-辛卯、辛酉年
水生木-壬辰、壬戌年
}

②天刑年12年：运被气克。

以上克下为不相得 {
木克土-己巳、己亥年
土克水-辛丑、辛未年
水克火-戊辰、戊戌年
火克金-庚子、庚午、庚寅、庚申年
金克木-丁卯、丁酉年
}

③小逆年12年：运生天气。

$$
\text{子居母上}\atop\text{以小压大为小逆}
\left\{
\begin{array}{l}
\text{木生火-壬子、壬午、壬寅、壬申年} \\
\text{火生土-癸丑、癸未年} \\
\text{土生金-己卯、己酉年} \\
\text{金生水-庚辰、庚戌年} \\
\text{水生木-辛巳、辛亥年}
\end{array}
\right.
$$

④不和年12年：运克司天。

$$
\text{以下克上为不相得}
\left\{
\begin{array}{l}
\text{木克土-丁丑、丁未年} \\
\text{土克水-甲辰、甲戌年} \\
\text{水克火-丙子、丙午、丙寅、丙申年} \\
\text{火克金-癸卯、癸酉年} \\
\text{金克木-乙巳、乙亥年}
\end{array}
\right.
$$

（2）运气同化

①天符年12年：通主一年的中运之气与司天之气在五行属性上相符。
（表3）

表3　天符年表（《素问·六微旨大论》）

定义	年干	中运	岁支	司天之气	五行属性
土运之岁上见太阴	己	土	丑、未	太阴湿	土
火运之岁上见少阴少阳	戊	火	子、午 寅、申	少阴君 少阳相	火
金运之岁上见阳明	乙	金	卯、酉	阳明燥	金
木运之岁上见厥阴	丁	木	巳、亥	厥阴风	木
水运之岁上见太阳	丙	水	辰、戌	太阳寒	水

注：子午为经，卯酉为维。

②岁会年8年：通主一年的中运之气与岁支之气在五行属性上相同。
（表4）

表4 岁会年表（《素问·六微旨大论》）

定义	年干	中运	岁支	方位	五行属性
木运临卯	丁	木	卯	东	木
火运临午	戊	火	午	南	火
土运临四季	甲、己	土	辰、戌、丑、未	中	土
金运临酉	乙	金	酉	西	金
水运临午	丙	水	子	北	水

注：子居正北方而为仲冬，午居正南方而为仲夏，卯居正东方而为仲春，酉居正西方而为仲秋。东西南北，经纬相对，是为四正支。

丁卯、戊午、乙酉、丙子：四直承岁。

壬寅－木、庚申－金、癸巳－火、辛亥－水：不当四正位，称之为类岁会。

③太乙天符年4年：中运、司天、岁支三者会合在一起的叫太乙天符。（表5）

表5 太乙天符年表（《素问·六微旨大论》）

定义	年干	中运	岁支	五行属性	方位	司天之气
既是天符又是岁会	戊	火	午	火	南	少阴君火
	乙	金	酉	金	西	阳明燥金
	己	土	丑	土	中	太阴湿土
	己	土	未	土	中	太阴湿土

④同天符年6年：凡逢阳年，太过的中运之气与在泉之气相合。（表6）

表6 同天符年表（《素问·六元正纪大论》）

定义	年干	中运	岁支	司天之气	在泉之气	五行
甲辰甲戌太宫下加太阴	甲	土	辰、戌	太阳寒水	太阴湿土	土
壬寅壬申太角下加厥阴	壬	木	寅、申	少阳相火	厥阴风木	木
庚子庚午太商下加阳明	庚	金	子、午	少阴君火	阳明燥金	金

⑤同岁会年6年：凡逢阴年，不及的中运之气与在泉之气相合。（表7）

表7　同岁会年表（《素问·六元正纪大论》）

定义	年干	五音	中运	岁支	司天之气	在泉之气
癸巳癸亥少徵下加少阳	癸	少徵	火	巳、亥	厥阴风木	少阳相火
辛丑辛未少羽下加太阳	辛	少羽	水	丑、未	太阴湿土	太阳寒水
癸卯癸酉少徵下加少阴	癸	少徵	火	卯、酉	阳明燥金	少阴君火

《医宗金鉴·运气要诀》说："天符中运同天气，岁会本运临本支，四正四维皆岁会，太乙天符符会俱。同天符与同岁会，泉同中运即同司，阴岁名曰同岁会，阳年同天符所知。"

《素问·六微旨大论》说："天符为执法，岁会为行令，太乙天符为贵人。中执法者，其病速而危；中行令者，其病徐而迟；中贵人者，其病暴而死。"

4. 运气的综合运用

主运和主气相加，则是阴阳消长，五行生克，对立制化，保持春温夏热、长夏湿、秋凉冬寒的正常气候变化。客运客气和主运主气混合在一起，使主运主气、正常气候出现太过或不及的反常变化，对生物和人体产生影响而发生疾病。

第五讲　运气学说的临床应用

1. 应用原则

（1）乘克规律

（2）胜复规律

有极必有反，有胜必有衰。

《素问·六节藏象论》说："未至而至，此谓太过，则薄所不胜，而乘所胜也，命曰气淫。至而不至，此谓不及，则所胜妄行，而所生受病，所不胜薄之也，命曰气迫。"

《素问·五运行大论》说："气有余，则制己所胜而侮所不胜；其不及，则己所不胜侮而乘之，己所胜轻而侮之。"

运气乘克胜复结合人体的生理病理，疾病吉凶演变的基本规律如下：①虚证：逢生我者或遇本气旺时，主吉；遇克我者，主凶。②遇克我者或本气衰时，主吉；遇生我者，主凶。

2. 推算步骤

（1）先定中运

中运之气的太过或不及。例：2009年——己丑，己为土运不及之年。

（2）次明司泉

上半年司天之气主事，下半年在泉之气主事。例：2009年——己丑，丑为太阴湿土司天，太阳寒水在泉。

（3）运气相合，以晓年貌

例：2009年——己丑为岁会。

（4）客主加临，以知节情（表8）

表8　客主加临简表

	初之气		二之气		三之气		四之气		五之气		终之气	
客　气	厥阴风木		少阴君火		太阴湿土		少阳相火		阳明燥金		太阳寒水	
主　气	厥阴风木		少阴君火		少阳相火		太阴湿土		阳明燥金		太阳寒水	
节　气	雨水	春分	谷雨	小满	夏至	大暑	处暑	秋分	霜降	小雪	冬至	大寒
月　份	正月	二月	三月	四月	五月	六月	七月	八月	九月	十月	十一月	十二月
客　运	少宫		太商		少羽		太角		少徵			
主　运	木运		火运		土运		金运		水运			
	初之运		二之运		三之运		四之运		终之运			

论因时三制宜

中医治病，强调根据发病的不同时间，因时制宜，区别对待，制定出适宜的治疗方法，选用恰当的药物。这种治则主张，体现了中医学的整体观思想，也与近代迅猛发展的时辰生物学在指导思想上一脉相承。《灵枢·邪客》说："人与天地相应也。"中医学认为，人是"天地之气生，四时之法成"（《素问·宝命全形论》）。因此，宇宙间普遍存在的节律性可以反映于人体，而使各种生理活动都表现出节律性。这些节律必须与天地间的节律保持同步，因而，临证治疗则需顺应天时以调和气血。稽考古人论述，结合临床实际，我体会到，因时制宜的"时"，当以年岁、季节、昼夜时辰气候的节律性变化最为重要，且具有显著的指导意义。诚如著名时辰生物学者海尔勃夫所说："人体功能活动具有昼夜性、季节性变化。"临床辨治因年、因季、因时（辰）三制宜，也是运气学说的实际运用。

1. 因年制宜

一年之中虽有春夏秋冬四时变迁，岁岁如此，然而运气学说则认为：甲子一周六十年，其气却不尽相同，每年的中运之气太过不及，主运与客运之间的生克顺逆，六气之间的客主加临，五运六气之间的相得与不相得，运与气的同化关系等，在不同程度上决定了该年总的气候情况，从而对人体产生影响。《素问·五常政大论》说："必先岁气，无伐天和。"强调治疗疾病，要根据该年运气变化，因年制宜，确立治法，选用药品，故《素问·至真要大论》指出："司天之气，风淫所胜，平以辛凉，佐以苦甘，以甘缓之，以酸泻之。"阐明了运气更变的治疗原则。

运气学说是古人对自然气候长期观察积累起来的经验总结，它对预测气候变化与防病治病等有着重要作用，随着医学研究的深入，运气学说的学术价值进一步得到了物候学、生物钟学等现代科学的证实。这就要求中医工作人员当晓运气之变，故《医宗金鉴·运气要诀》开篇即言："治不法天之纪，地之理，则灾害至。……不知年之所加，气之盛衰，虚实之所起，不可以为工矣。由是观之，不知运气而为医，欲其无失者鲜矣。"例如：1985年为乙丑年，乙虽为金运不及之年，而得丑之湿土司天之气相助而变为平气，气生中运为顺化之年，此即"运太过而被抑，运不及而得助"（《类经图翼·五运太少齐兼化逆顺图解》），使太过不及之气，一反而为平气。该年上半年湿土之气较盛，肺气素虚者得湿土之生则稍缓和，但湿土之气偏盛，治疗应着重健脾化湿以扶肺，即培土生金之意，但重在化湿以运脾；下半年，湿土之气已不主事，肺金无所滋养，且在泉的寒水乃肺金之子，子盗母气，有碍肺金，故治疗应温润肺金。另健脾之法，一可生金，一可制约寒水。故从该年情况而言，健脾化湿法可贯全年，证之实际，颇为合拍。

2. 因季制宜

古人按时季用药，积累了丰富的经验，如治外感，冬用麻黄，夏宜香薷，梅雨之际，投以藿佩，明代李时珍则有《四时用药例》，堪称因季制宜之典范。自然界中一切事物都是运动不息并不断地变化着，其中较为明显的就是季节气候的变化，春温春生，夏热夏长，秋凉秋收，冬寒冬藏，这些气候和作用的特点，既影响人的生理活动，又与某些疾病的发生发展有着密切的联系。临证治病尤须刻刻顾念四时之变。缪希雍在《神农本草经疏》中说："夫四时之气，行乎天地之间，人处气交之中，亦必因之而感者，其常也。春气生而升，夏气长而散，长夏之气化而软，秋气收而敛，冬气藏而沉。人身之气，自然相通，是故生者顺之，长者敷之，化者坚之，收者肃之，藏者固之。此药之顺乎天者也。春温夏热，元气外泄，阴精不足，药宜养阴；秋凉冬寒，阳气潜藏，勿轻开通，药宜养阳。此药之因时制用，补不足以和其气者也。"可谓要言不烦。

然而四时之气有其常更具其变。《金匮要略·脏腑经络先后病脉证》说："有未至而至，有至而不至，有至而不去，有至而太过。"即言非时之气。譬如夏季应热不热而反凉，冬季应寒不寒而反温，而且一季之中更有孟、仲、季之不同，时季虽属固定，而立法用药则需根据天气的实际寒热，同时权衡时季对疾病影响之轻重，此乃因季制宜之关键。

《素问·四气调神大论》从养生学的角度提出"春夏养阳，秋冬养阴"，顺应春生夏长秋收冬藏以调摄阴阳之气，为后世开创冬病夏治、夏病冬治奠定理论基础。由此可见，因季制宜须根据实际情况，灵活掌握。

3. 因时制宜

不仅一年，四季气候如何，即使一日之中晨昏昼夜十二时辰的变化，也可使人体生理活动有所改变。临床上疾病的发生和症状的发作往往呈其周期性和规律性，根据十二时辰的发病情况进行辨证论治，约其要有二。

（1）子午疾发，调和阴阳为先：一日十二时辰内的子时（半夜），午时（日中）为阴阳二气的转折时辰。《素问·金匮真言论》说："阴中有阴，阳中有阳。平旦至日中，天之阳，阳中之阳也，日中至黄昏，天之阳，阳中之阴也，合夜至鸡鸣，天之阴，阴中之阴也；鸡鸣至平旦，天之阴，阴中之阳也。故人亦应之。"半夜子时为阴盛转阳，日中午时乃阳极返阴，病发此时，多为阴阳之气不相协调顺接。用调和阴阳的方法治愈诸如发热、惊哭、动风每发于子或午时的病例，各地多见报道。

（2）各时病作，辨治脏腑为要：中医学认为，五脏六腑之营卫气血乃按照十二时辰循经而运行。《灵枢·营卫生会》说："营行脉中，卫行脉外。"《灵枢·营气》说："营气之道，内谷为宝。……故气从太阴出，注手阳明，上行注足阳明……上行至肝，从肝上注肺……复出太阴，此营气之所行也，逆顺之常也。"说明营气行于经脉之中，按照十二经的走向，从肺、大肠、胃、脾、心、小肠、膀胱、心包、三焦、胆、肝，复至肺的顺序循经流注，周而复始，如环无端。根据子午流注的理论，经气是按时循经运行，并随着时辰节律发生着盛衰的变化。十二经所属脏腑气血的盛衰与十二时辰的所属关系是"肺寅大卯胃辰宫，脾巳心午小未中，申膀酉肾心包戌，亥焦子胆丑肝通"。子午流注针法中的按时循经开穴就是这种理论的实际运用，临证施行此法，易得气而见效，乃得益于因时制宜者。同样辨证立法处方用药或亦有所启迪，曾诊治一患者，三日前因急性阑尾炎手术，术后饮食睡眠二便正常，但每天一到傍晚，精神转差，疲乏体倦，头昏不能坐立，天明恢复如常，不解其因，感之怃然。脉沉细，舌淡胖，苔灰黑而腻，按十二经气血流注与十二时辰的所属关系，傍晚酉时属肾，该患者苔之色黑，脉见沉象，内应于肾，而其苔腻乃寒湿困遏阳气使然。治拟温化寒湿，振奋肾阳。处方：薏苡仁30g，败酱草15g，红藤15g，淡附片10g，白花蛇舌草15g，川断肉10g，服药五剂而告痊愈。

肝胆为病传心

学中医，做临床，研究病机学说，探索脏腑病传，构建辨证论治框架，显得十分重要。所以，病机学说、脏腑经络病传、辨证论治框架列入我在读研期间重点思考与探究的内容。谈到"治未病"，自然而然会涉及脏腑病传学说。自《难经·七十七难》"见肝之病，则知肝当传之与脾，故先实其脾气"后，《金匮要略》开言即以"见肝之病，知肝传脾，当先实脾"为例论述"治未病"，所以，凡言脏腑病传皆崇《难经》《金匮要略》。肝病传脾，可谓至理名言。然而，我们细心剖析，"五脏相通"，脏腑之间各有功能联系，脏腑病变亦必相互影响，肝之病变，非独传脾，亦可传心、传肺、传肾。在临床中接触到慢性胆囊炎、胆石症患者，发现皆曾有胁肋胀痛、烦躁易怒、脉弦等肝经症状，似属中医"肝病"之范畴。有趣的是，这些患者或兼有腹胀纳少、呕吐泄泻、肢倦乏力等中医"脾病"之证，或兼有胸闷气短、心悸心慌、失眠多梦等中医"心病"之证，追询病史，此类兼证，多为后期。可见，肝病在先，脾病、心病在后，符合脏腑病传。对于肝病传心，西医学亦认识到，胆道疾病常是心脏疾病的发生和发展的原因，不少病例经胆道手术，使心病的症状减轻或缓解，有时并改善了心脏的内在病变。胆心综合征就是指胆道系统疾病（胆囊炎、胆结石）等，并通过神经反射引起冠状动脉收缩，导致冠状动脉供血不足（供氧-需氧失衡），从而引起心绞痛、心律不齐，甚至心肌梗死等症状的临床综合征。

其临床表现特征，一是先有胆系疾病再继发心脏症状；二是心前区有程度不同的闷痛或绞痛，每次发作时间较长，有的可持续数小时，常有心悸、心跳不规则及心电图出现心肌缺血改变；三是心脏症状多由吃油腻食物或情绪激动而诱发，使用硝酸甘油或救心丸不易缓解，而用阿托品、杜冷丁则可缓解。

这就引起了两个值得探讨的问题：肝病传脾，亦可传心，肝病传变非限一端，此乃其一；同为肝病为何或传于脾，或传于心？病传方向取决于何？此乃其二。为此我搜集了临床资料，查考古人论述，撰作是文，欲补前说之未备。

1. 一般情况

搜集的资料是经西医检查，诊断为慢性胆囊炎、胆石症的门诊病例，共78例。其中男性31例，女性47例。年龄最大者61岁，最小者22岁。

2. 病传统计

统计以《简明中医辞典》所列脏腑病候为基本标准，分为肝病证、脾病证、心病证。

肝病证：胁肋胀痛，烦躁易怒，脉弦。

脾病证：腹胀而痛，纳少便溏，肢倦乏力。

心病证：胸闷胸痛，心悸心慌，气短失眠。

78例患者都曾有肝病证，根据其兼见脾病证、心病证，分为脾病组、心病组，兼证情况见表9。

表9 肝病兼脾病证、心病证统计表

	全部症状	部分症状	合计	出现率
脾病组	24	36	60	77%
心病组	27	30	57	73%

注：由于病证表现错综交叉，故合计数与统计数78例不符。

在78例中，单纯兼脾病者21例，占27%；单纯兼心病者20例，占26%。

3. 舌苔调查

舌苔黄、白、正常三个观察指标在单纯心、脾病组和心、脾病全证组的分布情况见下表10、表11。

表10 单纯心、脾病证黄、白、正常苔的分布

	黄苔	白苔	正常苔	合计
心病组	13	15	2	20
脾病组	3	14	4	21
合计	16	29	6	41

注：χ^2=14.88　$P<0.01$。

表11 心、脾病全证黄、白、正常苔的分布

	黄苔	白苔	正常苔	合计
心病组	15	7	5	27
脾病组	4	16	4	21
合计	19	29	9	51

注：χ^2=8.84　$P<0.05$。

4. 病案举例

病例一：罗某，女，61岁。

患者三年前开始右上腹胀痛，后经B型超声波检查，诊断为胆石症。

今年起出现心悸，胸闷而痛，气短。胸片检查，提示左心室增大。舌质红，苔黄腻，脉弦细。

病例二：来某，男，50岁。

患者1980年开始右上腹反复发作性疼痛。1982年12月3日B超检查，胆囊内有多粒小点状强回声堆积，有明显声影。印象为慢性胆囊炎、胆石症。从1981年起发现心悸心慌、胸闷气短、夜寐不安等症状。曾做心电图检查，结论为"窦性心动过速"。症见舌质红，苔薄黄，脉弦细数。

5. 讨论和结语

（1）肝病传变问题，颇重横逆侵犯脾胃，五行理论称为木克土（木乘土），而对于肝病传心却多忽视。由表9可见，心病证的出现率为73％，脾病证为77％，两者无甚区别，故肝病传心之变，应予重视。也许有人认为，此乃肝克脾，化源不足，心失所养之间接病传，理论上似亦可通，然20例单纯兼有心病证者，实为肝病直接传心之有力证据。其实，在《黄帝内经》中已有肝病传心的记载，如《素问·气厥论》有"肝移热于心""肝移寒于心"等，可惜执着五行，论而未明。《素问·阴阳别论》说："死阴之属，不过三日而死；生阳之属，不过四日而死（四日而死之'死'字，《太素》作'已'，'已'谓病愈）。所谓生阳死阴者，肝之心谓之生阳，心之肺谓之死阴……"张志聪注曰："五脏相克而传谓之死阴，相生而传谓之生阳。"肝病相克而传则及脾，相生而传则及心。不过相克而传属死，相生而传属生，则未必皆然。临床所见，肝病传脾不见得就死，而肝病传心也不见得即生。承《黄帝内经》之学，《难经·十难》说："假令心脉急甚者，肝邪干心也。"此虽言脉，然疾病之传变已寓其中。《难经·五十三难》又说："七传者，传其所胜也，间脏者，传其子也。……假令……肝传脾……故言七传者，死也。……假令肝传心，是母子相传。竟而复始，如环无端，故曰生也。"其说与《黄帝内经》相同，只不过名称不同罢了。《灵枢·本神》说："肝藏血，血舍魂……心藏脉，脉舍神……"肝与心在血与神志活动上的功能联系，是导致病传的物质基础。推而广之，由于五脏之间相通，肝病不仅可以传脾、传心，同样还可以传肺、传肾。为医家所喜闻乐道的"木火刑金""乙癸同源"等术语，足资说明。

（2）正与邪，是一切疾病发生和发展变化的两个主要方面，肝病传变方向也取决于正与邪的消长情况。《金匮要略》说："盖脏病惟虚者受之，而实则不受；脏邪惟实则能传，而虚则不传。"道出了病传原因的真谛。就肝与心、脾而言，其实指肝，实者，邪气实也；虚指心、脾，虚者，正气虚也。清·韦协梦《医论三十篇》说："总由正气适逢亏欠，邪气方能干犯。"心、脾各自先虚，是受肝邪之传的决定因素，至于肝病之邪侧重不同，以及心、脾两脏对病邪的易感性等，则又起了重要作用。胆结石、胆囊炎根据辨证求因，多由湿热蕴结，以致气血郁滞所引起。观察78例病人，病因符合湿热之邪。湿热病因虽属一致，但有湿重于热，热重于湿之不同。表10、表11所示，舌苔黄者，热邪偏重，多见心证；舌苔白者，湿邪为盛，多见脾证。清·程芝田《医法心传》说："阳脏所感之病，阳者居多；阴脏所感之病，阴者居多。"心为阳中之阳，主血脉；热为阳邪，易伤阴血。脾为至阴之脏，主运化；湿为阴邪，易遏阳气。故而心血不足，肝病热邪偏盛，传心恒多；脾气亏虚，肝病湿邪为重，传脾尤常。由此，肝病传脾、传心的趋向可以下列简图表示之（图12）。

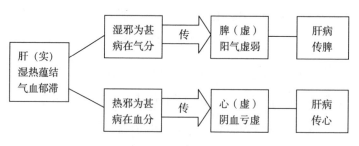

图12　肝病传脾传心的趋向简图

（3）熟识脏腑病传，是治未病之要着。在具体治疗上，肝病传脾者，《难经》明言"先实其脾气"，四君六君是。肝病传心者，明·李梴《医学入门》中载有方药。其说："心与胆相通，心病怔忡，宜温胆汤；胆病战栗癫狂，宜补心。"强调肝心病变当补益心之不足。在临证诊治时，对肝病传心或尚未传心者，见有阴血亏虚，即于治肝之中佐以顾护心阴，投以生脉饮之类，收到满意效果。

（4）本文从临床及理论角度探讨了肝病传变问题。肝病可以传脾，亦可传心，脏腑的特性、病邪的侧重、正气的强弱决定了肝病传变的方向。当然，引起肝病的病因甚多，脏腑之间的联系也是多方面的，因而肝病的所累脏腑及传变机理错综复杂，尚有待进一步探讨和研究。

决策思想概述

中医辨证，是在四诊所得的基础上进行分析判断的辨证思维。在辨证学的理论方法和具体应用中，处处闪烁着既古老又新兴的学科——决策学的思想火花。所谓决策，即做出决定，就是为实现某一特定目标借助于一定的科学手段和方法，从两个或两个人以上的可行方案中选择一个最优方案，并组织实施的全部行为过程。中医对"证"的识别判断即辨证过程，实质是一个决策过程。正确的治疗取决于正确的诊断，正如决策是行为的选择，行为即是决策的执行一样，辨证是论治的前提，论治则是辨证方案的实施。

1. 辨证的决策类型

在中医药学发展史上，先辈们经过长期的医疗实践，总结、概括逐步形成了八纲辨证、脏腑辨证、经络辨证、病因辨证、六经辨证、卫气营血辨证、三焦辨证等传统的辨证方法。随着中西医结合的深入发展，有人提出了微观辨证和辨证微观化，推进了中医辨证学的发展。尽管如此，在"证"的辨识过程中，有什么样的思想方法，就有什么样的决策者，也就有什么样的决策。按照辨证的思维形式，一般表现有这样两种辨证决策类型。

（1）逻辑（推理）型辨证决策：其过程是大量收集信息—小步推理。人体是一个有机整体，局部病变可以影响全身，内脏病变可以从五官四肢体表各方面反映出来。通过四诊等手段，大量收集疾病显现于各方面的症状体征，分析推理判断，从而高度概括其病因、病位、病机、病性、病势。这种决策较为稳妥但进展缓慢。如心气虚证，望而知面色淡白、舌淡苔白；闻而知声低气怯；问而知心悸气短，动则加重；切而知脉虚或代。由外知内，逐步逼近，分析病机。心气虚衰，心中空虚惕惕而动，故见心悸；心气不足，宗气运行无力则为气短；劳累耗气，稍事活动，心气益虚，症情加剧；气虚血行无力，不能上荣则面色淡白，舌淡苔白；血失鼓动则脉虚无力或见结代。此证定位在心，定性为气虚，辨证属心气虚。这种辨证决策类型亦称为科学型决策。

（2）推测（直觉）型辨证决策：其过程是大胆设想—小心求证。其决策选用直觉或想象提出假说和方案，然后以实验、观察和推理加以检验，故又称为经验型决策。辨证的大胆设想往往以辨证者的丰富诊疗经验作为基础，由于临床主症常是疾病的中心环节，反映疾病的本质，因而学验俱丰的辨证者每多对主症的直觉提出初步诊断，把握了主症便以此为中心，结合其他症、脉、舌等加以论证，由内知外，正本清源，分析病机，便能准确地辨别病因，立法处方，从而获得显著疗效。

2. 辨证的决策思维

对辨证者来说，最关键的能力是决策能力，核心成分则是思维能力。人的知识结构最重要的功能在于提出解释和预见，制定决策和程序，控制活动和调节。中医辨证过程是一个复杂的思维过程，而其过程也必须遵循思维的基本规律并运用分析与综合，归纳与演绎，抽象与具体等基本思维方法，形成概念，进行判断与推理，最后决策出合乎实际的结论。辨证决策过程大致经过两个不同的思维阶段。

（1）感性识证阶段：这是中医辨证的初级阶段，也是每一个医生诊视疾病的起点和必经阶段。在临床实践过程中，医生通过感觉器官感知各种临床表现，或者说直接接受患者传来的各种症状体征信息，这些信息通过神经传导到达医生大脑，于是形成了关于病证的初步印象，这种印象也可以看成是症状体征的原像在人们头脑中的映射，这是辨证决策过程的感性识证阶段，是疾病现象，疾病各侧面和疾病外部联系的客观反映，其特点是以生动具体的形象再现形形色色的症状体征。然而，仅凭感性识证不能把握疾病本质和规律，还需将这些症状信息上升到理性阶段进行认识，才能对疾病本质有真正认识。

（2）理性识证阶段：这是中医辨证的高级阶段。在此阶段，医生必须把握疾病发展变化的全部表象，而且只有通过概念、判断、推理等思维形式之间的矛盾运动，才能达到这一点，所以思维的过程也就是概念、判断、推理等思维形式不断发展变化的过程。如病人自诉头痛，单就头痛这一症状，还不能对证做出决策，因为有外感头痛，也有内伤头痛，只有对四诊搜集到头晕胀痛、耳鸣健忘、口咽干燥、失眠心烦、肢麻腰酸、舌红少津、脉弦细数等各片面的外部症状信息，通过分析综合，归纳演绎，形成概念，进行判断和推理，才可得出反映疾病的病因、病位、病性、病机、病势的阴虚阳亢内伤头痛病证的决策结论。

由此可见，中医辨证的思维过程，实际上就是根据已知症状体征，通过医生的思维求未知证型的决策过程。所以中医辨证需要辨证者具备良好的决策思维品质。

3. 辨证的决策信息

决策学认为，要实现决策科学化，就要实现决策系统化、模型化、数量化、智囊化，这四化都离不开信息的社会化。决策是决策者输入信息、处理信息、输出信息的过程，决策的有效性与信息的有效性密切相关。一个优秀的有效决策，也应与有效信息一样具备足够性、正确性、适用性和及时性。中医对"证"的分析判断辨识十分重规信息的四个性。

（1）辨证决策信息的足够性：即指辨证者应全方位思考，从辨证对象所涉及的各方面进行系统分析和综合，中医诊断历来强调"四诊合参"。王学权《重庆堂随笔》说："望闻问切，名曰四诊，人皆知之。夫诊者，审也。审察病情，必四者相合，而可断其虚实寒热之何因也。"四诊是搜集疾病信息的四种不同诊法，他们各自从一个侧面对患者的病情诊察了解，因此必须多角度、多层次、多方位全面地运用这四种诊察方法，才能搜集到比较完整足够的信息资料，为辨证决策提供充分的依据。诊断做到四诊俱备，才能见病知源，辨证准确。

（2）辨证决策信息的正确性：信息的正确与否，直接影响辨证的质量。疾病的表现错综复杂，在其发展的一定阶段，还可出现一些与疾病性质相反的假象信息，如真寒假热、真热假寒、真虚假实、真实假虚等。中医辨证除要求客观地诊察了解病情外，尤其重视对假象的诊视辨识，去伪存真，以求信息的正确客观。如关于寒热真假，前人有丰富的辨别经验，《景岳全书·传忠录》就提出了试寒热法："假寒误服热药，假热误服寒药等证，但以冷水少试之，假热者必不喜水，即有喜者，或服后见呕，便当以温热药解之；假寒者必多喜水，或服后反快而无所逆者，便当以寒凉药解之。"从中可见一斑。

（3）辨证决策信息的适用性：即辨证资料的实用性。中医诊断既强调望闻问切四诊合参，又主张充分发挥舌诊、脉诊的优势。在疾病过程中，病人正气的强弱、病邪的盛衰、病位的深浅、病情的轻重与病势的转归等情况，能较迅速地反映于舌象和脉象，所以舌象、脉象是一些灵敏的综合性生理或病理信息指标，两者合参，提供辨证决策更为实用，更具价值。杨乘六说："证有真假凭诸脉，脉有真假凭诸舌。"所言甚重脉舌。

（4）辨证决策信息的及时性：这充分体现了"时间就是生命"，早期诊断，早期治疗的思想。许多辨证的失败，就在于诊察缓慢和信息失真。故而，只有及时准确收集疾病信息，才能拯救病人于生死之中。

温病颇重体质

注重病机，强调辨证，体质因素，尤当探究。读叶天士的《外感温热篇》《临证指南医案》等，深有感触。叶天士是清代温病四大家之一，辨治温病颇重体质，立论精当，见解新颖，切合实用。诚如叶氏所言："平素体质，不可不论。"（《临证指南医案·咳嗽门》）

1. 温病发生的体质说

叶氏本《黄帝内经》之旨，阐明温病之发生，与人体内在的体质状况关系密切。温病属于外感疾病，感受外邪固然为其致病主因，但外邪能否侵入人体，入侵之后是否发病，发病又属何种证候类型，则取决于机体的内在因素。

温邪致病，"邪尚在肺"，叶氏即分为夹风和夹湿两种不同证型。其实温病夹风即风温，温病夹湿即湿温初起。同属病起肺卫，为何发病证型各异，究其原因，乃由体质状态所致。一般而言，风为阳邪，素体阳旺，易感风温；湿为阴邪，素体湿盛阳微，感受湿温较多。叶氏说："吾吴湿邪害人最广。"江南水乡，湿热之气颇盛，人处其间，湿邪时袭，阻气遏阳，潜移默化，体质状况势必随之而变，因而湿盛阳微，复感外邪，同气相求，湿邪侵犯最为广泛。叶氏所言，实寓体质学说。

既为湿温病证，因个体差异，又有热重于湿与湿重于热之别，正如叶氏所说："在阳旺之躯，胃湿恒多；在阴盛之体，脾湿亦不少。"素体阳气旺盛之人，湿邪多从热化，而归阳明胃，病为热重于湿。阴盛体寒之人，则邪多从湿化，留恋太阴脾，而成湿重于热。

温病有新感与伏邪之分。就暑温病邪而言，夏季感之即发者，谓之暑温；发于秋冬者，则为伏暑。暑温病邪虽一，而病证类型轻重迥然有别。阐明叶氏之学者，首推吴鞠通。吴氏《温病条辨》对感受暑邪而或发暑温或发伏暑之机，释之甚明，其云："长夏盛暑，气壮者不受也，稍弱者，但头晕片刻，或半日而已，次则即病，其不即病而内舍于骨髓，外舍于分肉之间者，气虚者也。盖气虚不能传送暑邪外出，必待秋凉金气相搏而后出也。"盛暑之下，正气的强弱，决定了发病与否；正气的壮怯，又决定了或为新感温病或为伏邪温病。吴氏之言，可谓深得叶氏之精髓者也。

2. 温病传变的体质观

叶氏首创的卫气营血辨证纲领，揭示了温热病邪入侵部位的浅深、病情的轻重及其传变规律。温病的发生发展实乃邪正斗争的过程，故体质状况对其势必产生深刻影响。邪气亢盛，正不胜邪，则病邪由浅入深，病情由轻转重；正气尚盛，抗邪力强，则祛邪外出，趋于痊愈。

"温邪上受，首先犯肺，逆传心包。"温病初起邪在肺卫，对病邪传变，叶氏提出逆传一途，然言外尚含顺传之径。王孟英说："温邪始从上受，病在卫分……由上焦气分，以及中下二焦者为顺传……内陷营分者为逆传也。然则温病之顺传，天士虽未出，而细绎其议论，则以邪从气分下行为顺，邪入营分内陷为逆也。"可见温病邪客肺卫，其传变途径有二，按一般规律传变，由卫而气而营而血，称为顺传，按特殊规律传变，肺热不经气分而直接内陷心营，此与由气入营者不同，病情骤变，证情凶险，称为逆传。温邪逆传内陷之因，叶氏概之曰："邪势必乘虚内陷。"证之临床，颇为合拍。

叶氏论述战汗，更见体质决定温病之机转。战汗是温病向愈的标志，邪气逗留气分久而正气尚未虚衰，犹能奋起祛邪外出，正气抗邪，力透重围，故见战汗，邪随汗解。但亦有病人较弱，不能一战而胜者，如叶氏说："更有邪盛正虚，不能一战而解，停一二日再战汗而愈者，不可不知。"战汗总属正能胜邪，体质有强弱之分，而战汗则有一次、再次等之异。若明乎此，则见战汗，而"切勿惊惶"矣。

3. 诊治温病首重体质

温病辨证，叶氏认为必须重视体质，论治也不能按常规立法处方，这种见解在《外感温热篇》中不乏其例。

在诊断温病时，叶氏曾说："其人肾水素亏，虽未及下焦，先自彷徨矣。"温邪由口鼻而入，首犯上焦，而后下传。下焦肾水亏虚，最虑温邪传入，而成危疾。肾水素亏，叶氏以"先自彷徨"为据。《灵枢·本神》说："肾藏精，精舍志。"肾为精气贮藏之处，肾精生髓通于脑，表现为"志"的神志活动。肾精足，则考虑成熟，意志坚定；肾精亏，则主意彷徨，游移不定。肾水素亏，不得不细加详审，否则"恐其陷入易易耳"。

叶氏又说："面色白者，须要顾其阳气。""面色苍者，须要顾其津液。"温病是外感时病，单纯温病一般不易产生面部色泽的变化。《素问·脉要精微论》说："征其脉小色不夺者，新病也；征其脉不夺，其色夺者，此久病也。"《内经》言脉夺为新病，色夺为久病，而外感新病多实，内伤久病多虚。可见"面色白者"或"面色苍者"，为本虚之体感受温热病邪。

再如"其人素有瘀伤宿血在胸膈中，夹热而搏"，素有瘀血内停，感受热邪，最易造成瘀热相搏，辨证之时，不可不知。瘀血与热，阻遏正气，遂变如狂发狂之证。此与营血分证所见之谵语发狂症同，然机则异也。

温病治疗，更显叶氏用心良苦，择其要者如下：

（1）体虚温病，攻宜轻缓。叶氏说：温邪入营，当用清营透热之药，"若加烦躁，大便不通，金汁也可加入，老年或平素有寒者，以人中黄代之"。邪热入营，若见症更加烦躁，大便不通，说明邪毒极盛，锢结于内，金汁清火解毒，用之最为切当，但其性极为寒凉，素体虚寒，老年阳虚者，用之非宜，恐其阳虚不支。而人中黄，其功与金汁同，以甘草末制成，味甘性缓，既能清火解毒又不伤阳气，阳虚之体，颇为合适。体质不同，其用药则或以重猛，或以轻缓。

阳虚之人，感受温病，治疗"须要顾其阳气"，"法应清凉，然到十分之六七，即不可过于寒凉"。阴虚之体，"须要顾其津液"，法亦"清凉到十分之七八"。反复申言，意在素体阳虚或阴虚病温，治疗务须适可而止，不得过剂，否则易成阳亡阴竭之虞。

（2）虚处未病，当先安补。人体最虚之处，便是容邪之所。叶氏指出："务在先安未受邪之地，恐其陷入易易耳。"温热病邪，传至中焦，虽未及下焦，但其人肾水素亏，下焦虚乏，邪热最易乘虚深入下焦为患。在此未及下焦之时，当于"甘寒之中加入咸寒"，即于治疗中焦之方加入安补下焦之品，以防病邪下传，充分体现了"既病防变"的思想。叶氏虽举下焦为例，实可举一反三。

（3）妇人病温，又当别论。妇女生理有经带胎产之变化，感受温病则有不同情况。治疗妇女温病，其原则虽与男子同，但如遇胎前产后及经水适来适断等时，又当别论。如妊娠病温，治疗总宜保护胎元，"但亦要看其邪之可解处"。邪在卫表者解表透邪，里热亢盛者清泄腑热等，祛邪之所以安胎，正如《内经》所言："有故无殒亦无殒也。"对于产后温病，叶氏提出："当如虚怯人病邪而治。"至于经水适来适断而病温者，

医路漫记
YI LU MAN JI

按热入血室论治。总之，温病论治，必须以辨证施治之原则为指导，切实考虑体质因素，则其效如桴鼓相应矣。

注：文中凡未注明出处之引文皆出自《外感温热篇》。

辨证步骤探索

辨证论治是中医学的特色之一，辨证是论治的基础和根据，论治是辨证的应用和检验。如何构建能够指导中医临床的辨证论治框架，是我一直思考与追求的命题，首先是临床辨证步骤的探索。

1. 诊断的含义与中医诊断的内容

辨证是中医诊断学的重要内容之一。中医古时称"诊法"，"诊断"沿用了西医学的名词术语，其意为诊察病人，了解病情，进而对病情进行分析判断，揭示疾病本质等。"诊"和"断"具有的不同含义，从中可以引申出中医诊断的主要内容。（图13）

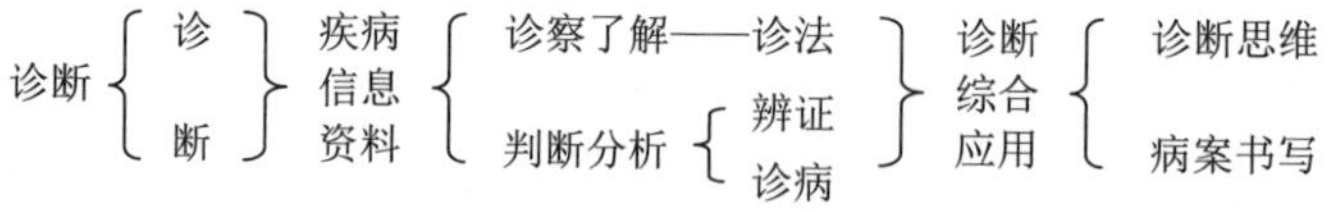

图13　诊断所引申出的中医诊断主要内容

人体的疾病反应可以呈现各种各样的信息，"诊"就是运用中医望、闻、问、切四种诊法对疾病的信息资料进行搜集诊察了解。而"断"则是中医运用八纲等辨证方法对四诊所搜集到的疾病信息资料进行综合分析判断。在"诊"和"断"的过程中，需要明确症、证、病的概念。症指的是症状与体征，是疾病所表现的具体现象。证指的是证候与证名，是疾病所处一定阶段时病因、病位、病性、病势，以及邪正双方力量对比等的病理性高度概括。病指的是疾病，是在致病因素的作用下，机体邪正交争，阴阳失调，出现具有一定发展规律的演变过程，具体表现出若干特定的症状和各阶段的相应证候。在较长的历史时期，症、证、病的概念不够清晰，尤其是"症"和"证"，至今仍见混为一谈。

2. 中医辨证方法

（1）传统的辨证方法有8种：①八纲辨证：辨证学的总纲，概括性强。②病因辨证：着重从病因角度去辨别证候。③气血津液辨证：着重从气、血、津液的生理活动和病理特点去辨认有无气、血、津液方面的病变，并确认其证候。④脏腑辨证：以脏腑为纲，对疾病进行辨证。⑤经络辨证：以经络定位，对疾病进行辨证。⑥六经辨证：以阴阳为纲，分别以太阳、阳明、少阳、太阴、少阴、厥阴六类对外感疾病进行辨证。⑦卫气营血辨证：以卫、气、营、血为纲，对外感温病进行辨证。⑧三焦辨证：以上、中、下划分人体躯干所属脏器为三焦定位，对外感温病进行辨证。

（2）微观辨证：从微观辨证到辨证微观化是辨病与辨证相结合的认识上的一次飞跃和突破。

（3）传统辨证方法在不同类别疾病中的选用

①适用于外感疾病的辨证方法：有病因辨证中的六淫与疫疠辨证、六经辨证、卫气营血辨证和三焦辨证。六经辨证、卫气营血辨证和三焦辨证又统称为外感热性病辨证。在对外感热性病辨证时可以按图14选择适用的辨证方法。

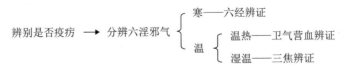

图14　适用于外感疾病的辨证方法

②适用于内伤杂病的辨证方法：气血津液辨证、经络辨证、脏腑辨证，以及病因辨证中的七情证候与饮食劳伤。

3. 中医辨证步骤探索

辨证过程是医生全面分析病情而获得诊断结果的过程。对于中医辨证的步骤应该怎么走，掀起了众多专家学者学术探讨的热潮。如上海的何裕民教授提出了三层次辨证。最高层次二纲：阴阳两纲，确定疾病性质的总纲。中间层次六要：表里寒热虚实六个要素，表述疾病的一些基本病理特性。最深层次多变：上述要素各个侧面的多种变化情况，涉及病因、病邪、病势、病位、脏腑、经络、气血津液等因素。湖北的徐木林教授提出五环节辨证。诊断疾病，把握疾病的病因、病位、病性、病势以及病机五个环节是关键。湖南的郭振球教授曾是《中医诊断学》教材的主编，他提出七步法辨证。一是追询病史；二是探求病因；三是落实病位；四是谨察病机；五是分清病性；六是详悉病势；七是确定病（证）名。还有北京的肖德馨教授提出了三段十二步辨证。第一阶段是诊察1步。第二阶段是辨证8步：①辨病因；②辨病位；③辨病性；④辨病情；⑤辨病势；⑥辨标本；⑦辨病机；⑧辨病证。第三阶段是论治3步：①立法；②选方；③遣药。

我在研学当代中医名家的著述时，特别是方药中教授《辨证论治研究七讲》引导了我对中医辨证步骤的探索。方药中教授在书中写道：临床上如何进行辨证论治，我个人认为基本上可以分为七步进行。这七步是：①脏腑经络定位；②阴阳、气血、表里、虚实、风、火、湿、燥、寒、毒等定性；③定位与定性合参；④必先五胜；⑤各司其属；⑥治病求本；⑦发于机先。

我们来看看《黄帝内经》的病机十九条，五脏上下风寒湿，火五热四要记清，全是定位辨证和定性辨证的指导。其中"诸风掉眩，皆属于肝""诸寒收引，皆属于肾""诸气膹郁，皆属于肺""诸湿肿满，皆属于脾""诸痛痒疮，皆属于心"五脏病机5条及"诸厥固泄，皆属于下""诸痿喘呕，皆属于上"上下病机2条辨的是疾病的部位；"诸暴强直，皆属于风""诸病水液，澄彻清冷，皆属于寒""诸痉项强，皆属于湿"风、寒、湿病机3条，"诸热瞀瘛，皆属于火""诸禁鼓栗，如丧神守，皆属于火""诸逆冲上，皆属于火""诸躁狂越，皆属于火""诸病胕肿，疼酸惊骇，皆属于火"火病机5条以及"诸胀腹大，皆属于热""诸病有声，鼓之如鼓，皆属于热""诸转反戾，水液浑浊，皆属于热""诸呕吐酸，暴注下迫，皆属于热"热病机4条辨的是疾病的性质。由此确立定位辨证、定性辨证和定位与定性合参辨证的三步辨证法，能够把握疾病本质，执简驭繁，操作性强。

那么，临床上如何实施三步辨证呢？方药中教授提出脏腑经络定位辨证可以从临床表现部位的特点，从各脏器功能的特点，从各脏器体征的特点，从各脏器与季节气候的关系和影响，从各脏器与病因的关系和影响，从各脏器与体形、体质、年龄、性别的关系和影响，以及从发病时间及临床治疗经过的特点等定位辨证。阴阳、气血、表里、虚实、风、火、湿、燥、寒、毒等定性辨证可以从临床证候特点、从发病季节与诱因等定性辨证。

基于临床实际运用，我们可以按照上述原则遴选出辨证依据的定位症状和定性症状。如心病的定位症状：心悸、怔忡、心痛、失眠、多梦、心烦、神昏、神识错乱、健忘、脉结代或促等。心病的虚证主要表现气、血、阴、阳的亏虚；心病的实证主要是痰、瘀、寒、热的郁滞。肺病的定位症状：咳嗽、喘促、咯痰、胸痛、喉疼、声音变异、鼻塞流涕、水肿等。外感肺病乃感受风、寒、热、燥邪所致；内伤肺病则见寒、热、虚、实、痰、饮证。脾病的定位症状：腹胀或痛、纳呆、便溏、乏力、消瘦、浮肿、内脏下垂、各种出血等。虚证多因饮食、劳倦、思虑过度所伤，或为病后失调所致的脾气虚、脾阳虚、脾气下陷、脾不统血等证；实证多为由饮食不节，或外感湿热或寒湿之邪内侵，或失治误治所致的湿热蕴脾、寒湿困脾等证。肝病的定位症状：情志抑郁、急躁易怒、胸胁少腹胀痛、头痛、眩晕、抽搐、震颤、麻木、目赤肿痛或干涩、视力减退、月经不调、睾丸疼痛等。缘由七情内伤，气机郁滞，更因疏泄失司，影响饮食物消化吸收等，或毒邪犯肝，主要为湿、热、寒邪，湿热蕴肝，久则气血壅滞，或他脏虚损，久之导致肝脏亏损。肾病的定位症状：腰膝酸软或痛、耳鸣耳聋、齿摇发脱、阳痿遗精、精少不育、女子经少、经闭不孕、水肿、呼多吸少、二便异常等。肾乃藏精之脏，真阴真阳藏于肾，故而肾病多虚少实。

又如定性症状。气虚证的定性症状：少气懒言、神疲乏力、头晕目眩、自汗、活动后加剧、舌淡、脉虚等。其发展趋势：一是气陷、气不固、气脱；二是阳虚；三是血虚；四是气滞、血瘀；五是生湿、生痰、水停。常见于心、肺、脾、肾等脏。血虚证的定性症状：头晕眼花、面白无华、萎黄、心悸失眠、手足发麻、爪甲白、经血量少色淡、衍期、闭经、唇舌色淡、脉细无力等。其发展趋势：一是气虚；二是阴虚；三是血瘀；四是血脱。心、肝两脏多有累及。阴虚证的定性症状：颧红、消瘦、口燥咽干、潮热、盗汗、舌红少苔、脉细数等。其发展趋势：阳虚致阴阳两虚；气虚致气阴两虚，以及血虚、动风、气滞、血瘀、水停等。病变的脏腑有心、肺、肝、肾、胃等。阳虚证的定性症状：面白、气短、神疲、精神萎靡、畏寒肢冷、小便清长、便溏、舌淡胖苔白滑、脉沉迟无力等。其发展趋势：阴阳两虚、亡阳、气滞血瘀、水泛、痰饮等。心、脾、肾脏最易发病。血瘀证的定性症状：面色黧黑、肌肤甲错、赤丝红缕、青筋暴露、疼痛、癥积、皮下青紫色肿块、出血紫暗夹有血块、口唇爪甲紫暗、舌瘀脉涩等。其发展趋势：一是血瘀与气滞互为因果或同时为病；二是血瘀与痰热等合并为病；三是血虚、水停。

第三步是定位与定性合参辨证，辨证的结果既明确了病变所在的部位，又揭示了疾病的病因性质。脏腑生理功能的不同、致病因素的差异，以及病机的演变，疾病证候的表现多种多样，不一而足。从表12横向看，以心为例，临床可见心气虚证、心阳虚证、心血虚证、心阴虚证、心脉瘀阻证，均可表现心悸等共见的定位症状，但因气、血、阴、阳、瘀病性的不同，病证与转归有异。纵向看，以气虚为例，临床可见心气虚证、肺气虚证、脾气虚证、肾气不足证，均可表现少气懒言、神疲乏力等共见的定性症状，然因心、肺、脾、肾病位不一，同样需要定位与定性合参辨析病证本质。

表12　定位辨证与定性辨证关系表

定位	气虚	阳虚	血虚	阴虚	血瘀	湿热	……
心	√	√	√	√	√		
肺	√			√			
脾	√	√				√	
肝			√	√	√	√	
肾	√	√		√			
……							

理法方药相符

确立了定位辨证、定性辨证和定位与定性合参辨证的三步辨证法的中医临床辨证步骤，为构建辨证论治框架打下基础。

说起辨证论治，必然要提及张仲景的《伤寒论》与《金匮要略》，《伤寒论》与《金匮要略》将理、法、方、药一线贯连，形成辨证论治的基本单位，是阐述外感疾病与内伤杂病的辨证论治专著，开创了中医辨证论治之先河。

尽管中医人大都奉行辨证论治这一中医药学的特色与优势，但临床现实并不乐观。我们可以察觉到无论是门诊处方，还是住院病历，辨证论治的正确性与理法方药的一致性方面仍然存在着不容忽视的问题，如在辨证上拘泥西医名词术语，固守中医辨证分型，缺乏辨证依据；在论治上理、法、方、药不相吻合，尤其是证候与方药不符。其实，我自己在初涉临床时，对中医处方做到辨证论治的正确性与理法方药的一致性困惑良多，深感缺乏临床中医诊疗严格的规范化训练，这也是我渴望构建指导中医临床的辨证论治框架的主要原因。辨证论治框架的基本要求，如图15所示，必须体现辨证论治的正确性和理法方药的一致性，同时也要简捷实用，便于推广。

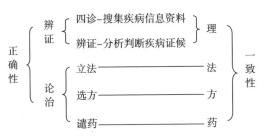

图15　辨证论治正确性和理法方药一致性

　　秦伯未老先生《谦斋医学讲稿》所提出的论治"病因＋病位＋主症"式，使我豁然领悟，这一论治式对构建临床辨证论治框架具有启迪性意义。临床论治强调以病因、病位及主症为依据。如诊断辨证为胃脘痛肝胃不和证和肝胃郁热证（表13与表14），又如风寒咳嗽和风寒泄泻（表15与表16），前者病位与主症相同，病因不同；后者病因相同，病位与主症不同。运用此式，审证求因，疏方遣药，井然有序，证治相应。

表13　胃脘痛肝胃不和证辨证论治

辨证论治	病　因	病　位	主　症
肝胃不和	肝气犯胃	肝、胃	胃痛
治　法	疏肝理气	和胃	止痛
方　药	柴胡、香附	白术	延胡索

表14　胃脘痛肝胃郁热证辨证论治

辨证论治	病　因	病　位	主　症
肝胃蕴热	肝火犯胃	肝、胃	胃痛
治　法	疏肝清热	和胃	止痛
方　药	柴胡、黄芩	郁金	延胡索

表15　风寒咳嗽辨证论治

辨证论治	病　因	病　位	主　症
风寒咳嗽	风寒外邪	肺经	咳嗽
治　法	解表散寒	宣肺	止咳
方　药	苏叶、荆芥	杏仁	桔梗

表16　风寒泄泻辨证论治

辨证论治	病　因	病　位	主　症
风寒泄泻	风寒外邪	脾经	泄泻
治　法	解表散寒	运脾	止泻
方　药	苏梗	藿香	木香

　　我感到"病因+病位+主症"式在中医临床简便实用，除了自己临床诊疗处方将其作为规范要求外，也在教学和学术交流中对其进行介绍，得到了同行的认可。构建临床辨证论治框架是一项有意义的工作，我仅仅是从定位、定性和定位定性合参的辨证步骤到"病因+病位+主症"的论治公式做了初步探索，进一步的研究需要同行们的共同努力。

辅助教学程序

我于1984年12月硕士研究生毕业，之后留校在中医诊断学教研室任教。改革中医教学方法，用现代化的科技手段武装中医的教学设备是摆在中医教学、科研人员面前的一项艰巨任务，中医教学引进计算机技术势在必行。

脏腑辨证是中医学的基础，是《中医诊断学》学科的重要组成部分，内容繁杂，教学中一直缺少形象化、客观化的教学手段，学生们在学习时常常感到抽象呆板、枯燥乏味。而采用计算机技术后，通过人机对话，改变了课堂"填鸭式"的教学法，使学生从被动的客体变为主体，从而提高了学习兴趣，开拓了研究思路，培养了辨证思维能力，锻炼了基本操作技能。因而，以脏腑辨证为切入点，与计算机室的潘礼庆教授合作研制成了《脏腑辨证辅助教学程序》。

我们是从1985年5月开始这项工作的，程序设计研制分为三个阶段。第一阶段：1985年5月至11月，主要是医理设计。第二阶段：1985年12月至1986年3月，程序输入。第三阶段：1986年4月至10月，教学试用及修改程序。

1. 程序内容概要

本程序的设计，在忠实于最新《中医诊断学》统一教材的基础上，根据中医学的基本原则，吸收了中医专家在辨证学上的真知灼见，结合了我们的教学经验，并附加了相应的治法处方。

我们对《中医诊断学》脏腑辨证章节进行了划分删并，共得到340个症状，68个证候。每一证候的临床表现即症状，我们将其分为主症、兼症、舌象、脉象。主症与兼症的归属一般按照定位和定性症状这一原则来处理，即将能辨别疾病部位的症状归属于主症，能识别疾病性质的症状归属于兼症。在脏腑辨证中，则以五脏六腑定病位，气血、阴阳、寒热、虚实、风湿痰食瘀等定病性。因为分析病机的方法，首先是根据患者发病的各种表现进行脏腑定位，即确定患者的病变所在部位，然后进一步定性，即确定其证候性质。疾病的部位确定了，证候性质确定了，是哪一个器官，哪一种病理生理变化起主导作用确定了，于是便可以根据分析结果进行相应的治疗。本程序主要有以下内容。

（1）辨证关系检索：目的是帮助学生掌握某证候所表现的特征性症状，某几个证候所具有的共见症状，以及鉴别容易混淆的症状，也就是一种由学生对辨证关系进行提问，计算机代替教师进行回答的过程。具体可以从四个方面进行检索：①证候与症状、治法、方药。罗列出所输证候的主症、兼症、舌象、脉象、治法处方，以了解全貌。②证候与症状。输入一个证候，可显示所有症状，再输一证候，则显示共见症状，一直到无对应的共见症状为止，主要了解共见症状。③症状与证候。与上相反方向以了解共见症状，同时了解特征性症状。④性质与证候。此处的性质是指邪正的虚实而言，分为虚证、实证、虚实夹杂证和上实下虚证四类。

（2）辨证实习：辨证实习也称为模拟诊断，既可作为各科的诊断基础，又可对疾病证候进行咨询。此内容与一般的专家系统，如某名老中医电脑诊断仪有所不同，操作者输入一组症状后，计算机识别，在没有满足某证的诊断之前，提出可能诊断，通过人机对话的形式，由计算机直接对证问症，通过逐步辨证，直到诊断成立为止。辨证实习，可为学生开拓正确的辨证思路，提高思维能力。

（3）辨证考查：与一般计算机题库不同，不是由人出考题，计算机出试卷，而是计算机根据我们对考题类型的指令，随机命题。此考查可帮助复习巩固所学知识，检查和了解掌握程度，考题类型有六种：①证候的症状特点（特征性症状）的判断。②证候的共见症状的判断。③证候的主症、主脉的判断。④输入某证候的症状。⑤证候性质的判断。⑥证候的治法和处方的判断。

（4）成绩管理：学生考查成绩贮存归档，便于教师了解总结。具体有以下功能：①查询成绩，包括个人、班级、年级全部成绩。②统计成绩，包括前几名，平均分等。③删除成绩。

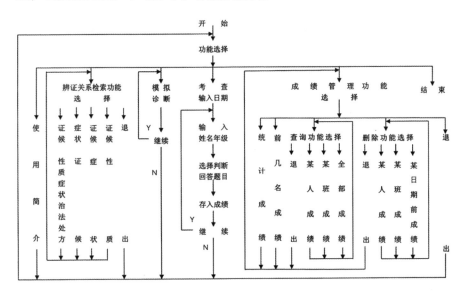

图16　脏腑辨证辅助教学程序功能框图

2. 程序设计特点

本程序具有较多的功能，因此可按不同的教学要求，系统地进行辅助教学。

知识库的建立是本程序的核心问题。无论是关系检索、模拟诊断，还是出题考试，均依赖于它的内容。在建立知识库的过程中，我们按照模糊数学的方法，设想为一个 $i \times j$ 的模糊矩阵表。将所有的症状组成集合：$X = \{X_i\}$（$i = 1 \cdots 340$），其中 X_i 为第 i 种症状。由所有的证候组成集合：$Y = \{y_j\}$（$j = 1 \cdots 68$），其中 y_j 为第 j 种证候，那么第 i 种症状对于第 j 种证候就具有隶属关系，$\mu y_i(X_i) = a_{ij}$，为了实际应用的方便及能直观地分析，权衡不同症状在同一证候中的重要性和同一症状在不同证候中的重要性，我们使 $\sum_{i=1}^{340} a_{ij} = 1000 \leqslant a_{ij} \leqslant 100$，为了节省程序运行的时间和空间，我们将这些数据再进行优化，舍去无用的信息，采用了定长度分段存贮。

因此在知识库的建立中，我们首先根据教材及中医专家、教师的经验，列出各证候与相应的各症状，然后为这些症状赋予它们的隶属度，并在次序上按重要性进行排队，分别为主症、主脉、主舌、兼症。在此基础上，通过知识库建立程序，进行编辑，得到满足不同功能需要的知识子库。例如：通过转置矩阵，使原来以证候作为关键字变为以症状为关键字，方便了检索，加快了速度。由于实际运行时仅仅是取其中少量数据，并鉴于 PC 机上文件功能的特点，数据存储中全部采用文件形式。

由于采用定长度分段存储，所以当对其项目搜索时，只需要对它的全部子段进行查阅。如果出现子段为空，则可停止查找，避免了在整个范围中查找。在模拟诊断中为了确切地表现中医特有的思想，建有关系处理子库。专门处理一些"与""或"关系。例如症状 X_1、X_2、X_3，只有当全部出现时，对证候 Y_1 才有一定的重要性，或者症状 X_1、X_2、X_3 无论出现一个或者全部出现，对证候 Y_1 均具有同等的重要性，这种关系均可以通过指针，由关系处理知识库来解决，而单独用普通隶属度或逻辑关系是不能表达的。

本程序的辨证关系检索是通过已知的信息元，而查出它们具有哪些共同的描述项的过程，由于具备了各种关系的知识库，因此具有较快的响应速度。对于多个信息元的检索，可连续输入而得到有关信息，在症状－证候的检索中，还能按照它们与相关证候的隶属程度的次序给出。

在模拟诊断中，为了达到启发学生对证候的确诊能力，由计算机给出一条行之有效的诊断路径，在搜索中给出相应情况下可能出现何种证候，同时进行针对性的智能问诊。经过逐步推理，直至达到确诊，给出治法、处方。程序在运行中不断对各种知识进行修改，从而使得在各种特殊的情况下，都能取得较好的结果。

脏腑辨证的题目多数可通过前面已有的知识，经过各种变化而得到，因此完全有可能充分利用这些知识来出考题。在整个出题过程中，利用了大量的随机数，从而可得到变化无穷的考查题目，起到了一个庞大的题库所起的作用，省却了通常建立题库所需要的大量人力、物力。为了增加题目的类型，还建有专供出题的知识子库。因此，共可出六种类型的题目。出题的过程可简述如下：随机取一答案→找到该答案的象→按辨证的要求找几个较为接近的答案供选择。例如，选择正确的证候，首先随机取一个证候代码作为答案，然后找到它的全部主症，再从具有相同病位（脏腑）的证候中随机挑选数个，与答案合在一起进行随机排列，然后以主症作为题目内容，在重排后的证候中选择正确答案。

本程序的成绩管理功能齐全，使教师能随时了解学生的学习情况、掌握程度，同时对不需要的内容进行删除。

总之，在整个程序设计中，不是照套某种模式算法，而是根据实际应用的需要，采用一些简便的方法，得到较好的效果。

1986年底《脏腑辨证辅助教学程序》通过了鉴定，与会专家学者高度评价了该程序，一致认为：该程序医理设计严密，程序设计合理，数据库丰富。由于采用汉化，选择人机对话的形式，操作方便，深受学生欢迎，对改革中医教学方法，提高教学质量等具有较高价值。该程序是将电脑技术引进中医领域中较为成功之作，在中医辅助教学系统方面尚属首创。

平脉教学研究

脉诊是《中医诊断学》教学的重点，也是学生学习掌握的难点。平脉又称为常脉，通俗地说，就是正常人的脉象表现。

王叔和在《脉经·序》中曾感慨地说："脉理精微，其体难辨。弦紧浮芤，展转相类。在心易了，指下难明。"道出了临床诊脉的不易。其实，即使是脉学中的一些理论性问题，也并非能"在心易了"的。脉学的理论，渊源于《黄帝内经》，《黄帝内经》言脉甚详，又经历代医家根据临床实践，不断丰富充实，逐渐形成一种系统化的专门学问。但由于诸多脉学著作中，详于脉而略于证，使其中的某些理论概念仍缺乏科学性和完整性，以致阻碍了脉学的进一步发展。

脉诊为中医四诊之一，是辨证施治的一个重要组成部分。诊察脉象的变化，在诊断疾病、指导治疗、判断预后上都具有十分重要的意义。《素问·平人气象论》详细地讨论了平脉、病脉、死脉，并提出了"常以不病调病人，医不病，故为病人平息以调之为法"的诊脉法。《素问·三部九候论》亦说："必先知经脉，然后知病脉。"经者，常也。经脉者，即正常之脉。这就告诉我们，首先必须识别平脉，然后才能进一步辨别病脉和死脉。识别平脉，显然是诊察脉象的基点。那么，如何来评价平脉呢？平脉的至数是一呼一吸脉来四至，脉象和缓有力，从容有节，不快不慢，并随生理活动和气候环境的不同而有相应的正常变化，平脉的主要特征是具有胃、神、根。固然，平脉应具备以上几个方面，但只要我们一涉及有关脉学的专书与临床诊察，就会发现以往的平脉概念不无漏洞。比如，作为平脉特征的胃、神、根，即使在病脉中也同样当求之，"四时百病，胃气为本。脉贵有神，不可不审"。像长脉、缓脉等脉象，或为病脉，或为平脉。相反，被认为是平脉者，仍不免有病死之哀。如《难经》"寸口脉平而死者"，《金匮要略》"妇人得平脉，阴脉小弱，其人揭，不能食，无寒热，名妊娠，桂枝汤主之"等。即使是《黄帝内经》对胃气脉的描述"脉弱以滑，是有胃气"，无论是弱脉，还是滑脉，按以往的看法，均可作为病脉而论。更何况，脉象和人体内外环境的关系十分密切，脉体的形态千差万别，仅凭以往的看法来评价平脉，显然是不能自圆其说的。

为此，我在学习了《黄帝内经》有关论述脉学的篇章后，得到了启发，即评价平脉必须结合被诊察者的证候表现。因此，平脉的评价，应考虑以下几个方面。

1. 环境因素

人类生活在自然界，自然界存在着人类赖以生存的必要条件，正如《素问·六节藏象论》所说的"天食人以五气，地食人以五味"。人与外在环境有着密切的关系。外在环境无时无刻不在变化之中，而人体内的生理机能，一方面需要外在的变化来帮助，另一方面，在外在变化不利于机能活动时，体内却能相应地发生种种活动来与之适应。故《灵枢·岁露论》说："人与天地相参也。"天地，有四时阴阳的变化，人体必然相应地有所改变。因此，正常人的脉象，四时各有不同。《素问·玉机真脏论》有"春脉如弦""夏脉如钩""秋脉如浮""冬脉如营"之说，即所谓春弦夏洪秋毛冬石者也。脉象是阴阳、气血、营卫的反映，春令虽阳气初升，但寒未尽除，气机有约束之象，故脉象见端直而长，状如琴弦，《黄帝内经》称为弦脉。夏天万物盛长，脉气来势盛而去势衰，故《黄帝内经》称为钩脉，以形容来盛去衰之势。秋天万物收成，阳气渐衰，脉气来势洪盛已减，故而但见浮象，《黄帝内经》称为毛脉，是形容脉来应指轻而如毛。冬天万物潜藏，脉气的来势沉而搏指，《黄帝内经》称为石脉，是形容脉来应指有力如石。此外，古人还认为地理环境也能影响脉象。如张石顽认为："江南人元气薄，所以脉多不实。西北人习惯风寒，内外坚固，所以脉多沉实。滇粤人表里疏豁，所以脉多微数，按之少实。"

2. 个体差异

由于年龄、性别、体质以及精神状态的不同，脉象也会随之发生某些生理性的变化。例如：少壮脉多实大，老年脉多弱，婴儿脉急数，妇人脉象较男人濡弱。身躯高大者，脉的显现部位较长；过小者，脉的显现部位较短。瘦小的人脉常微浮，肥盛的人脉常沉。脑力劳动的人，脉多弱于体力劳动的人。

3. 胃神根说

中医药学在脉诊中，讲究胃、神、根。胃，是胃气；神，是神气；根，是根柢。就是说要看脉中有无胃气、神气、根柢。

（1）胃气：人体营卫气血，脏腑经络等一切生机，取决于胃气的有无。《素问·平人气象论》说："有胃则生，无胃则死。"脉象是人体内在机能的反映，脉亦以胃气为本。脉中有无胃气，究竟如何分辨呢？《素问·玉机真脏论》说："脉弱以滑，是有胃气。"《灵枢·终始》说；"邪气来也紧而疾，谷气来也徐而和。"谷气即胃气，是皆胃气之谓。总的来说，平人脉象不浮不沉，不疾不徐，从容和缓，节律一致，是为有胃气。

人体先天体质在于肾，后天赡养在于脾胃。脉搏中反映出一种冲和之气，乃由脾胃之气所生，故《素问·平人气象论》说："平人之常气禀于胃，胃者，平人之常气也。"

（2）神气：神在人体居于统领一切的地位。神健全则形体充足，疾病不侵；神不足则机体功能衰退，易于致病，进一步则神伤致死，中医诊断学历来都非常重视神。《灵枢·本神》说："心藏脉，脉舍神。"心主血，脉为血之府，神赖血而为主。心神健旺，脉象自然有神，心神虚衰，脉神便受影响。所谓脉神，就是脉来柔和，如微弱的脉，微弱之中不至无力的为有神；弦实的脉，弦实之中仍带有柔和的为有神。总之，脉之有胃、有神都是具有冲和之象，有胃即有神。

（3）根柢：人体十二经脉的根源，全靠肾间之动气。此动气为人身生命的基础，十二经脉的循行和三焦气化的出纳，都赖之以推动。它的根源来之于肾中的真阴真阳的相互对立和相互统一。肾气犹存，好比树木之有根，枝叶虽枯，根本不坏，尚有生机。肾气未绝，则脉必有根，沉以候肾，尺以候肾，尺脉沉取应指有力的，是有根的脉象。《脉诀》说："寸关虽无，尺犹不绝，如此之流，何忧陨灭。"足见尺脉有根的重要性。

平脉应具胃、神、根，其实胃、神、根是很难截然划分的，有胃即有神，有神即有根，有则俱存，无则全失。

（4）脉证合参：中医药学认为脉是人体生理的反映，它是建立在阴阳、营卫、气血对立统一的基础上的。脉象既然是人体阴阳、气血、营卫在脉搏上的客观反映，又是凭诊察者的手指感觉所得到的材料，诊脉评脉就不能离开人这个客观实在。离开人而言脉者，不免泛泛空谈，犹如漂游之浮萍，终无立足之点。虽然脉象可以受到环境因素和生理因素的影响，有着个体的差异，但必须落实到具体的人才能评价此差异是属正常还是属异常，同样，脉之有胃、神、根，也必须落实到具体的人才能做出平脉或预后好的病脉的判断。所以被诊察者是平人，是评价平脉的前提。《素问·平人气象论》说："人一呼脉再动，一吸脉亦再动，呼吸定息脉五动，闰以太息，命曰平人。平人者，不病也。"表现平脉的个体必须是平人。所谓平人，一言以蔽之，就是健康无病的正常人。对于人体的生理功能和病理变化，《黄帝内经》都是用阴阳学说来加以概括说明的。"阴平阳秘"，是谓平人，"阴阳失调"，偏盛偏衰，则是疾病之谓。人体的生理和病理，脉象的正常反应和异常变化，都是相对而言的。任何事物的本质都要通过一定的现象表现出来，任何事物的现象又必定是它的本质在某一方面的表现。人体内部的阴阳状况是通过脉和证表现于外的，因而，"阴平阳秘"，健康无病的平脉，就必须通过望、闻、问、切，脉证合参，才能正确评价。即当平人出现与环境因素、生理因素相适应的脉象，才属平脉。如果被诊察者表现有病的证候，则不病之脉不可作平脉而论。例如临床所见到的缓脉，如果其人健康无病，则为平脉，假使表现有体乏身重、纳呆腹胀、舌苔白腻，则作病脉论处，主湿，主脾虚。又如长脉，见于常人，则为平脉，若为有病之人，则主邪盛病进。平脉、病脉，以人证为凭，脉证合参，霄壤有别。谈到平脉当以人不病为前提，自然而然会出现这样一个问题，即临床可见有人不病而脉病的情况，又当如何解释。在通常情况下，脉证是一致的，但有时脉证也有不符的情况出现，如前所述，人不病脉病，人病脉不病等都属于脉证不符，其原因在于现象不等于本质，每一现象只是本质的某一方面的表现。脉证不符，只能说明这只是一种本质的表现，另外部分则隐蔽于内，是非本质的表现。张介宾说："盖证有真假，脉亦有真假，凡见脉证有不相合者，则必有一真一假隐乎其中矣。"这就更进一步说明了诊脉评脉必须脉证合参的重要性。脉病人不病，人病脉不病，其中必有一者为真象，故皆为病脉，而平脉者，则人不病，脉亦不病也。

　　《黄帝内经》对脉证合参多有论述，如《素问·五脏生成》说："能合色脉，可以万全。"等，至仲景"平脉辨证"，创造了脉证合参的典范，甚可效法。以往的平脉概念，只单纯以脉为凭据，显然未得先哲要旨，徐大椿批评那些单纯以脉为依据的人说："今人不按其症，而徒讲乎脉，则讲之愈密，失之愈远。"这的确是经验之谈。

寸口脉分六部

中医脉诊部位有遍诊、三部、寸口之分。寸口诊法，因其操作方便易行，信息灵敏且全，临证最为常用。细考缘由，寸口脉分六部，各候脏腑，乃其立足之本。

1. 脉分六部，奠定独取寸口基础

诊脉独取寸口，始见《黄帝内经》，详于《难经》，直至《脉经》得以普遍推广。《素问·五脏别论》等篇解释了"气口独为五脏主"的道理。寸口亦名气口、脉口，为手太阴肺经之动脉，乃气血会聚之处。五脏六腑十二经脉气血的运行皆起于肺而止于肺，故其病变可反映于寸口。手太阴肺经起于中焦，与脾经同属太阴。脾胃之气相通，为后天之本，气血生化之源。且寸口部位，正乃手太阴肺经五输穴（指十二经脉井、荥、输、经、合五个特定穴位，简称五输。"井"喻作水的源头，是经气所出的部位，即"所出为井"。"荥"喻作水流尚微，萦迂未成大流，是经气流行的部位，即"所溜为荥"。"输"喻作水流由小而大，由浅注深，是经气渐盛，由此注彼的部位，即"所注为输"。"经"喻作水流变大，畅通无阻，是经气正盛运行经过的部位，即"所行为经"。"合"喻作江河水流汇入湖海，是经气由此深入，进而会合于脏腑的部位，即"所入为

167

合"）之输、经两穴之所在，其经气最为集中，故脏腑气血之盛衰皆可敏捷地反映于此，独取寸口则可察知全身病变。清·黄琳《脉确》说："气口者，手太阴肺经之动脉，而五脏六腑之气，于此候之者，盖人以气生。营卫之气先天也；水谷之气后天也。先天后天之气，脉皆主之。故饮入于胃，其精气也，自脾归肺。食入于胃，其精气自心归肺，肺布饮食之精气于诸脏腑，而后血气充、营卫调。诸脏腑之气，各随其经，同营卫之气，而呼吸朝之于肺。故手太阴肺经乃诸脏腑之气所聚也。圣人于气口候其盛衰，泄天地化育莫测之秘，岂不神乎！"黄氏所述，实乃要言。

独取寸口而主五脏疾病，宏观理论论述于前，然寸口脉之变异，何以确知某脏有病，由于缺乏微观定位，实际终难为用，故当先设脏腑定位。《难经》明确细分寸口为寸关尺左右六部，且就古之三部九候做了新的解释，力主诊脉独取寸口，为论证独取寸口提供了新的依据，并使其理论设想一变而为实际应用。

2. 脏腑定位，体现五行气化原理

脉分六部各配脏腑，《黄帝内经》虽无寸关尺名称定位，然对寸口切脉及所候脏腑已有记载。《素问·脉要精微论》说："尺内两旁则季胁也。尺外以候肾，尺里以候腹。中附上，左外以候肝，内以候膈；右外以候胃，内以候脾。上附上，右外以候肺，内以候胸中；左外以候心，内以候膻中。前以候前，后以候后。上竟上者，胸喉中事也；下竟下者，少腹腰股膝胫足中事也。"其旨意若与后世寸关尺定位相对应，脏腑分候则为：左寸外以候心，内以候脑中；右寸外以候肺，内以候胸中；左关外以候肝，内以候膈；右关外以候胃，内以候脾；左尺外以候肾，内以候腹中；右尺外以候肾，内以候腹中。可见《黄帝内经》时期已具寸关尺定位并与脏腑相配之雏形。

后世对寸关尺分候脏腑，大致以《黄帝内经》为依据，六腑方面虽略有分歧，而五脏分候则为一致。《濒湖脉学》综诸家之说而成歌诀曰："心肝居左，肺脾居右，肾与命门，居两尺部。"脏腑气机之变化，可从寸口脉反映，并各有其位。左手寸属心，关为肝，尺乃肾；右手寸属肺，关为脾，尺命门。《难经·十八难》对此解释道："手太阴肺经与手阳明大肠经五行属金，足少阴肾经与足太阳膀胱经五行属水，金能生水，水性流下而不向上，故属于在下之尺部。足厥阴肝经与足少阳胆经五行属木，手少阴心经与手太阳小肠经五行属火，木能生火，火性炎上而不向下，故属于在上之寸部。手厥阴心包经与手少阳三焦经五行属火，足太阴脾经与足阳明胃经五行属土，火能生土，土居中宫，故属于中央之关部。"其意即左尺肾水生左关肝木，肝木生左寸心火，心火与右尺命门同气相求，命门之火生右关脾土，脾土生右寸肺金，肺金生左尺肾水。由此可见，古人对于两手寸关尺六部脏腑定位分候是按照五行相生次序排列的，体现了脏腑气机上下升降和生克制化的规律。

3. 脏腑阴阳，确立上下左右脉位

《素问·金匮真言论》说："言人身之脏腑中阴阳，则脏者为阴，腑者为阳。"肝心脾肺肾五脏属里，藏精气而不泻，故为阴。《难经·二难》说："从关至尺是尺内，阴之所治也；从关至鱼际是寸内，阳之所治也。"赋予寸关尺阴阳之属性。心肺居胸而附于背，而背为阳。肾为阴中之阴位居下腹，以阴居阴，寸关尺三部，关前为阳，心肺之位；关后为阴，肾居其处；肝脾位处横膈，然肝为阳脏，脾为阴中之至阴，一阴脏一阳脏居于关中。胸膈腹上中下三部即三焦，与寸关尺三脉自相合拍。

从左右两手而言，气为阳而偏旺于右，血为阴而偏旺于左。肺主气，脾气升清，命门之火温煦推动，故人身气化作用实行于右。心主血脉，肝主藏血，肾水阴精充养滋润，故机体成形功能表现于左。由此可见，

脏腑按阴阳配于六部，既说明了人体脏腑阴阳的可分性，又体现了人体阴阳的相对性。

4. 临床实践，验证部位分配学说

脏腑在寸口的分属问题，考之脉学文献，持异议者亦有人在。如清·周学霆《三指禅》对寸口脉采取"分而不分，不分而分"的原则，认为"心脉不必定拘左寸""肺脉不必定拘右寸""脾脉不必定拘右关"等。今人张翼则直言：脉象在寸关尺三部似无细分必要，"寸口脉为一条桡动脉，切到数脉则寸关尺诸脉皆数，迟脉则诸脉皆迟，弦脉则俱弦，紧脉则俱紧，其他脉象亦类似"。张氏主张辨证应以病史及症状为主，脉象为辅，似有见地。然脉象体察有位、数、形、势等之分，脉率迟数虽六部相同，但脉之位、脉之形、脉之势，却因脏腑病变不同而浑然有别。五脏脉象虽有所主，但在病因交错，病情复杂之际，细分六部，各候脏腑，更见实用。仲景尽得其要，如《伤寒论》第49条说："脉浮数者，法当汗出而愈，若下之，身重心悸者，不可发汗，当自汗出乃解。所以然者，尺中脉微，此里虚，须表里实，津液自和，便自汗出愈。"第132条说："如结胸状，饮食如故，时时下利，寸脉浮，关脉小细沉紧，名曰脏结。"又如《金匮要略·血痹虚劳病脉证并治》说："但以脉自微涩，在寸口、关上小紧，宜针引阳气，令脉和紧去则愈。""血痹阴阳俱微，寸口关上微，尺中小紧……"等，足见仲师细分缕析，精于辨证，用心良苦。脉分六部，显属必要。后世善于脉者，寸关尺之脉分辨五脏之疾，各具丰富实践经验，故而，寸口定位诊脉，经过历代医家实践验证，颇具临床意义。正因为脉有六部之分，而诊脉手法亦有总按和单按之别。

随着脉诊客观化研究的深入，寸口脉诊脏腑定位之科学性进而为实验所证实。朱俊奎采用针刺十二正经原穴观察五脏相应脉位的脉图变化

的方法，验证了脉分六部，各配脏腑的定位学说。可谓思路新颖，成绩卓著。由是观之，寸口诊法，出自实践，用于实践，验之实践，故而独具特色，经久不衰。

心律失常脉象

脉象即脉搏搏动应指的形象。《素问·痿论》说："心主身之血脉。"心脏有规律的跳动，推动血液在脉管内运行，脉管亦随之产生有节律的搏动，因而形成脉搏。可见，脉与心息息相关。中医脉诊，对于西医学各种心血管疾病所引起的心律失常做了较为细致的脉象描述和记载，并直接指导辨证论治。

1. 心律失常的脉象举例

心跳节律紊乱的脉象，又称为不整脉，乃脉之均匀度发生变化，其表现：一为脉动至数不齐；二为指感强弱不一。稽考脉学文献，证之临床实际，不整脉主要有以下几种。

（1）元代危亦林《世医得效方》怪脉十种。其言："一曰釜沸，二曰鱼翔，三曰弹石，四曰解索，五曰屋漏，六曰虾游，七曰雀啄，八曰偃刀，九曰转豆，十曰麻促。""十怪脉"多见于患者临终之前，其心律失常最为严重。从"十怪脉"的脉象描述来看，大致均呈脉率极快或极慢，节律不齐，急促零乱，忽疏忽密，或似有似无，隐隐约约，或止而复跳，良久一动，常为房室分离，多发性多源性室性期前收缩，心房、心室扑动，完全性房室传导阻滞等严重心律失常的脉象表现。

（2）二十八病脉中的不整脉。较之"十怪脉"而言，此类不整脉临床更为常见。而习惯上，常将脉动出现"时而一止"的"歇止脉"，如促、结、代脉一以概全，其实除了"歇止脉"外，在二十八病脉中，尚有散、微、涩诸脉，仍属不整脉类。

①散脉。脉的搏动不规则，时快时慢而不均，其特征：一是浮散无根；二是至数不齐，但无歇止之象。《诊家枢要附录》周学海注云："散有二义：一自有渐无之象，一散乱不齐之象，比如杨花散漫，或至数不齐，或多寡不一，为危殆之候。"此脉可见于房室分离，或心率较快而搏动无力者。

②微脉。为形细势软至极之脉，且体象模糊，浮候沉候无明显区别，总以若有若无、欲绝非绝、至数不明为诊察要点。李延罡《脉诀汇辨》言："古人似有若无，欲绝非绝八字，真为微脉传神。"微脉多见于心力衰竭，搏动微弱者。

③涩脉。其脉往来出入无常度，《素问》言其"参伍不调"，即三五不匀。《濒湖脉学》云："涩脉，细而迟，往来难，短其散，或一止复来，参伍不调，如轻刀刮竹，如雨沾沙，如病蚕食叶。"也言其往来艰涩，节律不匀。对于"一止复来"，叶霖《脉说》云："是涩不流利之止，与结促代之止不同。"涩脉往来迟滞艰涩，三五不匀，类似结脉之歇止，然细察之，涩脉促涩不利，实非歇止，结脉则为迟缓而有歇止之脉象。涩脉脉图显示，升降支斜率小，波峰和峡不明显，脉率快慢和脉幅大小不均，然无畸形脉波，足资说明涩脉仍可见于心律失常，但多为窦性心律不齐，其脉应指至数不齐，轻重有异。

综合上述心律失常所见之不整诸脉，若以指感脉动有无歇止而分，盖有两类。一为歇止脉，脉动时而一止，以促、结、代为主要代表，然"十怪脉"亦多见之；二为狭义之不整脉，脉律不齐，三五不匀，然应指无歇止，以散、微、涩为其代表，"十怪脉"偶尔亦见，其因颇为复杂，由于心律失常在某种情况之下，心率与脉率并非相等，如心房纤颤等是，因而，脉动应指虽无歇止，并非心跳无停顿。

2. 歇止脉命名和主病之反思

《濒湖脉学》说："促脉，来去数，时一止复来，如蹶之趣，徐疾不常。"《脉诀刊误》说："脉来缓，时一止复来，无常数。……曰结。"《诊家正眼》说："代为禅代，止有常数，不能自还，良久复动。"即言促、结、代三脉的脉体形象，皆有脉动歇止，然各有所别。《诊家正眼》云："结促之止，止无常数，代脉之止，止有常数；结促之止，一止即来，代脉之止，良久方至。"从歇止规律之有无，时间之长短加以鉴别，则一见分晓。代脉止有常数，歇止时长，乃联律之表现；促结止无定数，歇止时短，未成联律。从三脉的脉动频率看，促脉率数，结脉迟缓，而代脉之速率，今之脉书多言其缓，其实有误。考之诸家，说法不同。如《脉经》云："来数中止。"《活人书》云："缓动而中止。"可见代脉或兼迟缓或兼数，当视其所主病证而异，然止有常数，歇止时长则一。由于代脉速率唯持缓说，且脉率正常或成联律，或易联律之脉无所命名，可见古人对歇止脉命名分类虽成系统然失严密，使人颇难适从，此亦后人常以结代合并命名之因。

至于促、结、代三脉之主病，《濒湖脉学》综合各家之说，而成七言脉诀。其云："促脉惟将火病医，其因有五细推之，时时喘咳皆痰积，或发狂斑与毒疽。""结脉皆因气血凝，老痰结滞苦沉吟，内生积聚外痈肿，疝瘕为殃病属阴。""代脉都因元气衰，腹疼泄痢下元亏，或为吐泻中宫病，女子怀胎三月兮。"其主病颇重病邪之实，似失允当。临证所见，三脉常为严重心脏病心律失常之表现，而心病之因，不外乎正虚邪实。所谓正气虚者，气、血、阴、阳亏虚也；邪气实者，则为寒凝、痰扰、气滞、血瘀等是。其中正虚为本，邪实为标，诚如尤在泾《金匮要略心典》

对于《金匮要略·胸痹心痛短气病脉证治》"阳微阴弦"句所释："虚阳又受阴邪之击。"故而三脉主病，当重正气，且宜脉舌合参。促脉，舌红少苔，多主心阴血亏；结脉，舌淡胖嫩，则主心阳气虚；代脉则为心气大伤。而其邪实，则从相兼脉象及舌苔变化测知。如是辨证，颇能中的。

指感判断要素

脉诊是中医诊察疾病的方法之一，医生运用不同的指力、指法，体会脉搏搏动的特征，并以形象与比喻的方法加以表述，即为脉象。然而，这种指感的判断，受到经验和表述方法的局限，故对各种脉象的认识就不够规范，切脉时，往往"在心易了，指下难明"。尽管采用了脉象仪等现代科技手段研究脉象，一些脉象图谱业已基本定型，但脉图见之易晓，切脉依然难辨。考之脉学文献，参以脉图特征，结合教学临证研究体会，兹将浮、沉、洪、弦、滑、涩诸常见脉象之古今研究转化为指感判断要素，以期临证切脉有所依据。

1. 浮、沉脉

（1）要素：运用轻、中、重不同指力对比指感强弱变化，当脉动应指感最强时，若为轻取则脉位浮，中取则脉位中，重取则脉位沉。

（2）释义：浮沉两脉反映了脉位的深浅。脉动应指部位，浅者为浮，深者为沉。切脉之时，常以举、按、寻三种不同指力体会脉象的浮沉。所谓举、按、寻，滑伯仁《诊家枢要》解释道："轻手循之曰举，重手取之曰按，不轻不重，委曲求之曰寻。"即用轻的指力按在皮肤上叫举，又称浮取或轻取；以重的指力按在筋骨之间叫按，又称沉取或重取；指力不轻不重，沿脉管上下左右挪移推寻叫寻。在切脉过程中，随着手指压力由轻而重之增大，或由重而轻之减小，脉搏振幅发生相应的变化，脉动应指的指感强弱亦异，呈动态性变化。李中梓《诊家正眼》曰："浮在皮毛，如水漂木，举之有余，按之不足。""沉行筋骨，如水投石，按之有余，举之不足。"指压轻而浮取时指感明显，重按指感减弱，即所谓"轻取即得"，或"举之有余，按之不足"，是谓浮脉，趋势图呈渐降型曲线；指压轻时指感不明显，重按时方显现，即所谓"重按始得"，或"举之不足，按之有余"，则为沉脉，趋势图呈渐升型曲线；指压不轻不重，得到最佳指感，脉位居中，趋势图呈正态型曲线。

2. 洪脉

（1）要素：脉体宽大满指；轻取充实有力，重取衰减明显。

（2）释义：《黄帝内经》有钩脉而无洪脉，《伤寒论》与《脉经》则名洪，如《素问·宣明五气》曰："心脉钩。"应时令为夏，在脏为心。《素问·玉机真脏论》曰："夏脉者心也，南方火也，万物之所以盛长也，故其气来盛去衰，故曰钩。"洪脉极大，状若波涛汹涌，来盛去衰。《千金翼方》曰："按之浮大在指下而满。"言其浮，乃触指即得；言其大，盖指其形；言其满，指其充实有力，亦含形态与气势。然而，来盛去衰之指感体会，则为难矣。有从气势而观之，脉体阔大盛实，脉动应指来势具有浮、大、强之特点，此所谓来盛；指感消退去时较来时势缓力弱，此所谓去衰。言之虽明，然初诊脉者，颇难把握。若从脉位而辨之，则易明晓。来盛者，轻取触指即得，脉体宽大，汹涌盛满，充实有力；去衰者，重按脉形脉力衰减明显。指压轻重之间，指感强弱大小对比显然。此亦乃将洪脉归属于浮脉类之缘由。

3. 弦脉

（1）要素：脉体长，顶指感。

（2）释义：弦是脉气紧张的表现。其特点：一为形直体长；二是弛张度大。李时珍《濒湖脉学》综其象为："弦脉端直以长，如张弓弦，按之不移，绰绰如按琴瑟弦，状若筝弦，从中直过，挺然指下。"脉象仪所描记的平脉脉图显示：呈三峰波；h_1 趋势曲线呈正态型；$h_3/h_1 < 0.7$；$h_4/h_1 < 0.4$。（图17）。

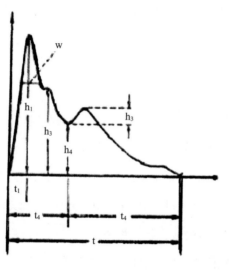

h₁：主波幅度

h₃：重搏前波幅度

h₄：降中峡幅度

h₅：重搏波幅度

w：h₁ 上 1/3 高度处宽度值

t：脉动周期时值

t₁：急性射血时值

t₄：收缩期时值

t₅：舒张期时值

图17　平脉脉图

而弦脉脉图提示：重搏前波抬高与主波接近，$h_3/h_1 > 0.7 \curvearrowright 1$，或与主波融合为1个波，故出现宽大的主波，使主波的时相延长，因而指感的逗留时间相应增加。升支降支斜率变小，主波宽度与时间之比即 $w/t > 0.20$；降中峡抬高，$h_4/h_1 > 0.40$；重搏波平坦，甚至 $h_5/h_1 = 0$；波型显得劲急刚硬（图18）。脉管劲急和应指时长，合二而为之，切脉时则产生了"顶指感"，亦即"挺然指下"之意。

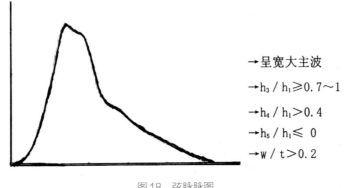

图18 弦脉脉图

4. 滑脉

（1）要素：最佳指感时脉动应指点3个以上。

（2）释义：滑脉应指圆滑，《诊家枢要》言其"往来流利，如盘走珠"。滑脉指感极其流利，令人有一种反复旋转，圆滑自如的感觉。滑脉流利，圆滑似数，且其病主实热痰食，脉多兼数，故而指感判断，常以数脉代之。其实两者迥然有别，滑指形与势，数至数言。诚如《濒湖脉学》所说："莫将滑数为同类，数脉唯看至数间。"如何体会滑脉之"如盘走珠"？脉象的研究证明脉象是手指感受到脉搏不均匀的力刺激所产生的压觉、振动觉等复合感觉。手指切脉时获得的信息，主要反映了三种运动，即心脏的泵力给血流的动能和血管壁的弹性舒缩而产生的动脉壁的波振动；血管管道在某种情况下的振动；以及手指压力干扰下血流血管运动变化而产生的涡流等。气血充实或气实血涌所形成的滑脉也正是这三种运动变化的呈现。

滑脉脉搏图呈双峰波型，升支和降支的斜率增大，$w/t < 0.20$；重搏前波后移，位置低，叠加在降中峡附近；降中峡降低，$h_4/h_1 < 0.30$；重搏波较大，反映了滑脉往来流利，脉形圆滑的指感（图19）。当医生持脉得到最佳指感时，其三次脉动应指不在同一个点上。按几何学定义：两点成一线，

而不在同一直线上的三点，在任意空间之中构成一个平面。滑脉应于指下，其应指点在三个以上，就产生了一种流畅轻快、圆滑旋转的感觉。

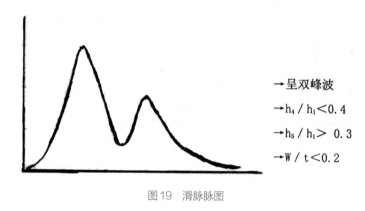

→呈双峰波

→$h_4 / h_1 < 0.4$

→$h_5 / h_1 > 0.3$

→$W / t < 0.2$

图19　滑脉脉图

5. 涩脉

（1）要素：兼见沉、迟、细脉；至数不齐；指感强弱不匀。

（2）释义：涩脉与滑脉相反，其流利度差，往来艰涩不畅，形细体短，搏动往来迟滞艰涩，极不流利，甚至三五不匀，往来出入无常度，为沉、迟、细、短之复合脉。至于"轻刀刮竹"，竹上之感，本难体会，而形诸切脉指感，难上加难。涩脉脉搏图示升支和降支的斜率变小，波峰和峡不明显；心动周期时间 t 不等以及波高 h 不匀。t 不等反映了脉律快慢不匀，即"参伍不调"之意（图20）。涩脉脉动至数不齐，而非促、结、代脉动之有歇止。h 不匀提示指感强弱不一。如是，则形成了艰涩不畅，如"轻刀刮竹"之指感。

→h_1高低不一
→t长短不一

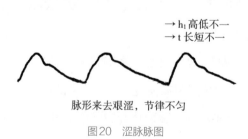

脉形来去艰涩，节律不匀

图20　涩脉脉图

课堂教学设计

提高脉诊的课堂讲授质量，就必须在教学方法上采用学生喜闻乐见，生动活泼的启发式，要按照学生的认识规律，课堂设计得法，关系处理恰当，就能激发学生积极思考，引起联想，从而有利于提高课堂效果。

1. 激发兴趣，"愤"而后启

古代教育家孔丘提出："不愤不启，不悱不发。"脉诊理论课比较深奥枯燥，学生听不懂后容易产生畏难情绪，影响攻读的斗志。我们在开始授课时主要通过讲古今医家"平脉辨证"的科学实践和诊疗故事，以及脉诊的新理论新成果等引起学生的浓厚兴趣和求知欲望。当遇到难点时，我们的办法是提出问题，巧妙设计"问题的引入"与"问题间的联结"，用新鲜、有趣的构思，激起学生思维的浪花，燃起学生的求知欲望，使其欲罢不能，非探求个水落石出不可。这就为新知识的讲解创造了极为有利的条件。

例如在讲解"独取寸口"时，就提出了这样的问题：寸口脉位于腕后桡动脉，左右两手共六部，分候脏腑为"心肝居左，肺脾居右，肾与命门，居两尺部"。而先前学习经络所知，十二正经除手太阴肺经外，其余经络并未循行于此。如是，六部脉何以分主肝心脾肺肾？

"一石激起千重浪"，问题一抛出，学生们纷纷议论，喁喁低语。有的紧皱双眉，苦思不解，有的频频点头，似有所悟，但知其然而不知其所以然。此时此刻，学生正处于为难之际，我们随即进行解说，这正是我们今天要研究的主要问题，也是脉诊的核心内容。这就不但吸引了学生的注意力，而且使他们的好奇心上升为强烈的求知欲，为下面新内容的讲解开辟了蹊径。

2. 突出重点，精讲博引

脉诊内容较多，课堂教学我们只安排了4个学时，受到时间和空间的限制，难以面面俱到，我们的做法是突出重点，抓住关键，精讲博引，有些次要的或受时空局限的内容，则留给学生自学或在临床进行示教。

例如上面提到的"寸口何以独为五脏主"的问题，我们采取一环扣一环，步步深入的策略，紧紧吸引每一个学生的注意力。寸关尺分候脏腑，其所候的是五脏六腑之气，而不是脏腑之脉出于该部，诚如李时诊所说："两手六部皆肺经之脉，特取此以候五脏六腑之气耳，非五脏六腑所居之处也。"那么，诊脉独取寸口的原理何在，我们除了引用《素问·五脏别论》《难经·一难》及张介宾等的说法外，着重阐明寸口脉的脏腑定位是独取寸口的关键。

古人对于两手寸关尺脏腑的分部是按照五行相生次序排列，体现了脏腑气机上下升降和生克制化的规律。《难经·十八难》详细论述了两手六部脏腑的气化关系，说："手太阴，阳明金也，足少阴，太阳水也，金生水，水流下行而不能上，故在下部也。足厥阴，少阳木也，生手太阳，少阴火，火炎上行而不能下，故为上部。手心主，少阳火，生足太阳，阳明土，土主中宫，故在中部也。此皆五行子母更相生养者也。"其原意如图21所示。

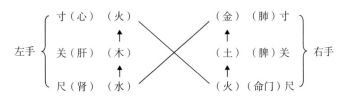

图21　两手寸关尺脏腑的分部图

学生听到这里，对传统的理论阐述可能还是将信将疑。我们进一步用实验事例，如今人观察针刺原穴前后寸口相关部位脉图变化，加以说明，这样在课堂讲授中阐述问题的来龙去脉，使学生不但知道"是什么"，而且知道"为什么"，在理解的基础上记忆，学得活，记得牢，容易发挥他们丰富的联想，起到举一反三，触类旁通的作用。

又如诊脉的方法，历代医家大多采纳滑伯仁《诊家枢要》提出的"举按寻"。我根据自己的学习和临证心得，将诊脉的方法提炼为布指定位、指力比较、指法运用与总按单按四步法。第一步布指定位：诊寸口脉时先以中指按在患者掌后高骨（即桡骨茎突）内侧，定为关部，然后食指按在关前定寸，无名指按在关后定尺。三指指端要平齐，节节相对，略呈弓形倾斜，用指目（指尖与指腹交界棱起的部位）诊察脉搏。第二步指力比较：在三指指下均有脉动应指的指感后，轻轻用力按在皮肤上为浮取，也称轻取、举法；用力不轻不重按至肌肉为中取；用力重按至筋骨为沉取，也称重取、按法。指力由轻到重或由重到轻，体会脉动应指的指感变化。第三步指法运用：运用中取的指力时，三指沿脉管径向左右和轴向上下挪移推寻，辨别脉象形态特征。第四步总按单按：三指同时用力称为总按。总按之后为分别了解寸、关或尺脉的脉象，可以用一指诊察一部脉象，其他二指附着于所按部位。诊脉四步法层次分明，简便易学，深受学生欢迎。

3. 提要归类，对比分明

脉象种类有几十种之多，前人对繁多的脉象曾希望用归类法达到执简驭繁之目的，但大多从辨证的角度予以分类，施之脉诊，较难体会。参阅兄弟院校的脉象研究成果，结合临床切脉经验，根据切脉的指感，构成脉象的主要因素大致可归纳为脉象的部位、至数、力度、宽度、长度、流利度、紧张度、均匀度等8个方面。并采用对举和比类的方法，将繁多的脉象，提要勾玄，归成八类，逐类讲授。

在介绍脉象时，我们突出了"举、按、寻"切脉指法，并以指法为手段，以脉类为对象，讲授不同脉象在运用举、按、寻不同指法、指力时指下的感觉变化。例如，举按指力的动态变化，即轻、中、重变力取脉可以体会脉象显现部位的浅与深，至少有浮、洪、散、芤、革、沉、伏、牢、弱等10种脉可以概之；寻之指法并不限于左右推寻，当含上下推寻之意，其可感受脉的宽度、长度、流利度、紧张度之变化；而其余至数、力度、均匀度则寓于其中。这样对比讲解脉象，学生能够提纲挈领，得其要领。

4. 脉图分解，化"玄"为易

以不同的指法，体会脉搏的特征，并以形象与比类的方法加以表述即为脉象，如浮大中空如按葱管者称芤脉，往来艰涩如轻刀刮竹者为涩脉等。然而这种指感的判断，受到经验和表述方法的局限，所以对各种脉象的认识就不够规范化，这也就更给脉象笼罩了一层神秘玄奥的色彩。

多年来，不少研究人员广泛从事脉象的研究工作，并取得了可喜的成就。如研制仪器描记脉象图谱，进行定量定性分析，继之归纳各种脉图的特征，使之客观化、规范化。我们在讲授脉象形态时，运用这一科研成果，使学生易于接受而掌握。

例如弦脉、滑脉是临床极为常见的脉象，脉书虽分别比喻为"端直以长，如按琴弦"和"往来流利，如珠走盘，应指圆滑"，然学生临脉仍感茫然。按脉图要素，弦脉脉图的特征是出现波峰抬高和时相提前的潮波而形成宽大形主波，以及降中峡升高，重搏波平坦，波型显得劲急刚硬。滑脉脉图的特征是升降支斜率大，潮波降低甚而消失而形成双峰波，波型显得升降流利，脉形圆滑。将这些脉图特征转化为指下感觉，归其要领，弦脉应有顶指感：①脉体长；②指感时间较长，其因一是脉管劲急顶指，二是宽大主波时相延长。滑脉当具：①中取为宜；②脉缘圆滑；③应指点在三个以上。学生们感到，讲授脉象的指感要领，心中易了，指下亦明。

5. 反例反问，加深理解

正面讲授是课堂教学常用的方法。若事先设计好反例、反问，由教师自问自答或师问生答，亦可得益。教学中的正确与错误是一对矛盾，学生总是不断克服错误才能达到相对的正确。例如讲脉象主病时，提出沉迟有力之脉的主病，绝大多数学生不假思索地回答是里实寒，以为绝对正确，我们则讲评这不全对。学生大吃一惊，我们便据理说明：脉迟有力既主寒，又主热。其热势向内、向下，积聚内结则见迟脉，而向外向上，蒸腾于外则见数脉。这样学生在对比中提高了鉴别力，从而对正面的东西理解得更深刻、更自觉，以至终生难忘。又如濡脉、细脉均主虚、主湿，反之，同一湿病或虚证可否同样出现两脉，诸如问题的提出和解决，就使零碎的知识系统化、条理化，从而有利于学生综合能力的提高。

中医人才培养

中医本科是高等中医药院校的主干专业，其毕业生的质量虽然直接体现了该院校的综合办学水平，但人才的培养，却受到学生的智力因素和非智力因素的制约，其中与学生的知识结构、性别、生源、志愿等集中表现为其思维特点、兴趣志向等的关系密切。为了更有效地开展素质教育，我对我校九一届中医本科毕业生进行比较分析。

1. 一般情况简介

我院九一届中医本科110名毕业生均为理科招生。1986年我院中医本科录取分数线为529分，实际录取最高分为565分，最低分为511分（未含特殊考生加分，此类学生计12人），平均录取分数为534.4分。其性别、生源、志愿等情况如表17所示。

表17 九一届中医本科毕业生一般情况表

性别	人数	学生来源				录取志愿		
		城镇应届	农村应届	城镇往届	农村往届	一	有	无
男生	78	21	32	2	23	18	42	18
女生	32	15	6	3	8	15	17	0

自1990年始，我院实施学生德智体综合测评工作，其中课程总成绩

按 $\sum$ 课成绩 $\times$ $\dfrac{课学时数}{总学时数}$ 式计算。九一届中医本科毕业生课程总成绩最高分为90.40分，最低为71.54分，平均为82.15分。统计结果表明，分数曲线成近似正态型分布，其成绩考核基本如实地反映了我院毕业生掌握理论、知识和技能的状态。

2. 思维特点比较

（1）高考文科类成绩：测定110名毕业生高考总分与课程总成绩的相关性，结果：相关系数 $r=0.225$ 说明两者之间总体上仅具低度相关性，许多当初以高分甚而重点院校以上分数录取的毕业生，其课程总成绩并不尽如人意。如九〇届中医本科毕业生178人，高考前10名，课程总成绩名次排列分别为125、85、98、78、176、4、20、27、54、100，而九一届高考前10名则为60、82、20、100、44、39、63、36、59、93。然而，测定高考课程中的政治、语文、生物、外语等文科类合计分与课程总成绩的相关性，则 $r=4.5$，相关系数T检验 $tr（110）=5.864>t（110）0.01$，相关系数有极显著意义，显示文科类成绩比高考总分与课程总成绩的相关更为紧密。

1986年高考满分成绩为710分，其中文科类课程成绩共计390分，占总分的54.93％，九一届实际录取平均为64.41％，根据课程总成绩名次前后各20％的比例数设置前22名组（Gi组）和后22名组（Bi组），并以平均比例54.41％为尺度，如表18所示：Gi组文科类成绩高者占68.18％，Bi组文科类成绩低者占77.27％。他们在中学时期虽同属理科，但在知识结构上则有文理之侧重，而文理知识之掌握程度，取决于不同的思维形式。文科知识需要记忆，理科知识依靠理解，因而长于记忆的高考文科类成绩高分者，适应中医专业课程的学习。

表 18　Gi组、Bi组高考文科类成绩比较表

	>平均	>平均	合计
Gi组	15	7	22
Bi组	5	17	22

精确检验法 χ^2=7.42>6.63，P>0.01。

表 19　Gi组、Bi组男女生比较表

	男生	女生	合计
Gi组	6	16	22
Bi组	21	1	22

精确检验法 χ^2=18.79>6.63，P>0.01。

（2）性别差异：男女之间生理机能不同，思维形式也有所差异。男重逻辑，长于理解；女重直觉，长于记忆。如表17和表19所示：九一届男女生所占比例分别为70.91%和29.09%，而Gi组则为27.27%和72.73%；Bi组则为94.45%和4.55%。女生长于记忆的思维形式，在中医学科，可谓发挥特长，独领风骚。

（3）学生来源：如表20所示，毕业生来自城镇或农村在Gi组、Bi组的差异没有意义，但应届生与往届生则有不同（见表21）。九一届中往届生占32.73%，而Bi组中则占45.45%，Gi组则仅为13.64%。应届生为毕业生总数的67.27%，Bi组则为54.55%，Gi组则为86.36%。往届生为使自己成为高考的幸运儿，数年奋斗，反复强化了中学阶段的理科学习，因而，其思维趋于分析理解，且年龄偏大，记忆相对偏弱。

表 20　Gi组、Bi组城乡学生比较表

	城镇	农村	合计
Gi组	12	10	22
Bi组	6	16	22

精确检验法 χ^2=2.35>6.63，<3.84，P>0.05。

表21 Gi组、Bi组应届、往届学生比较表

	城镇	农村	合计
Gi组	19	13	22
Bi组	12	10	22

精确检验法 $\chi^2=3.95>3.84$，$P>0.05$。

综上所述，学生们因知识结构、性别差异、生源等不同，形成了不同的思维特点，培养中医人才的课程设置，就记忆见长者而言，则容易适应，就长于理解而乏于记忆者来说，却常常在学习中遇到障碍。

3. 兴趣志向比较

（1）录取志愿：为了增大上大学的保险系数，高考志愿多数以自估成绩来确定。尽管如此，九一届第一志愿录取率仅为30%，无志愿录取率为16.36%，其他志愿为53.64%。合计有志愿录取为83.64%。高考志愿在一定程度上决定了专业思想，并影响学习成绩。如表22所示：Gi组全为有志愿录取，Bi组无志愿者占31.82%，经 χ^2 精确检验，结果 $P=0.0045$，<0.05，其差别有极显著意义。

（2）专业思想：对Gi组、Bi组的毕业生进行专业思想座谈调查，结果表明（表23）：专业思想的巩固与否，与学习成绩的优劣有密切关系，中医专业思想不巩固的形成原因颇为复杂，除了大多由无志愿录取所致外，因思维形式不同，学习中医适应性差，兴趣下降，志向动摇者也为数不少。

表22 录取志愿在Gi组、Bi组的比较表

	第一	第二、三、四	无
Gi组	10	12	0
Bi组	4	11	7

表23　专业思想在 Gi 组、Bi 组的比较表

	热爱	一般	不热爱
Gi 组	15	5	2
Bi 组	3	7	2

精确检验法 $\chi^2=18.67>6.63$，$P>0.01$。

4. 分析与建议

（1）记忆力在智力结构中好比一个信息储存器，它储存的内容不仅是知识，还包括技能和操作方式等。中医学科性质要求掌握大量的知识技能信息。其课程设置，古今中外，涉及面广。如古之医古文，今之西医学，中之中医，外之外语。这就对中医大学生的记忆力提出了很高的要求。记忆是智慧之母，是学好中医的先决条件之一。有鉴于此，高等中医药教育应采取以下措施：①改革招生制度。中医本科生实行文理兼收无疑有其益处。②鼓励女生从事中医事业，并为她们方便就业创造必要的条件。③正确处理传授知识和培养智能的关系。改革中医教学，把培养学生的记忆力列入教学的重要议事日程，并从教学内容、方法等方面着手，注重培养学生的记忆思维。

（2）中医院校学生的专业思想，历来是个老大难问题。当代大学生具有时代的特点，思想解放，求知求新求异心情迫切。中学时所接受的大多为信息时代的先进知识，而中医学是一门古老的科学，理论抽象单调，内容枯燥乏味，这就形成了教学对象年龄时代新和教学内容旧的矛盾。学生进校后势必面临两个过渡：一是知识结构由原来基础偏理转而目前专业重文；二是学习方法由原来理解想象转而抽象记忆；学生跨入高校大门，吃上"大锅饭"，高考的"指挥棒"已停止挥动，昔日为考上大学而奋斗的目标已经达到，新的理想尚未建立，在这一空档期内，遇到上述矛盾和转变，往往不易解决而产生"理想间隙期"。一位无志愿的

医路漫记　YI LU MAN JI

学生曾这样写道："没想到进了中医学院，连做梦都没想到，至于中医，我更是毫无兴趣。于是，我便在平平淡淡中消磨时光，有点烦恼时，便去看看电影什么的，倒也逍遥自在。"这正是一部分学生的真实写照。为此：①高等中医本科招生应尽量避免无志愿录取。②招收一定数量志愿定向区乡基层工作的学生，其专业思想较易树立与巩固，且符合全民都应享受卫生保健的要求。③教育要适应大学生的心理特点，加强学生的思想政治教育、民族文化教育。从始业到毕业，专业思想教育，要坚持不懈，并从教学手段入手，帮助他们解决新旧矛盾和加快过渡。

智力与非智力因素，两者之间互为影响。思维形式缺少适应性，易使专业思想产生动摇，而专业思想的不稳定，又使学习的积极性得不到发挥。为使学生既有献身中医的崇高志向，又具振兴中医的真才实学，需要院校思想教育、教学实力、管理效率等整体水平的提高。从教学和管理考虑：①加强中医学科教材建设，更多反映最新科技成果，最新研究成果的教材应早日问世。②注重师资素质的提高，新一代的学科带头人应早日涌现。③学籍管理必须引入竞争机制，优胜劣汰。如是，则中医药事业能多出人才，出好人才。

素质教育实践

回首当年，人类进入到20世纪末，展望新的世纪，渴望新的发展，实现新的梦想。随着社会的发展，人类生活方式、生存环境和疾病谱的改变，对医学人才培养的要求也将发生重大转变。在教学实践中需要与时俱进，不断探索与当前社会发展相适应的中医药人才培养模式，特别注重中医药人才素质的全面提升。1996年12月我在《中医教育》杂志上发表了《加强中医药大学生素质教育的思考及其对策》论文，1997年1月主持申报的项目"21世纪中医药大学生人才素质的基本要求与培养途径的研究"，获浙江省哲学社会科学"九五"规划重点课题资助，主编的《中医药人才素质教育概论》专著1998年3月出版发行，主持完成的"21世纪中医药人才素质教育的模式的研究与实践"成果2000年

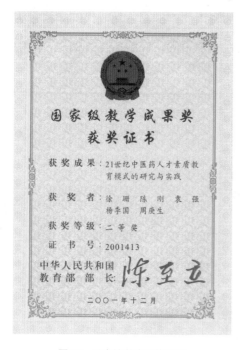

图22 国家教学成果奖证书

12月获浙江省教学成果一等奖，2001年12月获国家级教学成果二等奖。

提高大学生的综合素质是高等教育培养目标的重要内容，也是面向未来教育、教学改革的重要目标。加强中医药大学生的素质教育，日益成为高等中医教育改革和发展如何面向21世纪的重要思考，也是一项有益的探索。

1. 21世纪中医药人才的需求展望

医学的任务是维护与促进人类健康。中医学是一门古老的学科，两千多年来对于防治疾病、强身健体、民族繁衍昌盛作出了巨大的贡献。但是，中医学又是一门敏感的学科，一切科学的新理论、新技术和新方法都会迅速向中医学渗透，促使中医学不断向前发展。

人类社会进入21世纪，疾病谱、生活方式、生态环境的改变，期望寿命的延长，人口老龄化，优生优育，科学的发展对疾病概念的新认识等，使医学将从原来的纯生物医学模式转变为社会-环境-心理-生理-生物医学的模式，将从传统的"一个医生，一个病人，开一个处方，做一个手术"的纯治疗型模式转变为群体保健预防和主动参与的模式。随着这两个模式的转换，对医学人才培养的要求也将发生重大转变。中医学从其理论到丰富的实践，以及传统药物和方法在符合时代需要上显然更占有明显的优势。在新的形势下，高等中医药教育在人才培养目标上正面临着严峻的挑战，并酝酿着一场深刻的变革。必须大力发展教育，提高中医药大学生的综合素质，培养一大批跨世纪的中医药高级人才。

展望21世纪所需求的中医药人才，从总体上看，应具备较强的适应能力、开拓创新能力、人际交流能力；要具备坚实的专业知识与技能，掌握宽厚的基础理论、基本知识和基本技能。具体而言，则可表现为下列7个方面的基本要求。

（1）应当具有历史唯物主义及辩证唯物主义的哲学基础修养，树立科学精神，掌握科学方法。

（2）应当具有广博的基础知识，尤其应包括数、理、化、生命科学与信息科学等自然科学的基础知识以及人文和社会科学的基础知识。

（3）应能在本专业领域内熟练使用电子计算机与计算机化情报信息系统。

（4）应在医学领域内具备扎实的专业知识与技能和解决实际问题的能力，能把握医学科学的发展方向。

（5）应具有自学提高和不断自我完善的能力，具有较强的适应能力和竞争创新意识。

（6）应具有较好的表达能力和人际交流能力，能参与社区保健及开展健康教育。

（7）熟练掌握一门以上的外语，能促进中医药学术的国际交流。

2. 高等中医药教育存在的主要问题

我国高等中医药教育虽然在人才培养、推进学术发展等方面取得了有目共睹的成就，但是面对21世纪医学科学及生命科学的发展，分析我国高等中医药教育的现状，仍然存在着许多不相适应的问题。

（1）高等中医药院校大多均为独立建制，与理工大学脱离。有的院校、有的专业目前仍不开设数学、物理等自然科学课程，因而不可能培养出理、医、工复合型的高层次专门人才。

（2）培养目标仍然是满足传统纯生物医学模式与治疗型模式的医生，显然不能适应21世纪的需要。

（3）中医药学的专业设置面窄径小，缺乏广泛的适应能力。

（4）专科、本科、硕士、博士学科专业、课程层次不清晰，衔接不合理。

（5）高等中医药教育越来越重视学科专门化，以致学生知识面狭窄，缺乏应变能力，外语水平低，难以参与国际交流，计算机和情报信息利用率不高，缺乏竞争能力。

（6）课程结构体系仍然是开办之初的"公共课－基础课－专业课"的模式，这种模式过分追求基础课为专业课服务，强调专业学科的独立性和自身完整性，不能适应医学科学的发展及医学模式的转换，有意无意中存在着基础不宽、能力不强、后劲不足等缺陷。

（7）教学方法仍是先基础、后临床，以课堂为中心、以教师为中心的传统教学模式。教师习惯并拘泥于传统学科范畴，难以开拓创新，课堂灌输知识，缺乏学生的主动参与机制，影响学生自学能力和开拓创新意识的培养。

（8）长期以来，把大学教育等同于职业教育，"重技术，轻素质""重专业，轻教养"，使智力、专长与心理不能和谐统一。

（9）高等中医药教育"一次完成论"仍有很大市场，毕业后的岗位培训和继续教育得不到应有的重视。

上述问题若不引起重视，不加以妥善解决，则会贻误我国中医药学的发展。高等中医药教育的改革势在必行，迫在眉睫。中医药学教育要有超前意识，我们必须为迎接21世纪，深化高等中医药教育、教学改革，全面提高中医药大学生的综合素质。

3. 中医药大学生综合素质的内涵

高等中医药教育的改革，正经历着教育思想的更新和转变，为了适应21世纪中医药事业的发展，人才的培养更加注重素质教育和创新能力的提高，提倡"专才教育"加"通才教育"，以造就社会和经济发展所需求的一专多能的复合型高级中医药人才。

按照马克思主义关于人的全面发展理论和党的教育方针，分析现代社会和经济发展的变化对大学培养目标的要求，中医药大学生无疑应当培养良好的综合素质，突出表现为需要更强的创造能力、适应能力和交流能力。中医药大学生素质结构可以概括为下列五个方面：

（1）思想道德素质。主要表现为：①坚持社会主义的方向，有正确的人生观、世界观和价值观，全心全意为人民服务，具有高尚的道德情操等。②有良好的文明行为习惯，如诚实、守信、认真、勤奋、谦虚、整洁等。③具有与现代社会相合拍的意识，如竞争意识、效率意识、环境意识、国际意识、法制意识等。④自觉遵守医学职业道德和行为规范。

（2）文化素质。注重人文精神和人文教养，重视自身的教化和塑造，有较高的文化品位、格调、情感、审美和艺术追求。

（3）业务素质。大致由三部分组成：①良好的中医药知识和技能结构。②自学能力、利用信息的能力、实践和动手能力、社会活动能力等。③创造性思维、医学科学的研究能力、想象力、洞察力等。

（4）心理素质。主要表现为下列的品格：①健全的人格，自尊、自重、乐观、豁达，并能尊重他人、关心他人，易与他人沟通交流、合作共事等。②正视现实，参与竞争，习惯于接受挑战，乐于接受新鲜事物；意志坚定，具有较强的承受挫折和失败的能力。③智力、专长和心理的和谐统一。

（5）身体素质。健康的体格、健全的体能，具有良好的灵活性、耐力、适应力，养成良好的卫生习惯和生活规律等。

4. 加强素质教育的思路及其措施

大学教育的功能和培养目标，不仅仅是给学生某种专门知识和谋生就业的技能，从根本上说，是要提高学生的适应能力、创造能力、交流能力和自我发展能力。

强调高等中医药教育中的素质教育，首先应理清思路，正确处理以下四个关系：一是中医学与西医学的关系。中医药学是我国传统文化的瑰宝。《黄帝内经》中就十分强调医生应当具备"上知天文，下知地理，中知人事"的综合素质。中医与西医应有机结合，不能有所厚薄。中医药学只有保持和发扬其整体、自然、安全、和缓、有效的特色和优势，才能充满生机和活力。二是拓宽基础、增强适应能力与培养业务专长、进行专门训练的关系。既有统一要求，又应因材施教，注重个性发展。三是知识传授与能力培养的关系。人的能力取决于具备的一定知识，而具有了能力又能吸取并运用新的知识，其中，尤须重视培养学生的自学、自我发展能力。四是学生知识能力培养与全面素质提高的关系。当前要特别强调学生文化素质和心理素质的培养。

根据高等中医药教育的现状，我们认为加强中医药专业学生的素质教育工作可以采取以下措施：

（1）更新教育思想、教育观念。高等中医教育要注重素质教育，重视能力培养，注意个性发展，全面实行因材施教。

（2）调整学科专业结构。高等中医药教育要与国家、地方卫生人才培养和使用紧密衔接，与卫生保健体制改革密切结合，按需设置学科专业。

（3）制定新的教学计划。要体现全面发展的原则、基础性原则、整合性原则、广博性原则、灵活性原则等，推行各专业前期基础课程相对统一，后期按社会需求和学生志愿分流的方法。

（4）更新和优化课程体系。新的课程结构体系必须体现出加强基础、拓宽专业、增强适应、突出能力的时代要求，将传统的"公共课－专业基础－专业课"的结构模式改组成为模块式课程组合结构。

（5）改进教育教学方法。变传统的以课堂为中心为课堂传授与校园文化有机结合，计划课程与演讲、讲座、社团活动、兴趣小组等隐性课程相得益彰。变传统的以教师为中心为教师讲授与学生自主学习、实验、医疗试诊相结合的实践学习单元，创造条件让学生主动参与，以提供学生自学、自我教育、自我发展的更大空间，培养创造与开拓的能力。

（6）推行和完善学分制。克服原有统一标准、单一模式、学生被动接受知识的弊端，培养学生的学习能力、自我发展能力，淡化专业，促进学科交叉，这将会有利于师资水平、管理水平的提高。

（7）改革思想政治教育。应当充实和加强面向21世纪的现代观念和意识教育、伦理道德教育、中国传统文化教育、人格和心理方面的教育等。

（8）建立终身的中医药教育制度。科学技术的发展，新知识和新技术在医疗实践中的应用，以及知识更新周期的加速，促使医学科学和卫生服务专业化迅速发展，因而，中医药人才素质的进一步提高，必须建立高等中医药院校教育、毕业后教育和继续教育连续统一的终身教育制度。

師承御醫傳人

　　蒋文照教授（1925—2008）是我攻读硕士学位研究生的指导老师，浙江省嘉善县人，浙江中医药大学教授、主任中医师。1982年被浙江省人民政府授予"浙江省名中医"称号，国务院授予"具有突出贡献专家"证书，并享受"政府特殊津贴"，1991年批准为第一批全国老中医药专家学术经验继承工作指导老师，2010年国家中医药管理局将"蒋文照名老中医药专家传承工作室"列为全国名老中医药专家传承工作室建设项目。我有幸于1991年5月被确定为蒋文照教授学术经验继承人，1991年6月12日参加由浙江省卫生厅等单位联合召开的浙江省继承老中医药专家学术经验拜师大会，行拜师礼，正式启动了为期3年的继承工作。嗣后又担任"蒋文照名老中医药专家传承工作室"负责人。

　　蒋老1925年10月4日（农历乙丑年八月十七）出生于浙江省嘉善县天凝镇蒋村一个书香门第。1944年2月25日，经友人介绍，赴位于杨庙的徐松全诊所拜师学医。

　　徐松全（1892—1974），原名福基，学医后改名松全，或松旋、松泉，嘉兴油车港马厍汇徐家门人。18岁时作为前清御医陈莲舫弟子清代名医李子牧的开门弟子习医，21岁满师后悬壶开业。徐氏擅长温病，取法叶天士；兼治内妇儿杂证，法宗陈莲舫。诊病详于四诊，精于辨证，救人无数，医名鹊起，求医者众。

李子牧（1868—1933），秀水（今浙江省嘉兴市）人，清代名医。字滋漠，又名保常。弱冠师承青浦（今上海市）御医陈莲舫，得师真传，乃其师之得意弟子。业成悬壶嘉兴、上海等地，医名卓著，并陪同陈莲舫赴京为慈禧太后诊病。曾任嘉兴医师公会干事长，参与筹办施药局等。1910年收嘉兴油车港马库汇徐松全为弟子。李子牧精通典籍，博采众长，擅治时病，组方轻灵。晚年，尤以调治内、妇、杂症为专长，择药精细，喜用鲜品，特别注重护养脾、胃，分别阴、阳选药，或宗东垣，或法天士，井然有序，学博而不泥。

陈莲舫（1840—1914），男，上海市青浦区人，清末医家。名秉钧，别署庸叟，又号乐余老人，青浦陈氏十九世医。早年随祖父陈涛侍诊，潜心医学，得其传而过之。光绪二十六年（1900）悬壶上海北海路，求诊者门庭若市。翌年应聘赴湖北为两广总督张之洞治病，逢张之幕僚李平书，与之结为莫逆交。光绪二十九年两人与中医朱紫衡等创立医学会，光绪三十二年又相与创办上海医务总会，以研究中西医术为宗旨。光绪年间，奉召五入京城，为光绪、慈禧治病。任御医值御药房事，封为三品刑部荣禄大夫，颁赐"恩荣五召"堂额。其足迹遍及江、浙、皖、鄂、湘、直、粤诸省，有"国手御医"之称。老年辞官寓居上海，曾任上海广仁堂医务总裁及各善堂施诊所董事等职。陈家世代业医，陈莲舫先生为第19代传人，后自称为"十九世医陈"。陈莲舫自幼学习儒业，同时随祖父习医。继承家学，勤于思考，师古通今，推陈出新，悬壶行医，名噪一时。为人质朴敦厚，崇尚医德。光绪壬寅年（1902），创办了"上海医会"，并且编写中医教材，开办中医学校，致力于中医教育事业。弟子有李子牧、陈蓉舫、寿时中等300余人，医名遍及全国。陈莲舫精通医理，熟稔经方，洞晓脉理，擅治内、外、妇、儿诸科杂病，立案处方配合灵妙，用药轻灵平稳。上至王公大臣封疆大吏，下至平民百姓，求治者甚众，治病也是药到病除，救治无数危候。他在青浦古镇朱家角悬壶行医，因医术高明，四方求诊者不远千里而来，当时陈氏宅前放生桥至何家桥一段河面，求医船只常挤得水泄不通。

蒋老在谈到自己的学医经历时说："我跟师嘉兴名医徐松全学习中医，学了五年。""我的业师是陈莲舫的再传弟子，就是陈莲舫徒弟的徒弟。"他在自传中也写道：徐松全医术很好，诊务繁忙，"来找他看病的人很多，徐松全先生每天都要诊治众多前来求诊的病人，有时一个上午就要看100多个病人。而且经常还要出诊，出诊看的都是重病"。每当谈及老师，崇敬之情，溢于言表。

中医流派历来是中医学术发展的重要源泉，中医学数千年的历史，孕育和产生了无数的著名医家，发展和形成了众多的学术流派。蒋老从事医教工作六十载，师承名家，颇多受益，平脉辨证，学验俱丰，临床精于内科，兼及妇儿，诊治脾胃病证尤为擅长。从做人，做学问，到做医生，他崇尚"中和"理念，临证善用和法取效，形成了具有独特理论见解，临床技术和诊疗手段等中医流派特色突出的蒋文照医学。蒋文照

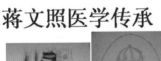

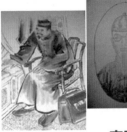
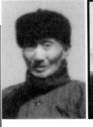
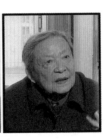

陈莲舫　　李子牧　　徐松全　　蒋文照

医学流派 { ●享有盛誉的名医作为代表人物
●拥有独特的学识医术自成体系
●具有明确的传承关系一脉相传

图23　蒋文照医学传承

医学的渊源、形成和发展过程中表现出以下特点：首先是以享有盛誉的名医作为代表人物，蒋文照医学渊源于陈莲舫、李子牧和徐松全，从陈莲舫到蒋老及至我与所指导带教的学生已有6代，代有名医。再者是拥有独特的学识医术自成体系，流派的重点在于独特学术的传承。其三是具有明确的传承关系一脉相传。蒋文照医学以独特的学识医术等为基础，又有明确的传承关系，有一批实践这种见解、技术和经验的承传者，蒋文照医学是具有鲜明特色的中医学术流派。（图23）

继承工作的主要方式是指导老师的临床带教，通过口传面授，临床应诊和实际操作向继承人传授其的独到临床经验和技术专长，继承人通过耳濡目染、细心揣摩，着力于实践，学到指导老师临床诊治真谛。我认真记录临床病历，并自行设计了"著名老中医药专家学术经验继承工作门诊病历"，做了精心的整理，在出师考核时，所提交的病历全部被评为"优"。（图24，图25）

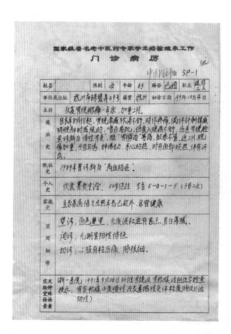
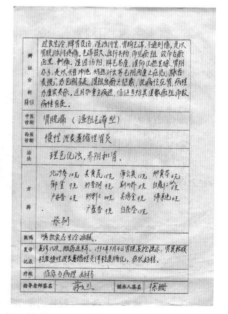

图24　门诊病历（胃脘痛）

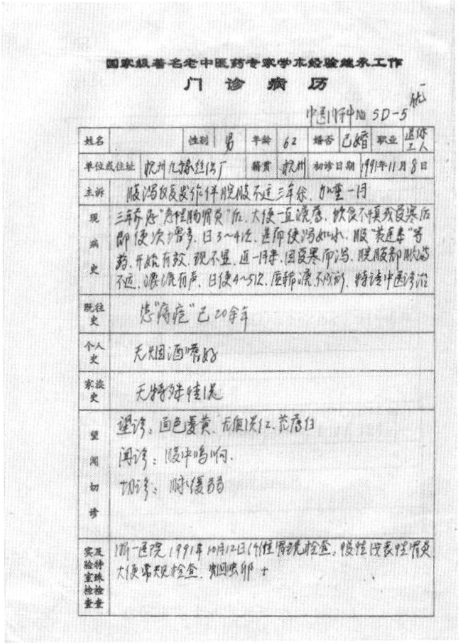

图25　门诊病历（泄泻）

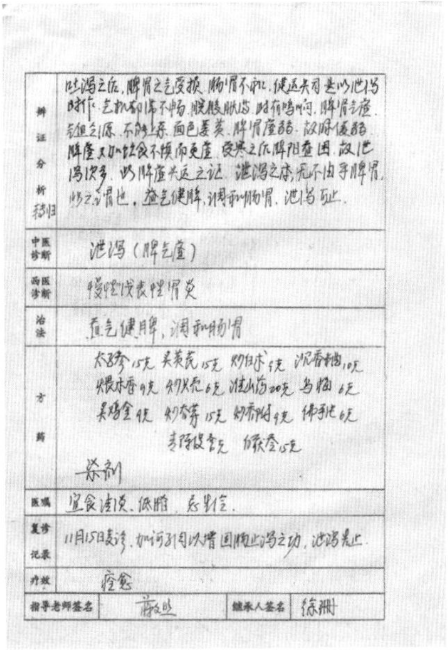

脾胃学说源于《黄帝内经》，成于李杲，发展于其后诸家。蒋老对脾胃学说潜心研究，合众多医家之长于一身，师古而不泥古。蒋老是著名的脾胃病专家，在调治脾胃病方面有独到之处，现将其主要学术思想整理总结如下。

1. 和脾胃，重在调补

蒋老认为脾胃病不论虚实寒热，脾胃虚弱，内有郁滞是其基本病机，治疗上应补其虚、祛其湿、调其气，脾健则不受邪，湿祛则脾气运，气行则诸邪消，使得脾胃之气充足和调，健运而不壅滞，升降适宜，纳化有度，气血得以化生，元气得以滋养，正气内存而邪无所受。

（1）补其虚：脾胃为后天之本，气血津液化生之源，五脏六腑、四肢百骸、五官九窍、十二经脉等皆依赖脾胃而得以滋养。李中梓《医宗必读》说："胃气一绝，百药难施，一有此身，必资谷气。谷气入胃，洒陈于六腑而气至，和调于五脏而血生，而人资之以为生者也。故曰：后天之本在脾。"先天禀赋不足、劳倦过度、饮食不节、大病久病之后，均能使脾胃虚弱，由于脾胃虚弱，纳运失司，而化生食滞、湿阻、气滞和血瘀等实邪，故蒋老常用黄芪、党参、太子参、白术等以健旺脾气，脾健则不受邪。

（2）祛其湿：脾喜燥而恶湿，脾虚可以生湿，湿胜可以困脾，正如《临证指南医案》所说："湿喜归脾者，以其同气相感故也。"湿困脾胃多用化湿法，包括芳香化湿、苦温燥湿和淡渗利湿，善用藿香、佩兰、半夏、厚朴、车前草、白茯苓、川萆薢等，有化热表现者常加用黄芩、蒲公英等。

（3）调其气：脾胃居中焦，为全身气机升降之枢纽，脾宜升则健，胃宜降则和，升降有序，则气机调畅。如外感或内伤损及脾胃，升降失常，气机壅滞，则水反为湿，谷反为滞，形成气滞、血瘀、湿阻、食积、痰结、火郁等相因为患，用木香、砂仁、枳壳等理其壅滞，则升降有常，纳运有度，使诸邪实无所生。

2. 理中州，不忘疏肝

肝主疏泄，性喜升发条达，调畅气机。人体的气机升降出入，莫不赖于肝气之疏泄功能。肝气疏，则气机畅，肝气结，则气机塞。脾胃乃升降之枢纽，脾胃气机升降则有赖肝气疏泄条达，正如《素问·宝命全形论》中云："土得木而达。"因此，脾胃与肝的关系至为密切，木土之气本相通，一荣俱荣，一伤俱伤，在生理上相互为用，在病理上相互影响。若肝失疏泄，木气郁结，则脾气不升，胃气不降而壅滞为病；或肝木疏泄太过，横逆而犯，脾胃受戕；或脾胃虚弱，肝木乘之，升降失常。《医碥》中说："肝木疏泄太过，则脾胃因之而气虚，或肝气郁结太甚，则脾胃因之气滞，皆肝木克脾土也。"在蒋老的脾胃学术思想中，十分注重疏肝气以调脾胃之气机，肝气疏则脾胃气机畅，故临证中在调脾胃气机升降的同时，也十分注重调肝，药用柴胡、香附、佛手、香橼、郁金等以疏肝理气，安抚风木，不敢犯土，使肝脾调和，则脾胃升降相宜，出入有序。

3. 疗杂病，必护胃气

《灵枢·五味》曰："五脏六腑皆禀气于胃。"人以胃气为本。蒋老认为，所谓"胃气"，即脾胃之消化吸收功能，脾胃为气血生化之源，后天之本。因而，胃气在一定程度上代表了机体的抗病能力，可见胃气在人体中具有特殊的重要作用。《景岳全书》曰："正以人之胃气，即土气也。万物无土皆不可，故土居五行之中，而旺于四季，即此义也。由此推之，则凡胃气之关于人者，无所不至，即脏腑、声色、脉候、形体，无不皆有胃气，胃气若失，便是凶候。"可谓要言不烦。故凡阴阳气血诸虚之病，皆刻刻以保护胃气为急，补养脾气为先。临床上历代（尤其是宋金元以来）不少名家皆注重扶护胃气，对不少疾病都从脾胃论治，如明代张景岳曰："脾胃有病，自宜治脾胃。然脾为土脏，灌溉四旁，是以五脏中皆有脾气，而脾胃中亦皆有五脏之气，此其互为相使，有可分而不可分者在焉。故善治脾胃者，能调五脏，即所以治脾胃也。"蒋老临证治疗杂病，每必本于脾胃，时时不忘扶护胃气，先调补脾胃，助化气血，然后寻求病因，对症下药。其扶护胃气之法有化、理、调、和、养、补之不同，非限补益之一端。如藿香、佩兰、蔻仁、鸡内金、谷麦芽等化湿消积，谓之化；白术、枳壳、薏苡仁、茯苓等疏理脾胃，谓之理；木香、香附、佛手、郁金、延胡索、砂仁等调畅气血，谓之调；半夏与黄芩、吴茱萸与黄连等寒温并用，苦辛同施，有热祛热，有寒祛寒，中焦气和，谓之和；沙参、麦冬、石斛、玉竹等滋养胃阴，谓之养；党参、黄芪等补脾土，谓之补。由此则胃气有权，脏损而易复，且祛邪有力，故而诸可无恙。

4. 善用药，轻灵见长

病者常以脾胃纳运状况表现病情深浅进退，临证处方用药，药不在多而贵在约，只有不违法度，轻药味淡，重投不猛，脾胃方可吸收转运生效。若脾胃消化饮食不佳，何以接纳药物发挥其效能，纵有神医良药，亦不足以治疾奏效。蒋老临证用药轻灵平淡，意在顺应脾胃特性。方药虽轻灵平淡，然脾胃气和，中土健运，化源不竭，而能于平淡之中见神奇，轻灵之中收其功。如：补益药应适当配伍理气之品，以防滋腻厚味滞胃碍脾，使之补而不滞，润而不腻。选用理气药遵叶氏"忌刚用柔"之旨，勿过辛香温燥，伤及胃阴，以佛手、绿梅花、玫瑰花等理气不伤阴之品。脾为阴脏，喜暖而恶寒，喜燥而恶湿，故清热不宜过用苦寒，以防损伤生生之阳；健脾宜党参、太子参、白术、薏苡仁、山药、扁豆等甘平微温之品，以健运中气。胃为阳腑，喜凉而恶热，喜润而恶燥，故温里应温而不燥，用量宜轻，且用时不宜过长，以防燥热损伤胃阴；益胃贵在柔润养阴而不腻，以南北沙参、石斛、麦冬、玉竹、甘草或加白芍、乌梅等酸味之品，酸甘合化。总之，处方用药以轻灵平淡为要，药性宜平，药味宜薄，慎用重浊厚味、刚劲强烈之属，力求所选用药物既能发挥治疾疗病之效，而又无留邪伤正之弊。（图26，图27，图28，图29）

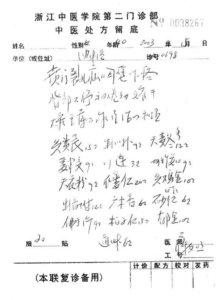

图26 蒋文照小方1

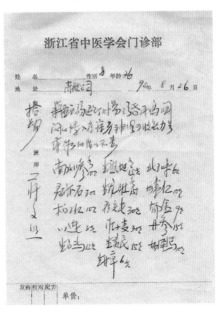

图27 蒋文照小方2

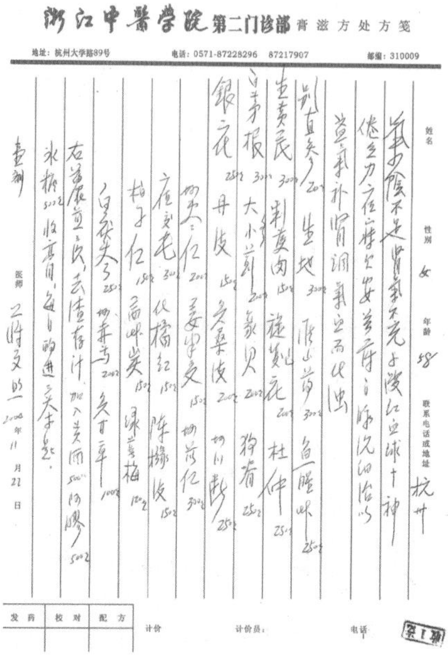

图28　蒋文照膏方1

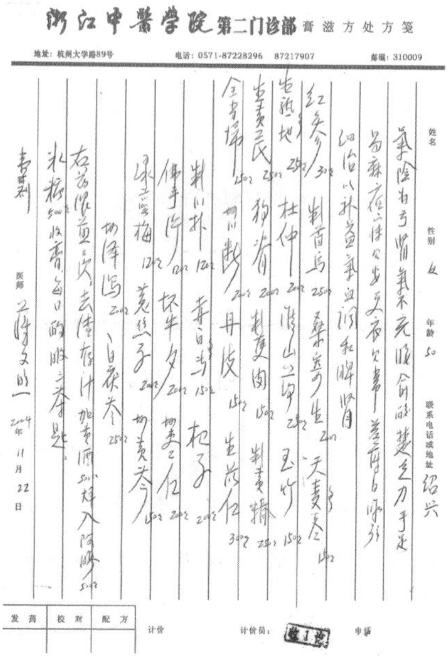

图29　蒋文照膏方2

　　蒋老从事医疗教学六十余载，长于内科，兼及妇儿科，临证中尤其注重脾胃，脾胃既病时善于调治脾胃，脾胃未病时不忘顾护脾胃，正如《医林绳墨》所云："人以脾胃为主，而治疗以脾胃为先。"

蒋老临证治病擅长和理调治，然对疑难急重病证，也详于辨证，精以论治，故屡起沉疴，愈急症，拯重病。兹选析验案如次。

1. 探求病因以辨痹

刘某，女，9岁，1992年7月14日初诊。四肢关节肌肉游走性疼痛1年余，其余皆无殊。经多方诊治，实验检查皆为正常，中西医治疗均无效果。肌肉关节痹痛时作，伴有酸楚，此息彼作，苦痛难堪，影响学业。慕名延请蒋老诊治。望舌切脉之后，蒋老询其起病，乃知痹痛发于风疹之后，遂断为风邪入络之行痹证。舌质偏红，苔薄白，脉细数。治以祛风清泄，和络宣痹。

金银花9g，蝉衣6g，防风6g，炒僵蚕9g，板蓝根9g，生地黄9g，生知母3g，麦冬6g，威灵仙9g，羌活、独活各6g，鸡血藤9g，络石藤12g，生苡仁15g，生甘草3g，7剂。

8月11日其父告知，上方服用7剂，痹痛减轻，原方继服7剂，年余顽疾即瘥。

按：痹证之名，首载《黄帝内经》。《素问·痹论》系统论述痹证的病因病机、辨证分类、治疗和预后，至今仍有指导意义。其云："风寒湿三气杂至，合而为痹也。其风气胜者为行痹。寒气胜者为痛痹，湿气胜者为着痹也。"是患起病之前曾罹风疹，缘由外感风热时邪，郁于肺卫，蕴于肌腠，与气血相搏，发于皮肤所致。然风疹虽消，余邪未尽，内侵闭塞经脉，使气血运行失畅，瘀滞不通，而成四肢肌肉关节游走疼痛之行痹。蒋老直从询其起病，求其病因，而断其证。于祛风通络之中，据因而佐清泄宣痹，证治合拍，故药到病除。

2. 毒瘀壅滞以成痈

陆某，男，28岁，1991年11月12日初诊。右上腹疼痛伴发热1月有半。当地医院于9月26日行B超检查，提示肝右后上可见一7.9cm×6.9cm暗区。血常规检查：白细胞15800/mm³，嗜中性粒细胞81%。诊为"肝脓肿"。10月12日转住杭州某医院诊治，入院B超复检，肝右后上可见6.0cm×6.0cm低回声暗区，经抗感染治疗20余天，B超复查，肝右后上仍见5.0cm×5.0cm低回声暗区。病人家属提出出院转求中医诊治。

肝脓肿月半未愈，瘀毒内滞，郁而成痈，身热胁痛，口苦而干。舌红，苔黄腻，脉弦滑数。治以清热解毒，理气化瘀，软坚排脓。

干芦根12g，金银花15g，川连3g，夏枯草10g，蒲公英15g，冬瓜仁15g，薏苡仁30g，丹参15g，鸡内金9g，麦冬9g，蛇舌草15g，广木香6g，郁金9g，白茯苓15g，生甘草6g，7剂。

11月19日二诊：身热胁痛已平，神倦乏力，苔薄腻，舌质略胖，脉弦滑。治再清化，上方继服7剂。

11月26日三诊：B超复查，肝区光点偏密，低回声暗区消失。身无不适，脉细带数，苔薄白，舌质稍胖。原法出入以善其后，上方去川连、木香，加北沙参10g，丝瓜络6g，7剂。

按：肝脓肿属于中医药学"肝痈"之范畴，多由肝郁化火，气滞血瘀，积聚蕴痰，聚而成痈。蒋老认为，所谓痈者，乃气血为毒邪壅塞而不通，瘀毒内滞，郁而成痈，为其关键。肝藏血，性喜条达，肝气疏泄畅达，则人身气血相辅而行，循环不息。而肝失疏泄，则气血凝滞，久则郁而化热，更加邪毒内侵，致使血肉腐败，诚如《灵枢·痈疽》所说："营卫稽留于经脉之中，则血泣而不行；不行则卫气从之而不通，壅遏不得行，故热。大热不止，热胜则肉腐，肉腐则为脓。"故治疗大法，则以清热解毒，理气化瘀为宜。然又须分期施治。该患病痈月半，更当消痈排脓。药以《金匮要略》之千金苇茎汤为基，加用清热解毒，化瘀行气之品。虑其病久正伤，阴津耗损，故加沙参、麦冬甘寒生津。三诊痈毒消散。

3. 体脏合论以治痿

陈某，男，23岁，1991年8月21日初诊。患者于1个月前因家庭纠纷，顿起轻生之念，喝入50%甲胺磷剧毒农药约50mL。家人发现后迅即送入当地医院急救而脱险。然1周后出现上肢痿软无力、下肢肌肉萎缩、不能行走、肢体关节肌肉酸疼等症，赴多家医院就诊，诊断为"有机磷农药中毒后遗症"，治疗3周，未见明显效果。经一曾有相同病情而由蒋老治愈的病人介绍转请蒋老诊治。

诊查：两手大小鱼际肌及腓肠肌萎缩，拇指持物无力，下肢痿软，须人搀扶才能勉强跨步行走，四肢关节肌肉隐约酸疼，肢冷畏寒，舌苔薄白而腻，脉沉细。治以益气养血，温经通络，清解余毒。

淡附片6g、生黄芪20g、全当归9g、生地黄、熟地黄各12g、威灵仙12g、桂枝9g、丹参20g、炮山甲9g、广地龙15g、伸筋草12g、宣木瓜6g、川牛膝10g、炒黄柏9g、绿豆衣20g、六一散12g（包）。

10月9日二诊：上方计服35剂。经脉受伤，肌肉萎缩，酸疼已除，手指持物无力，虽能单独行走，然步履不稳。苔薄白，脉弦细。治以益气养血，温经和络。原方去威灵仙、丹参、山甲、木瓜、绿豆衣、六一散，加鸡血藤15g，炒杜仲10g，狗脊12g，桑寄生12g，赤芍、白芍各9g。

11月27日三诊：上方服60剂。两手已能持物，并能打旺火柴，行走基本正常，并能骑自行车，单人前来求诊，生活已能自理。肌肉瘦削，苔薄白，脉细。治再温养，巩固疗效。

生黄芪30g，生地黄、熟地黄各15g，全当归9g，淡附片9g，炒白术9g，炒杜仲12g，赤芍、白芍各9g，狗脊12g，宣木瓜10g，鸡血藤15g，薏苡仁20g，川牛膝15g，广地龙15g，炙甘草6g。

1992年2月26日复诊告之，前方服60余剂，四肢功能基本恢复，肌肉逐渐充盛，已能从事轻微工作。

按：甲胺磷系高效高毒有机磷杀虫剂，中毒时受本品抑制的胆碱酯酶易老化，急性中毒经抢救治愈数天或数周后，可因神经损伤，脱髓鞘变而出现肢体瘫痪。蒋老认为，此乃毒物大伤气血，经脉受损失养，脏腑受累，尤以脾胃、肝、肾最为严重。脾胃两伤则不生肌肉，肝伤则不养其筋，肾伤则不充其骨，故见肌肉萎缩，筋脉弛纵，四肢痿软无力。此症可按中医学"痿证"论治。然初期尤宜考虑清解余毒，故始则温养气血，通经和络为基，选用绿豆衣、六一散。早在《证治准绳》即载绿豆饮作为治误服热毒之剂，近人用绿豆、六一散解有机磷农药中毒，效果满意。二诊后重在补益气血，温养经脉。以黄芪、白术、苡仁等健脾养胃；生地黄、熟地黄、杜仲、狗脊等补益肝肾；附子、桂枝、地龙等温经和络。使余毒解尽，气血旺盛，脏腑功能得以恢复，筋骨肌肉逐渐强健。前后服药约150剂，而告基本痊愈。

4. 豁痰和络以息风

盛某，男，5岁，1992年1月21日初诊。2年前高热之后，热伤筋脉，头俯背弓，甚而仆地，日20余作，左侧手足肌肉萎缩，苔薄黄腻，脉细数。治以豁痰和络，息风止痉。

葛根6g，陈胆星6g，姜半夏6g，石菖蒲6g，蜈蚣1条，炒僵蚕6g，炒知母5g，木防己6g，伸筋草6g，生苡仁15g，珍珠母15g，生黄芪9g，丹参9g，炒谷芽12g，生甘草3g，7剂。

2月18日二诊：抽搐未作，四肢偶有震颤，左侧手足萎软，苔薄腻，脉细数。原方去防己、伸筋草、苡仁，加象贝6g，钩藤6g，鸡血藤9g，7剂。

3月24日三诊：上方服30剂，抽掣仆地2月余未发，四肢亦无抖动，仅左手指肌肉稍觉萎缩。苔白，脉细。治再豁痰和络。

葛根6g，陈胆星6g，姜半夏6g，石菖蒲6g，蜈蚣1条，炒僵蚕9g，炒知母5g，丹参9g，珍珠母15g，生龙骨、生牡蛎各15g，生黄芪9g，伸筋草9g，象贝6g，炙鸡内金6g，生甘草3g，7剂。

按：蒋老认为，肝风内动，虽分肝阳化风、热极生风、血虚生风、阴虚动风等型，然风证不离乎"痰"。痰因风而行，风因痰而作。风走窜，痰阻窍，风痰窜阻经络，多成中风、抽搐、瘫痪等证。《丹溪心法·中风门》言："湿土生痰，痰生热，热生风也。"蒋老甚赞此说，主张风痰之证，当以豁痰和络息其风。是患高热耗伤阴津，筋脉失于濡养而肝风内生；邪热烁津为痰，痰阻经络失和而筋脉抽掣。风生痰动，互为因果，故豁痰和络息风为治而收其功。

5. 养阴润肺以止血

王某，男，22岁，1992年6月23日初诊。咳嗽气喘伴咯血10余年。胸部X线片提示：左肺中下野呈大片致密阴影，横膈掩盖，肋膈角变钝，上野呈集片状阴影，左侧胸廓缩小，气管、纵隔、心脏均向患侧移位。诊为"支气管扩张咯血""左肺毁损"。肺络早伤，咳嗽阵作，气易上逆，动则喘息，晨起痰多，色白而黏，痰中带血，甚而咯出纯血，左胸灼热，午后潮热，形体消瘦，入夜口干，体虚易感。舌红苔少中剥，脉弦细数。治以养阴润肺，化痰宁络。

南沙参、北沙参各9g，麦冬9g，炙百部10g，杏仁9g，旋覆梗10g，代赭石20g，炙鳖甲15g，青蒿9g，银柴胡9g，地骨皮9g，炒瓜蒌皮6g，炙紫菀10g，炒黄芩6g，炙鸡内金9g，生甘草6g，7剂。

6月30日二诊：咯血已止，潮热已退，咳嗽时作，痰沫不已，胸闷灼热，神倦乏力，舌脉如前。治宗原法，上方去瓜蒌、银柴胡、杏仁、黄芩，加天冬9g，金银花15g，黛蛤散（包）15g，川贝粉6g（吞），竹沥半夏9g，7剂。

8月21日三诊：服药50剂，咳嗽已减，精神好转，2个月来未患感冒，咯血未作，胸闷灼热已除，体重增加3kg。舌红苔少，脉弦细，治续原旨。南沙参、北沙参各10g，天冬、麦冬各10g，炙百部9g，野百合10g，炙鳖甲12g，地骨皮9g，生黄芪15g，竹沥半夏6g，白茯苓15g，化橘红6g，黛蛤散15g（包），炙款冬9g，生甘草6g，7剂。

按：该患久病肺损咯血，日渐肺叶枯萎，终成痼疾。其治虽难转萎为荣，然可缓其症，健其体，以图带病延年。《临证指南医案》言及肺痿之治，云："《金匮》治法贵得其精意。大意生胃津，润肺燥，补真气，以通肺之小管。清火热，以复肺之清肃。……及观先生之治肺痿，每用甘缓理虚，或崇仲景甘药理胃，虚则补母之义，可谓得仲景心法矣。"蒋老本其法度，见血不偏求止血，而从养阴润肺充其体，复其用，病本得治，形健神旺，不止其血而血自止。

奉行和为圣度

2008年7月19日，我正在用晚餐，突然接到蒋老家人的电话，说蒋老身体不好，我稍作询问，就有一种不祥之感，马上要求呼叫120，并立即赶往了医院。突如其来的讯息，使我感到心神不宁。蒋老患有多种慢性病，身体状况已大不如前。前一天上午蒋老出专家门诊，求诊的病人很多，一直忙到中午一点过后才下班。蒋老已八十多岁高龄，又是酷暑炎热之季，由于已有多日没有拜见，得知蒋老能坚持这么长的工作时间，窃以为蒋老的身体还不错，而高龄体弱又加之过度透支所带来的身体突然变故，必然是元气大伤，精亏气耗神衰，真是凶多吉少。我先期到达医院，见到蒋老已是面色苍白、冷汗淋漓、呼吸气微之阳气暴脱危象。虽经医院全力抢救，蒋老还是永远离开了尊敬他和深爱着他的病人、学生和同事。

蒋老医教生涯六十余载，医术精湛，医德高尚，虽然师出名门，成绩斐然，但他待人处事以和为贵，信守和谐，一生追求"和为圣度"，无怪乎同事称其为谦和的学者，学生尊其为随和的师长，患者奉其为和蔼的医生。

我有幸成为蒋老的研究生和学术经验继承人，受教良多，获益匪浅。《中庸》说："中也者，天下之大本也；和也者，天下之达道也。致中和，则天地位焉，万物育焉。"所谓"中"指的是平衡，是天下万事万物的根本，"和"指的是和谐，是天下共行的大道。蒋老常说，中和的道理推而广之，即达到圆满境界，天地万物则能各安其所，各随其生。作为医者，更须顺应自然之理，保持人体自身及与自然、社会等的和谐。在蒋老的指导下，我先后完成了以《黄帝内经》"非常则变"为命题的硕士学位论文和《气郁浊阻病生，和理疏达法验——蒋文照教授学术经验和技术专长》的全国老中医药专家学术经验继承工作结业论文，特别是通过三年的随师应诊，耳濡目染，细心揣摩，实践验证，从杏林步履、治学经验、学术思想、技术专长、疑难案选等方面较为全面地总结了蒋老独特的学术经验和技术专长。其学术观点重视气机郁滞，浊邪内阻则病生，临证施治主张和调理气，疏通达邪而法验。内容全面真实，理论联系实际，是蒋老独特学术经验和技术专长的第一次全面总结和系统阐述。论文对中医临床、教学、科研工作具有重要的指导意义和参考价值，可以说是从专业的角度探索了"和"的含义。

2011年7月25日，在蒋老逝世三周年的前夕，我们学生一行专程前往蒋老的家乡，探访先生足迹，缅怀老师业绩，了却了我多年的心愿。嘉善蒋村，水乡和美，惠风和畅，民风祥和，真是一方水土养一方人啊

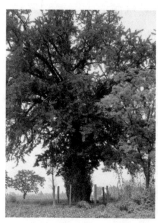 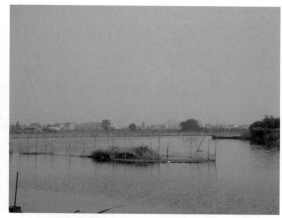

图30 蒋老故乡蒋村景色

（图30）！村民对蒋老大慈恻隐之心津津乐道。使我对于"和"，有了更深更多的感悟。

蒋老临证，善用和法取效。和法的记载，始见于《黄帝内经》。《素问·生气通天论》说："凡阴阳之要，阳密乃固，两者不和，若春无秋，若冬无夏，因而和之，是谓圣度。"此"和"乃指调和阴阳，意义较广。汉张仲景《伤寒论》用桂枝汤调和营卫是《黄帝内经》调和阴阳理论的一种体现。《伤寒论》言和，有小承气汤缓和通腑以治津伤便结，不便峻泻者。如第252条说："太阳病，若吐，若下，若发汗后，微烦，大便硬结者，与小承气汤和之愈。"第213条说："可与小承气汤缓和胃气，勿令致大泄下。"以及小柴胡汤和解表里以治少阳半表半里证。成无己《注解伤寒论》中说："太阳转入少阳……邪在半表半里之间……与小柴胡汤以和解之。"后世论和，一般多限于和解少阳的专剂小柴胡汤，使和法运用范围局限一端。

蒋老认为，和法治疗强调综合调治，疏通气机，在恢复机体生理平衡方面，有独到意义，因而不论是外感疾病，还是内伤杂证，其应用前景均十分广泛。蒋老临证善用和法，粗略而计，和法方药十居七八。综观蒋老运用和法之方药，在组成结构上，具有以下四个特点。

其一，重视和解药之运用。所遣药物，每多质轻性平，作用缓和，无大寒大热，无峻补峻泻。如柴胡、青蒿、黄芩、白芍、白术等，通过缓和疏解，以和解表里，协调脏腑功能。

其二，相反药物协调组合。如半夏、黄芩、干姜、黄连、党参、甘草等，辛热药与苦寒药同用，滋补药与温清药并施，用药相反相成，寒热并用，或补泻合璧，或苦辛分清，以缓和调理，制亢扶弱，协调阴阳，治疗脏腑不和、寒热夹杂、虚实并存之证候。

其三，巧用扶正补虚药物。柯琴《伤寒来苏集》说："预补其正气，使里气和，而外邪勿入。"如《伤寒论》桂枝汤中之芍、草、枣补养营阴；

小柴胡汤中之参、枣扶助正气等，皆见其义。蒋老施补，喜用平补、清补、缓补等，补中有行。而化浊行气之时常佐参、芪以补气助运，诸如此类，足见蒋老用补之巧妙。

其四，配伍调气和血之品。血气者，乃人身之根本。疾病每见气血之失调，蒋老疏方用药每多配伍调和气血之品，然以调气为上，调血次之。调气者，调畅气机为先，如香附、木香、枳壳、佛手、香橼、绿萼梅等。调血者，行血和血为主，如郁金、延胡索、丹皮、丹参、赤芍药辈，意在气血畅达调和，恢复脏腑功能。

总而言之，临床所见之疾病每多证候错综复杂，既非纯虚，又非纯实，既少纯寒，亦少纯热，常呈寒热错杂，虚实并见之状。和法疏通调和，使之归于平衡，诚如《景岳全书·古方八阵》所说："病有虚实气血之间，补之不可，攻之又不可者，欲得其平，须从缓治，故方有和阵。"如蒋老治董某偏头疼痛，反复发作五年。入冬受寒遇风而痛，甚则恶心呕吐，形寒畏冷，神倦心烦，更衣干燥，苔薄白，舌质偏红，脉细弦带数。治以益气养阴，祛风通络以和理。药用：生黄芪15g，太子参15g，生地黄15g，葛根15g，姜黄9g，丹参15g，炒川芎9g，炒僵蚕15g，蜈蚣2条，制香附9g，延胡索9g，白茯苓15g，淮小麦15g，绿萼梅6g，炙甘草6g，7剂。药后头痛缓解，治守原方继进。

蒋老辨治杂病，据其证候实中夹虚，虚实并重，虚中夹实之不同，分别施以疏和、和理、和养之法。该患气阴本虚，而风邪阻窍，久痛入络，血液瘀滞，故而虚实并见。治疗气阴双补、调气祛风、行瘀通络兼顾。扶正祛邪，其药力似趋均等，从而达到和理之功。

其实，"和"的理念源远流长，寓意深刻，需要我们去领悟，需要我们去践行，使之得以传承。"和"可以说是中华传统文化的精髓，无论是做人还是行医，都是我们追求的境界。我想，这也许可以告慰于蒋老。

探访先人足迹

学生尊敬师长，师傅爱护徒弟，学生把老师当作父母，老师将学生看作自己的孩子，这种师生之情、师徒之谊，应该说也是一种文化传承。提前上班，打扫卫生，倒上茶水，做好准备，等候老师上班门诊；把老师的身体健康放在心上；主动及时帮助解决老师家中的困难，等等。作为学生而言，义不容辞，不仅仅要做，而且必须做好。现如今常有师生交恶的报道，令人痛心，这也可以说是文化丢失的一种表现。

我常常抽出时间去蒋老家，蒋老看到我都会流露出非常高兴的神情。蒋老的求学经历、传承脉络、经验体会、学术观点等，我大多是聆听蒋老的讲述而得知并理解的。那时我就设想将"蒋文照医学"作为选题，编写出版书籍，这对于弘扬中医、启迪后学，颇具意义与价值。我将想法向蒋老做了汇报，蒋老感到非常欣慰。遗憾的是，由于业务和管理等工作缠身，未能在蒋老生前如愿编辑出版专著。

幸逢2010年11月国家中医药管理局首批立项建设"蒋文照名老中医药专家传承工作室"，我担任传承工作室负责人。在浙江省中医药管理局和浙江中医药大学的关心和支持下，组织编写《蒋文照医学丛书》之《蒋文照学术撷英》《蒋文照医案精选》《蒋文照医学传承》和《蒋文照手稿真迹》等4册，由上海浦江教育出版社列入重点出版项目并出版发行。传

承蒋老的学术思想、临证经验和文化理念，也是我多年之夙愿。(图31)

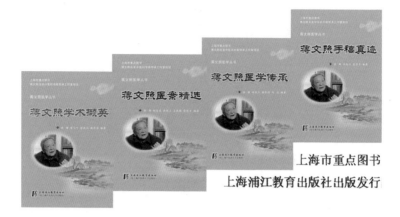

图31　蒋文照医学丛书

　　拟稿成文之前，我的想法是探明蒋文照医学传承脉络与理清一以贯之的学术渊源作为重点工作。

　　首先是探明传承脉络。陈莲舫医学著述甚多，常以对经典著作加按语、眉批的方式阐发己见，现存有《陈莲舫先生医案》《陈莲舫先生医案秘钞》《十二经分寸歌》《御医请脉详志》《莲舫秘旨》《医案拾遗》《女科秘诀大全》《加批时病论》《加批校正金匮心典》等医书。福建科学技术出版社陆续出版了《陈莲舫医案集》《女科秘诀大全》等著作，可供研究的资料较为丰富。我还到上海中医药大学中医药博物馆参访，馆藏有陈莲舫曾用的书桌及五进京城为光绪帝治病之记载等不少实物。而查询李子牧、徐松全，现存资料甚少。探访先人足迹，搜集实物史料，显得十分重要。

　　2011年7月25日，我先带学生一行专程前往蒋老的家乡，在蒋老的故居意外地获得了蒋老在"甲申肆月初浣"的习医抄本第五卷（图32），其时应为1944年4月下旬，蒋老入师门才两个月，习抄之多，足见蒋老之勤奋好学。同时，也获取了徐松全后人的联系方式。

　　2011年10月28日我赴嘉兴市油车港马库汇徐家门探访徐松全后人。

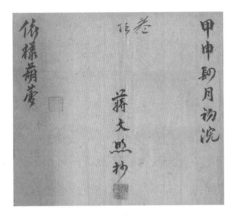

图32　习医抄本

徐氏之长孙徐浩，当时已67岁，18岁随祖父习医，曾参加浙江中医学院函授学习，后在塘汇药店工作。他告知祖父18岁时作为李子牧的开门学生习医，21岁满师后，悬壶乡里，新中国成立后曾参加油车港联合诊所工作。诊病详于四诊，精于辨证，救人无数，医名鹊起，求医者众。1944年，蒋老经同村老乡翁善言（曾任职桐乡中粮公司）介绍，到杨庙徐松全诊所拜师学医。徐松全还发表过《李子牧先生医案》一文。徐浩保存了其祖父留下的一些医方脉案，由于年代久远，受潮虫蛀，损坏严重。我前后三次到访油车港，希望能得到徐松全的照片，终于找到了1张合影照，自行裁切并修图成了下面显得朦胧的人物照。（图33）

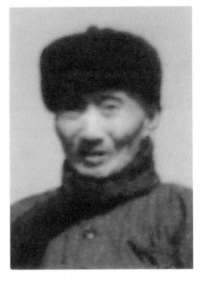

图33　徐松全（1892—1974）

　　根据徐浩提供的其祖父曾发表过论文的线索，我多次检索无果，又请专业人士帮助，仍然检索不到。我猜想论文要发表大概率是在苏浙沪的期刊杂志上。那天下着大雪，经人联系，我一大早就赶往浙江省图书馆期刊馆藏室，一本一本查，一页一页看，临近中午时，终于在《浙江中医杂志》第7卷第9号上找到了《李子牧先生医案》这篇文章，原来作者署名是我原先不知道的别名徐松旋。当我兴奋地走出图书馆时，天已放晴，这也许预兆着上天有助，功夫不负有心人。

其实，探寻李子牧的后人并不容易，承蒙嘉兴市中医院方水林主任介绍，我于2012年1月18日上午赴嘉兴探访李氏玄甥该院设备科原科长李

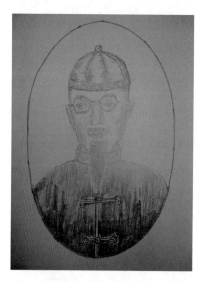

图34　李子牧（1868—1933）

士荣先生。"文革"中，他家原有的藏书楼被毁，图书文物被洗劫一空，家人全被扫地出门，身心受到严重伤害，不愿提及往事。李士荣先生为工程师，多才多艺，既擅长钢笔画，又在音乐方面有较深造诣，出版过独唱唱片。衷心感谢李士荣先生理解我的良苦用心，根据回忆制做了李子牧钢笔肖像画。（图34）

然后是理清学术渊源。我通过对陈莲舫、李子牧、徐松全、蒋文照医方脉案的对比分析，发现治法以"和"居多。

如陈莲舫肝气案：徐，右。肝气犯中，中焦积痰蓄饮，当脘痛胀，吞酸吐沫，气入于络，腰背胁部以及手足络脉皆为牵引，奇经遂失禀丽，产后经久不行，脉见细弦。治以和养。法半夏、抱木神、玉蝴蝶、炒丹参、左金丸、远志肉、炒杜仲、合欢花、东白芍、佛手花、桑寄生、新会皮、丝瓜络、玫瑰露、炒竹茹。

李子牧鼓胀案：腰重如带五千钱，腹大如抱五石瓢。水湿之气，横逆充斥，必得调和二腑，温通三焦。不则鲍姑之艾，涪翁之针，亦奈之何矣。安肉桂、川椒目、大腹皮、川厚朴、怀牛膝、熟附子、淡干姜、赤苓皮、木防己、黑牵牛（巴豆霜打末拌炒，去巴豆霜）、黑车前、陈麦

秆、伏龙肝。

徐松全便秘案：肝气夹湿，腹部胀满，大便不通，浑身酸楚，纳食呆钝，脉弦舌滑，拟和肝调气。老苏梗、台乌药、沉香片、佛手片、大腹皮、广郁金、陈橼皮、七香饼、九香虫、淡吴萸、新会皮、制川朴、全瓜蒌、白蔻仁、光杏仁。

蒋文照胃痛案：脾失其运，肠胃为亏，气滞瘀阻，脘腹胀痛，下肢酸软，乏力神倦，苔薄脉弦，治以和理。炙黄芪、广木香、砂仁、郁金、柴胡、炒香附、炒延胡、沉香曲、炒枳壳、佛手片、炙鸡内金、炒当归、炒苡仁、绿萼梅、白茯苓。

从方药看，充分体现了重视和解药之运用、相反药物协调组合、巧用扶正补虚药物、配伍调气和血之品等"和"的注重综合调治、疏通气机、恢复机体生理平衡的用药特点，也反映了学术观点的一脉相承。

术业应有专攻

读书是学习，临证也是学习。"熟读王叔和，不如临证多"，中医药学术的生命及其奥妙，全在于临床。在就读本科及研究生期间，我一直坚持临床，寒暑假回老家均安排了坐诊，有的老病人甚至赶到杭州就诊，研究生毕业后每星期2次在学校附属门诊部门诊。从临床来，又回到临床去，深有感触。对于当代中医人，应该学贯古今，融合中西，学识广博。涉及面要广要全，有关医理诊法方药，须兼收并蓄，消化吸收，广泛涉猎，如是则思路宽阔，进退从容。积累经验，奠定基础之后，又须由博返约，由全而专，至关紧要。所谓"专攻"，即选择方向，通过不懈的努力，在专科专病上形成自己独到之专长。而"术业有专攻"，又宜由约返博，博采众长，融会贯通。导师是著名的脾胃病专家，我也选择了脾胃病作为自己临床和科研的"专攻"方向。

脾胃乃后天之本，脾胃病是临床的常见病与多发病。李杲的《脾胃论》说："脾胃之气既伤，而元气亦不能充，而诸病之所由生也。"脾胃气伤，百病由生。元·戴良《九灵山房集》说："脾胃乃百病之源。"张仲景《金匮要略》说："四季脾旺不受邪。"足见研究脾胃病在全民健康保健中的重要性。

临床疗效是中医药学的生命力。没有临床疗效，赢得不了百姓信任，中医就建立不起自信。用中医思维来分析病因，找准病机，不断解决临床难题，是中医的立身之本。只有建立符合中医药特点的服务体系、服务模式、管理模式、人才培养模式，擦亮中医这块金字招牌，中医药才能发扬光大。

习近平总书记指出："要做好中医药守正创新、传承发展工作。"守正，意味着坚守正道，坚持按事物的本质要求和发展规律办事。守正创新就是在坚持守正的基础上力求出新，守正传承精华是固本，创新则决定着未来。守正就是要完整继承人类所创造和积累的文明成果，准确理解历代中医药大师的精辟见解和笃实结论。守正就是守道德之正，守学问之正，守处世之正，守行事之正。

一要守道德之正。尊重和传承人类社会所积累的优秀道德理念和规范，在社会上起到引导和传播优秀品德的作用。可以说医德是中医药学的重要组成部分，如《伤寒论·序》批评"趋世之士，驰竞浮华，不固根本，忘躯徇物，危若冰谷"等存在的医德医风问题；孙思邈的《大医精诚》"凡大医治病，必当安神定志，无欲无求，先发大慈恻隐之心，誓愿普救含灵之苦"，当作为我们的座右铭。

二要守学问之正。倡导完整继承前人成果，准确理解前人思想，养成严谨的学风，形成扎实、优化的知识结构和技能结构。知识结构，就是既有精深的专门知识，又有广博的知识面，具有事业发展实际需要的最合理、最优化的知识体系。我的体会，中医知识结构要精深，就需要读一读中医名著，我多次阅读李杲的《脾胃论》，每次都会有意想不到的收获。

三要守处世之正。为人处世笃守正道，诚实平和，严以律己，宽以待人，善于与人合作，充分发挥团队合作精神，开展医疗合作、科研合作、人才培养合作。

四要守行事之正。倡导勇于实践、善于实践、勤于实践的作风，扎实做事，不浮不躁，严谨行事，一丝不苟。我非常欣赏孙思邈之名言"胆欲大而心欲小，智欲圆而行欲方"。其中的含义是在医疗和科研活动中既要有胆有识，当机立断，又要深思善辨，细心揣摩；既要灵活变通，不可墨守成规，又要临证如阵，大忌主观武断。

中医药要发扬光大，就要充分发挥中医药的特色与优势。那么，哪些是脾胃病的优势病种？我在招收研究生面试时常会出这个题目。我们是否可以从这4个方面去考虑。

（1）癌前病变的截断与逆转：如慢性萎缩性胃炎及伴有肠上皮化生或不典型增生、结肠腺瘤伴上皮内瘤变等。

（2）中医药抗肝纤维化研究：病毒性肝炎在我国仍属于常见病与多发病，中医药抗肝纤维化具有较好的疗效。

（3）胃肠动力性疾病的诊治：如功能性消化不良、肠易激综合征、胃食管反流病等疗效明显。

（4）代谢性疾病的治疗探索：如脂肪肝等。

临床工作的重点是制定与推广脾胃病优势病种的中医诊疗方案，探索形成中西医结合诊治技术。

另一项重点工作是科研。我们坚持"传承师古不泥古，创新发展不离宗"，在注重吸收同时代科技文明成果，用现代科学解读中医药学原理基础上，推动传统中医药和现代科学相结合、相促进。

中医药学的优势与特色是"三观"，即整体观、恒动观和平衡观。围绕脾胃病优势病种，采用组学方法研究，能比较好地解读中医药学。组学（omics），研究的是整体，按照分析目标不同主要分为基因组学（genomics）、蛋白组学（proteomics）、代谢组学（metabolomics）和转录组学（transcriptomics）。

基因组学研究的主要是基因组DNA，使用方法以二代测序为主，将基因组拆成小片段后再用生物信息学算法进行迭代组装。

蛋白组学针对的是全体蛋白，理念和基因组学类似，将蛋白用特定的物料化学手段分解成小肽段，通过质量反推蛋白序列，最后进行搜索，标识已知未知的蛋白序列。

代谢组学分析的代谢产物，是大分子和小分子的混合物，主要也是采用液相和质谱方法。

转录组学研究的是某个时间点的mRNA总和，可以用芯片，也可以用测序。芯片是用已知的基因探针，测序则有可能发现新的mRNA。

我从20世纪末开始采用基因蛋白组学等技术与方法，基于证病结合，以脾气虚证为重点，贯彻科研是临床的指导，临床是科研的基础，临床研究与实验研究相结合的思路开展我在临床专科特色的脾胃病优势病种如慢性萎缩性胃炎、胃肠功能性疾病、肝纤维化的研究，并取得了一定成果。在《中国中西医结合杂志》《中医杂志》《中华中医药杂志》等刊物发表了《慢性萎缩性胃炎证病结合模型的复制》《细胞凋亡调控基因蛋白在慢性胃炎气阴两虚证胃黏膜中的表达》《慢性萎缩性胃炎大鼠胃黏膜细胞凋亡与中医证型的相关性》《慢性胃炎脾气虚证与胃黏膜细胞凋亡调控基因的相关性研究》《慢性萎缩性胃炎不同中医证型模型大鼠胃黏膜细胞增殖基因表达》《慢性萎缩性胃炎不同证型与胃肠激素关系的实验研究》，以及《脾虚型肠易激综合征兔模型的建立》《乐胃饮对小鼠胃肠动力的影响》《乐胃饮对脾虚实验大鼠胃泌素和胃动素的影响》《乐胃饮调整功能性消化不良大鼠应激能力和免疫功能的实验研究》等论文。"慢性胃炎气阴两虚证候学研究""慢性胃炎脾虚证胃黏膜蛋白质表达的相关性研究""萎缩性胃炎脾虚证实验鼠细胞凋亡调控基因蛋白的表达"成果获浙江省科学技术奖三等奖，"乐胃饮对实验性FD胃肠动力及应激能力的干预""肠易激综合征兔模型的建立及其乐胃饮的干预"成果获浙江省科学技术奖二等奖。

胃炎舌象观察

慢性胃炎主要表现为慢性上腹部疼痛及消化不良等症状,属于中医药学"胃脘痛""胃痞"等范畴,其病位在胃。有关慢性胃炎的病因病机,教科书及文献皆有讲述和报道,我希望通过临床实际的观察,为今后的临床与科研奠定基础。舌是消化系统的器官,而舌面上的苔主要由丝状乳头表面鳞状角质化上皮、脱落上皮、食物残渣、唾液、细菌及渗出的白细胞等成分混合而成。《形色外诊简摩·舌质舌苔辨》说:"苔乃胃气之所熏蒸。"可见,舌象与胃的关系十分密切,为此,我在1991年2月至1993年4月间收集了近3个月内经胃镜及胃黏膜活组织学检查确诊为慢性胃炎的病例,其中,慢性浅表性胃炎172人,慢性萎缩性胃炎124人。以上两型中伴有肠上皮化生或不典型增生者各为21人和43人。男性患者134例,女性162人。年龄最大者82岁,最小者21岁,平均年龄为46.3岁。我们对这些病例观察了舌象的变化,并做出初步的分析。

1. 观察标准

《医门棒喝》说:"观舌质可验其正之阴阳虚实,审苔垢即知邪之寒热盛深。"一般而言,脏腑的虚实、气血盛衰的变化等主要表现于舌质,而病证的寒热浅深、邪正消长等多映之于舌苔,故舌象之虚实标准据此而设立。

（1）虚证舌象：见图35。

①淡白或淡胖嫩舌，苔薄白润，主脾胃气虚，或脾胃阳虚。

②舌红嫩或红绛，少苔或中剥，主胃阴虚。

③舌淡红或红而胖嫩，边有齿痕，苔少，主气阴两虚。

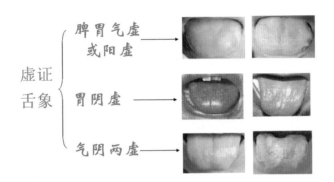

图35　慢性胃炎虚证舌象

（2）实证舌象：见图36。

①苔白腻或黄腻或灰黑腻，主湿浊。

②舌紫，瘀点、瘀斑舌，舌下络脉瘀紫，主瘀血。

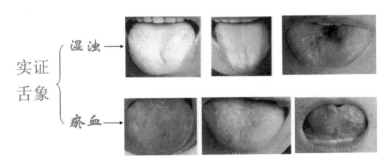

图36　慢性胃炎实证舌象

（3）虚实夹杂舌象：凡虚证舌象与实证舌象各有一种或一种以上表现同时出现者，主虚实夹杂。如舌淡红而胖嫩，苔黄而腻，提示气阴两虚，脾胃湿热等。

2. 结果

将296例患者分为浅表性胃炎（SG）组、萎缩性胃炎（AG）组和肠上皮化生及不典型增生（简称肠化EM）组，并根据不同观察要求，分出浅表性胃炎伴肠化（SGEM）、萎缩性胃炎伴肠化（AGEM）及无肠化慢性胃炎（CG）组。

首先，观察296例患者的舌象变化，提示其病证性质之虚实。从表24可见，在296例中，虚证占15.88%，虚实夹杂证占53.72%，实证占30.40%。浅表性胃炎与萎缩性胃炎两型的虚实证候分布比例相接近。同样，在肠化组中，两型的分布比例相近，但其虚证与虚实夹杂的比例增高，分别占25%和56.25%，而实证的比例减少，占18.75%（表25）。表明慢性胃炎无肠化与伴肠化在虚实证候分布比例上具有明显的区别（表26）。

表24　慢性胃炎虚实证候分布情况

组别	总人数	虚证舌象	虚实夹杂舌象	实证舌象
SG组	172	26	86	60
AG组	124	21	73	30
合计	296	47	159	90

表25　慢性胃炎伴肠化虚实证候分布情况

组别	总人数	虚证舌象	虚实夹杂舌象	实证舌象
SGEM组	21	5	12	4
ACEM组	43	11	24	8
合计	64	16	36	12

表26　慢性胃炎无肠化虚实证候分布情况

组别	总人数	虚证舌象	虚实夹杂舌象	实证舌象
CG组	232	31	123	78
EM组	64	16	36	12
合计	296	47	159	90

注：χ^2=7.918，$P<0.05$。

其次，将虚证与虚实夹杂相合并在各组中比较，以探明其阳气虚、阴虚和气阴两虚的分布情况。表27提示浅表性胃炎中阳气虚所占比例较大，相反，萎缩性胃炎中阴虚所占比例较大。而在肠化组中，可能由于例数过少，浅表性胃炎与萎缩性胃炎之间的差异无显著性意义（表28）。有无肠化两组的比较：无肠化者，阳气虚为40.26%，阴虚为15.58%，气阴两虚为44.16%；有肠化型者，阳气虚占19.23%，阴虚占21.15%，气阴两虚占59.62%，两者差异有显著性意义（表29）。

表27　慢性胃炎正虚病因分布情况

组别	总人数	阳气虚	阴虚	气阴两虚
SG组	112	54	10	48
AG组	94	18	25	51
合计	206	72	35	99

注：χ^2=24.285，P<0.01。

表28　慢性胃炎伴肠化正虚病因分布情况

组别	总人数	阳气虚	阴虚	气阴两虚
SGEM组	17	6	2	9
AGEM组	35	4	9	22
合计	52	10	11	31

注：χ^2=3.449，P>0.05。

表29　慢性胃炎有无伴肠化正虚病因分布情况

组别	总人数	阳气虚	阴虚	气阴两虚
CG组	154	62	24	68
EM组	52	10	11	31
合计	206	72	35	99

注：χ^2=6.573，P<0.05。

再者，将实证与虚实夹杂相合在各组中比较，以察知其病邪性质。其结果是湿浊内阻者占50.60%，瘀血阻滞者占10.04%，湿瘀交阻者占39.36%，以湿浊为主，然浅表性胃炎和萎缩性胃炎之间差异无显著性意义（表30）。而肠化型组中，湿阻者为18.75%，瘀阻者为12.5%，湿瘀交阻者为68.75%，以后者为显。浅表性胃炎与萎缩性胃炎之间，可能因例数较少，差异无显著性意义（表31）。然而将肠化型与无肠化型进行比较，两者的差异则有极显著意义（表32）。

表30　慢性胃炎病邪分布情况

组别	总人数	湿浊	瘀血	湿瘀交阻
SG组	146	18	13	52
AG组	103	45	12	46
合计	249	126	25	98

注：$\chi^2=3.384$，$P>0.05$。

表31　慢性胃炎伴肠化病邪分布情况

组别	总人数	湿浊	瘀血	湿瘀交阻
SGEM组	16	5	2	9
AGEM组	32	4	4	24
合计	48	9	6	33

注：$\chi^2=1.621$，$P>0.05$。

表32　慢性胃炎有无伴肠化病邪分布情况

组别	总人数	湿浊	瘀血	湿瘀交阻
CG组	201	117	19	65
EM组	48	9	6	33
合计	249	126	25	98

注：$\chi^2=25.238$，$P<0.01$。

3. 分析讨论

慢性胃炎以胃脘疼痛为主症。胃脘痛病症，首载《黄帝内经》。《灵枢·胀论》说："胃胀者，腹满，胃脘痛。"说明胃脘痛的病位在胃。胃为水谷之海，传化物而不藏，位居中焦，为气机升降之枢纽。胃气以通为用，以降为和。若病邪犯胃，气不通降，胃腑阻滞，为痛最易。296例慢性胃炎的舌象表现中，病邪阻滞者占84.12%，纯虚舌象仅为15.88%，提示邪正双方力量对比中，以病邪为矛盾的主要方面。即使为虚，然阳虚失运，气滞血瘀；阴虚失润，胃络拘急，所谓虚而不通。胃腑喜疏通而恶郁滞，故胃脘痛证，病邪阻滞，似为关键，而治疗当以通利疏畅为宜。

邪气致病，湿浊不可忽视。胃与脾相表里，脾为阴土，失于健运，湿浊内生。胃之与脾，一腑一脏、一阳一阴。阳气偏盛，湿蕴化热，阴气偏盛，寒湿困阻。在296例中，舌象呈腻苔而主湿浊者占89.96%，浊滞湿阻乃本病发生发展的重要病因之一，说明化湿浊为本病行之有效的治法。

阳明为多气多血之经，气滞必致瘀。且脾之与胃以膜相连，胃恙日久，脾气渐虚，气弱则血泣。湿浊困遏，血失畅行，日久成瘀。诚如叶天士所言："久痛入络。"肠化型慢性胃炎中瘀血尤其是湿瘀交阻的比例明显高于无肠化之慢性胃炎。肠上皮化生，特别是不典型增生，一般认为是癌前病变。中医学认为癌瘤的发生与邪气所踞，痰结湿聚，气滞血瘀，郁结壅塞有明显关系。《疡科心得集》说："癌瘤者，阴阳正气所结肿，乃五脏瘀血浊气痰滞而成。"

慢性胃炎胃脘痛之治疗，虽有疏通祛邪之治则，然并非限于通，以正气亏虚为发病之内因。从舌象观察，浅表性胃炎以阳气亏虚为主，萎缩性胃炎以胃阴不足为多，使临证扶正有的放矢。另则，肠化型慢性胃炎之虚证比例增高，因而，除了化湿祛瘀治其标外，尚需益气养阴固其本。

通过慢性胃炎的舌象观察，对其病因病机做了初步探讨，反过来可以指导临床的辨证和治疗。由于舌象是疾病信息反映的一个窗口，某些信息资料难以全面从舌表达，如肝气郁结等，加之个别组观察比较的病例数稍显不足，故全面深刻地揭示其本质之所在，有待于进一步深入研究。

液相蛋白芯片

在中医学理论指导下，慢性萎缩性胃炎（chronic atrophic gastritis,
CAG）脾气虚证蛋白组学研究，在共享现有蛋白组学研究成果的基础上，
从发现模式走向浏览模式，筛选慢性萎缩性胃炎脾气虚证主效应蛋白，
探索中医证候新的研究方法，同时，检测样本采用血液与尿液，依从性
好，研究取得的慢性萎缩性胃炎脾气虚证微观辨证指标及诊断方法，便
于临床推广应用。从蛋白组学的角度揭示慢性萎缩性胃炎脾气虚证候的
实质，阐明脾气虚证分子水平的诊断学基础，建立微观的辨证指标，为
中医证候微观辨证研究提供新的思路和为临床诊断脾气虚证提供新的微
观辨证方法。我们申报的"基于液相蛋白芯片技术萎缩性胃炎脾气虚证
研究"获得了浙江省自然科学基金资助。

1. 主要研究内容及研究方法

本项目临床选取慢性萎缩性胃炎患者，设脾气虚证、脾胃湿热证、
肝胃不和证组，并设健康人做对照。采用液相蛋白芯片检测血清和尿液，
筛选其不同证候的相关蛋白。中药辨证干预3个月后复检，做干预前后比
较分析，获取慢性萎缩性胃炎脾气虚证主效应蛋白。

本研究制订了萎缩性胃炎脾气虚证的研究病例观察表（CRF表），该

表包括患者基本信息、主诉、临床表现、中医辨证分析、胃镜检查情况、蛋白芯片检测等内容，并按照研究方案制订的病例选择标准和知情同意收集病例。按照中医证候辨证标准、纳入标准及排除标准等在浙江中医药大学附属第一医院和浙江名中医馆共收集147例患者，30例正常人做对照。其中脾气虚证53例、肝胃不和证63例、脾胃湿热证61例。参考慢性萎缩性胃炎的中医辨证施治方案，脾气虚证组给予香砂六君子汤（党参10g，白术10g，茯苓10g，炙甘草6g，陈皮9g，半夏9g，砂仁6g，木香10g）加减，脾胃湿热证组给予三仁汤（杏仁10g，滑石15g，通草3g，蔻仁6g，竹叶6g，厚朴6g，生薏仁15g，半夏9g）加减，肝胃不和证组给予柴胡疏肝散（柴胡10g，陈皮9g，川芎10g，香附10g，枳壳10g，芍药15g，炙甘草6g），水煎200mL，2次/日。干预前后分别采集各证型患者的血液和尿液样本，抽取血液10mL/人，3000转离心10分钟，收集血清，-80℃保存。收集尿液10~20mL/人，3000转离心20分钟，收集上清液，-80℃保存。利用液相悬浮蛋白芯片对各标本进行了IL-1ra、IL-1β、IL-2、IL-4、IL-6、IL-7、IL-8、IL-10、IL-12、IL-15、IL-17、FGF、VEGF、IFN-γ、TNF-α、TRAIL、HGF、MIF、ICAM-1、SCF蛋白的检测，具体步骤如下（图37）：

（1）稀释标准品、微珠和生物素标记的抗体。

（2）预湿的带滤膜的微孔板：以100μLBio-Plex Assay Buffer 润湿滤板，再用真空吸板机吸去所有buffer，再将板放在干净的纸巾上，完全吸去所有buffer。

（3）加入微珠：加入前漩涡混合15~20秒，每孔加入50μL，真空吸去buffer，用100μL Bio-Plex wash buffer洗2次，分别真空吸去buffer。

（4）加入样本和标准品：各自混匀血清和尿液样品，将样品和标准品每孔加入50μL，用铝箔盖住，先1100r/m转室温摇床30秒，再以300r/m转摇30分钟，然后轻轻移去铝薄，避免溅出，真空抽去buffer，再100μL Bio-Plex wash buffer洗3次，分别真空吸去buffer，每次用不同的干净纸巾完全吸去buffer，以避免交叉污染。

（5）检测抗体结合：检测抗体加入前漩涡混合，每孔加入25μL，盖上铝薄，先1100r/m转室温摇床30秒，再以300r/m转摇30分钟，然后轻轻移去铝薄，避免溅出，真空抽去buffer，再以100μLBio-Plex wash buffer洗3次。

（6）加入Streptavidin-PE抗体：Streptavidin-PE荧光色素加入前漩涡混合，每孔加入50μL，用铝箔盖住，先1100r/m转室温摇床30秒，再以300r/m转摇10分钟。然后轻轻移去铝薄，避免溅出，真空抽去buffer，再100μLBio-Plex wash buffer洗3次。

（7）检测：用125μL Bio-Plex assay buffer重悬微珠，以密封袋盖住，1100r/m转室温摇床30秒，90分钟内在液相芯片系统上检测。

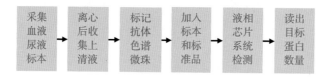

图37　液相蛋白芯片检测流程

（8）结果：如表33所示，与正常对照组比较，脾气虚证患者血清IL-1ra、IL-4、IL-8、IFN-γ、TNF-α、HGF、MIF、SCF含量升高（$P<0.05$或$P<0.01$），IL-2、IL-12、IL-17、FGF、VEGF含量降低（$P<0.05$或$P<0.01$）；肝胃不和证患者血清IL-1ra、IL-4、IL-7、IL-8、IFN-γ、TNF-α、HGF、MIF含量升高（$P<0.05$或$P<0.01$），IL-2、IL-12、IL-17、FGF、VEGF含量降低（$P<0.05$或$P<0.01$）；脾胃湿热证患者血清IL-1ra、IL-4、IL-7、IL-8、IFN-γ、TNF-α、HGF、MIF和SCF含量升高（$P<0.05$或$P<0.01$），IL-2、IL-12、IL-17、FGF、VEGF含量降低（$P<0.05$或$P<0.01$）。

与脾气虚证比较，肝胃不和证患者血清IL-12、IL-17、FGF与之有组间差异，差异有显著性意义（$P < 0.05$ 或 $P < 0.01$）；脾胃湿热证患者 IL-12、IL-17、FGF 和 ICAM1 含量有组间差异，差异有显著性意义（$P < 0.05$）。

如表34所示，脾气虚证患者治疗前后比较，血清 IL-6、IL-12、IL-17、FGF 含量升高（$P < 0.05$ 或 $P < 0.01$）；IL-1ra、IL-7、IL-8、IFN-γ、TNF-α、HGF 含量下降（$P < 0.05$ 或 $P < 0.01$）。

如表35所示，与正常对照组比较，脾气虚证患者尿液 IL-4、IFN-γ、TNF-α 含量升高（$P < 0.05$ 或 $P < 0.01$），IL-1ra、IL-2、IL-6、IL-7、IL-12、IL-15、IL-17、FGF、VEGF、TRAIL、ICAM-1、SCF 含量降低（$P < 0.05$ 或 $P < 0.01$）；肝胃不和证患者尿液 IL-4、TNF-α 含量升高（$P < 0.05$ 或 $P < 0.01$），IL-1ra、IL-2、IL-6、IL-7、IL-12、IL-15、IL-17、FGF、VEGF、TRAIL、ICAM-1、SCF 含量降低（$P < 0.05$ 或 $P < 0.01$）；脾胃湿热证患者尿液 IL-1β、IL-4、TNF-α 含量升高（$P < 0.05$ 或 $P < 0.01$），IL-1ra、IL-2、IL-6、IL-7、IL-12、IL-15、IL-17、FGF、VEGF、TRAIL、ICAM-1、SCF 含量降低（$P < 0.05$ 或 $P < 0.01$）。

与脾气虚证比较，肝胃不和证患者尿液 IL-1ra、IL-12、IL-17、TNF-α 与之有组间差异，差异有显著性意义（$P < 0.05$ 或 $P < 0.01$）；脾胃湿热证患者尿液 IL-1ra、IL-12、IL-17、FGF、VEGF 与之有组间差异，差异有显著性意义（$P < 0.05$ 或 $P < 0.01$）。

如表36所示，脾气虚证患者治疗前后比较，尿液 IL-1ra、IL-12、IL-15、IL-17、FGF、VEGF、TRAIL、SCF 含量升高，差异有显著性意义（$P < 0.05$ 或 $P < 0.01$）。

根据上述结果，初步判断 IL-12、IL-17 和 FGF 是慢性萎缩性胃炎脾气虚证血清中的主效应蛋白，IL-1ra、IL-8、IFN-γ、TNF-α 和 HGF 是慢性萎缩性胃炎脾气虚证血清中的次要蛋白。

慢性萎缩性胃炎脾气虚证患者尿液中主效应蛋白是 IL-1ra、IL-12 和

IL-17，次要蛋白是IL-15、FGF、VEGF、TRAIL和SCF。

2. 研究结果及意义

研究表明IL-12是由抗原呈递细胞产生的，具有多种免疫调节作用的细胞因子。其主要活性是诱导自然杀伤细胞（NK细胞）和T细胞产生 γ-干扰素（IFN-γ），增加NK细胞的杀伤能力以及细胞毒T细胞的特异性细胞毒活性。因此，IL-12是具有免疫增强作用的细胞因子，可作为治疗药物以内源性抗原的佐剂形式促进肿瘤特异性免疫，抑制肿瘤生长。本实验结果表明，IL-12在慢性萎缩性胃炎脾气虚证患者血清及尿液中含量均下降，与文献报道相符，经中药干预治疗后，IL-12含量有所增加，佐证了IL-12可能是慢性萎缩性胃炎脾气虚证的主效应蛋白。

IL-17主要由活化的Th17细胞分泌，具有抗感染和促炎的双重特征。在固有免疫水平和适应性免疫水平具有重要的抗感染作用，但是其促炎作用会导致感染器官的组织破坏。IL-17在炎症早期发挥主导作用。目前研究认为IL-17基因多态性与慢性萎缩性胃炎的发生风险显著相关。本实验中IL-17在慢性萎缩性胃炎脾气虚证患者血清和尿液中含量降低，可能的原因是慢性萎缩性胃炎脾气虚证患者并非处于炎症早期，IL-17的抗感染作用下降，并且经中药干预后IL-17含量略有增加，亦证实IL-17可能是慢性萎缩性胃炎脾气虚证的主效应蛋白。

成纤维细胞生长因子（fibroblast growth factor，FGF）是具有通过复杂的信号传递路径对细胞的增殖、分化和移行进行调节。FGF能通过诱导血管内皮细胞生长而促进血管生成，并且可以促进损伤修复细胞的补充和增殖。本实验中慢性萎缩性胃炎脾气虚证患者血清和尿液中FGF含量降低，可能与慢性萎缩性胃炎脾气虚证者不能有效发挥组织修复功能相关，因此，FGF可能是慢性萎缩性胃炎脾气虚证的主效应蛋白。

IL-1ra是特异性的IL-1受体拮抗剂，生理情况下主要由单核细胞产生。它不仅是一个急性期反应蛋白，而且在IL-1功能调节方面起重要作用。研究表明，体内IL-1通过与IL-1受体结合，激活炎症细胞和胃黏膜上皮细胞内的相关炎症信号通路，导致炎症和胃癌发生率升高；而IL-1ra能竞争性地与IL-1受体结合，进而阻断相关炎症通路，抑制炎症和胃癌的发生，可能是延缓胃癌发生发展的保护因素。本实验中慢性萎缩性胃炎脾气虚证患者血清IL-1ra较正常组升高，尿液中含量降低，表明IL-1ra是随着炎症的发生而产生的，治疗后的变化也表明IL-1ra是脾气虚证的主效应蛋白。

上述蛋白是本实验中初步筛选的慢性萎缩性胃炎脾气虚证的主效应蛋白，将为脾气虚证客观指标提供参考依据。其余的次要蛋白如血清中IL-8、IFN-γ、TNF-α和HGF，尿液中IL-15、VEGF、TRAIL和SCF等还需大样本进一步研究，以确定是否是主效应蛋白。

本研究采用液相蛋白芯片检测慢性萎缩性胃炎不同证候患者血清和尿液，初步筛选并获取慢性萎缩性胃炎脾气虚证血液及尿液的主效应蛋白及次要蛋白。从蛋白组学的角度揭示慢性萎缩性胃炎脾气虚证候的实质，阐明脾气虚证分子水平的诊断学基础，建立微观的辨证指标，为中医证候微观辨证研究提供新的思路和为临床诊断脾气虚证提供新的微观辨证方法，这是一项探索性的工作。项目组先后发表了《基于液相生物芯片技术的中医证型标志蛋白研究的新模式》及《萎缩性胃炎脾气虚证免疫小分子蛋白组表达的研究》等相关研究论文。

表33　正常对照组与CAG各证型组血液细胞凋亡调控及免疫蛋白的含量（$\bar{x}\pm s$）

	正常对照组（n=30）	脾气虚证组（n=60）	肝胃不和证组（n=62）	脾胃湿热证组（n=73）
IL-1ra	29.8±6.04	67.33±33.34**	59.74±25.33**	70.03±44.82**
IL-1β	49.13±41.44	57.70±30.27	52.90±21.11849	59.15±23.09
IL-2	139.467±76.70	82.80±42.66**	93.03±61.53*	87.64±62.76**
IL-4	35.07±11.00	70.77±45.81**	60.94±22.48**	69.89±27.27**

	正常对照组 （n=30）	脾气虚证组 （n=60）	肝胃不和证组 （n=62）	脾胃湿热证组 （n=73）
IL-6	67. 60 ± 33. 16	70. 10 ± 28. 76	72. 42 ± 31. 58	74. 90 ± 54. 07
IL-7	92. 53 ± 16. 53	110. 80 ± 33. 43	111. 77 ± 51. 50*	117. 01 ± 50. 39**
IL-8	102. 53 ± 35. 24	126. 83 ± 34. 17**	119. 61 ± 33. 87*	118. 25 ± 39. 56*
IL-10	83. 6 ± 13. 63	95. 5 ± 59. 56	92. 42 ± 34. 42	96. 63 ± 59. 67
IL-12	125. 93 ± 64. 38	72. 10 ± 24. 25**	95. 08 ± 67. 48**##	89. 81 ± 36. 64**#
IL-15	136. 20 ± 45. 40	115. 77 ± 27. 84	127. 98 ± 48. 88	125. 64 ± 78. 56
IL-17	220. 47 ± 130. 25	159. 07 ± 52. 45**	187. 13 ± 65. 40*#	134. 14 ± 41. 71*#
FGF	219. 33 ± 141. 03	146. 83 ± 63. 02**	176. 19 ± 81. 55*#	119. 95 ± 42. 51**#
VEGF	1180. 33 ± 912. 35	649. 17 ± 314. 65**	588. 00 ± 362. 43**	613. 01 ± 363. 50**
IFN-γ	44. 33 ± 20. 15	65. 63 ± 23. 65**	63. 45 ± 24. 46*	74. 03 ± 29. 5**
TNF-α	38. 13 ± 20. 95	63. 03 ± 21. 79**	67. 87 ± 43. 56**	68. 22 ± 32. 37**
TRAIL	260. 47 ± 96. 93	265. 35 ± 60. 39	296. 23 ± 93. 44	278. 93 ± 75. 8
HGF	168. 33 ± 32. 39	244. 63 ± 55. 19**	232. 09 ± 45. 48**	259. 16 ± 82. 57**
MIF	42. 80 ± 33. 32	88. 21 ± 36. 22*	80. 50 ± 64. 97*	91. 26 ± 41. 82**
ICAM-1	46981. 93 ± 5922. 17	48259. 68 ± 10559. 39	47722. 68 ± 11118. 79	43460. 33 ± 10749. 02#
SCF	314. 33 ± 49. 84	425. 53 ± 301. 10*	387. 64 ± 87. 36	400. 93 ± 149. 86*

与正常对照组比较*$P<0.05$，**$P<0.01$，与脾气虚组比较，#$P<0.05$，##$P<0.01$

表34 治疗前后脾气虚组CAG血液细胞凋亡调控及免疫蛋白的含量（$\bar{x}±s$）

	中药治疗前（n=25）	中药治疗后（n=25）
IL-1ra	84. 16 ± 41. 77	60. 56 ± 12. 48*
IL-1β	57. 76 ± 20. 61	66. 56 ± 10. 92
IL-2	71. 28 ± 24. 89	86. 4 ± 37. 28
IL-4	66. 56 ± 38. 39	76 ± 10. 83
IL-6	54. 80 ± 14. 96	81. 28 ± 34. 4*
IL-7	127. 44 ± 36. 13	107. 12 ± 25. 03**
IL-8	130. 56 ± 32. 75	107. 68 ± 22. 14*
IL-10	92. 48 ± 21. 84	107. 44 ± 38. 29
IL-12	71. 44 ± 26. 92	100. 4 ± 52. 9*
IL-15	117. 28 ± 22. 53	127. 52 ± 28. 44

	中药治疗前（n=25）	中药治疗后（n=25）
IL-17	140.48±28.37	163±32.28*
FGF	180.4±72.05	275.28±75.78**
VEGF	572.24±243.82	605.36±300.57
IFN-γ	75.36±24.27	64.48±10.12*
TNF-α	77.92±11.91	66.16±10.92*
TRAIL	257.12±60.79	289.28±82.05
HGF	275.12±38.67	251.28±37.74*
MIF	69.84±30.02	95.92±31.21
ICAM-1	50000.72±8255.67	45781.52±12809.74
SCF	385.44±124.22	453.6±102.59
中药干预前后比较*$P<0.05$，**$P<0.01$		

表35　正常对照组与CAG各证型组尿液细胞凋亡调控及免疫蛋白的含量（$\bar{x}\pm s$）

	正常对照组（n=30）	脾气虚证组（n=60）	肝胃不和证组（n=62）	脾胃湿热证组（n=73）
IL-1ra	278.32±132.97	87.43±61.03**	126.52±107.10**#	127.56±106.78**#
IL-1β	29.17±13.77	36.48±14.23	35.49±17.27	40.66±30.80*
IL-2	349.08±45.45	247.66±101.97**	255.73±98.17**	245.04±95.44**
IL-4	16.15±2.85	29.50±12.95**	27.85±13.01**	30.34±11.48**
IL-6	60.15±20.37	35.68±21.00**	39.80±18.72**	33.01±17.87**
IL-7	23.67±0.22	16.99±5.67**	18.84±5.43**	16.19±5.15**
IL-8	51.90±36.13	52.16±42.57	48.35±40.12	43.33±35.21
IL-10	31.90±4.63	34.06±6.67	31.66±5.32	33.04±8.54
IL-12	29.83±8.50	15.86±2.98**	21.98±6.51**##	23.61±7.11**##
IL-15	428.67±115.92	187.17±129.02**	203.20±131.44**	163.08±120.40**
IL-17	150.40±18.09	93.58±42.84**	120.79±33.43**##	80.59±29** #
FGF	163.08±36.22	120.82±46.23 **	121.42±50.23**	102.23±39.16 **#
VEGF	2174.98±1299.49	1384.83±712.96**	1376.80±722.68**	1083.51±484.00**#
IFN-γ	30.62±19.07	44.42±26.49*	40.34±25.81	41.94±25.37
TNF-α	15.50±2.25	23.11±7.5**	27.11±7.79**##	24.12±6.95**
TRAIL	162.72±71.64	130.96±57.98*	128.70±64.86*	111.21±42.22**

	正常对照组 （n=30）	脾气虚证组 （n=60）	肝胃不和证组 （n=62）	脾胃湿热证组 （n=73）
HGF	317.98 ± 154.75	296.61 ± 149.01	296.83 ± 179.07	274.07 ± 167.62
MIF	995.28 ± 591.87	998.93 ± 667.92	876.30 ± 551.81	921.40 ± 632.66
ICAM-1	4433.60 ± 2220.29	2808.44 ± 1463.93**	2508.27 ± 1508.91**	2609.34 ± 1528.21**
SCF	192.00 ± 63.87	132.40 ± 83.17**	138.95 ± 99.28**	111.94 ± 70.59**
与正常对照组比较*$P<0.05$，**$P<0.01$，与脾气虚组比较，#$P<0.05$，##$P<0.01$				

表36　治疗前后脾气虚组CAG尿液细胞凋亡调控及免疫蛋白的含量（$\bar{x}\pm s$）

	中药治疗前（n=25）	中药治疗后（n=25）
IL-1ra	110.20 ± 70.27	153.24 ± 83.84*
IL-1β	36.94 ± 15	30.14 ± 15.1
IL-2	300.14 ± 105.99	281.04 ± 132.47
IL-4	29.76 ± 6.22	29.76 ± 7.12
IL-6	39.42 ± 15.63	32.12 ± 17.94
IL-7	16.46 ± 4.99	15.44 ± 4.01
IL-8	43.56 ± 19.16	33.26 ± 15.54
IL-10	32.82 ± 4.61	36.22 ± 14.73
IL-12	16.24 ± 3.43	20.54 ± 4.43**
IL-15	134.98 ± 47.53	173.44 ± 60.96*
IL-17	89.28 ± 35.15	129.08 ± 36.44*
FGF	104.22 ± 45.73	149.46 ± 58.98*
VEGF	1095.74 ± 374.37	1382.62 ± 349.14*
IFN-γ	36.10 ± 21.82	34.52 ± 20.84
TNF-α	27.54 ± 7.53	28.00 ± 5.82
TRAIL	121.30 ± 52.05	148.90 ± 42.35*
HGF	291.60 ± 160.8	262.54 ± 83.58
MIF	962.66 ± 600.86	1048.50 ± 769.06
ICAM-1	2577.13 ± 1318.59	2168.82 ± 1307.14
SCF	154.72 ± 88.38	196.00 ± 70.34**
中药干预前后比较*$P<0.05$，**$P<0.01$		

气阴两虚证治

　　一直以来，临床大多将慢性胃炎分为肝胃不和、脾胃虚弱、脾胃湿热、胃阴不足、胃络瘀血五型辨证论治，而对气阴两虚证之研究甚少。我们在多年的临床实践中发现气阴两虚是慢性胃炎中颇为常见的证型，深感气阴两虚在慢性胃炎的发病及转归中具有十分重要的作用。

1. 气少阴虚是慢性胃炎发病的根本内因

　　慢性胃炎的病位在胃腑，胃腑是由胃阴、胃津、胃阳、胃气所构成，其中以阴津为体，以阳气为用，共同协调完成对饮食物的受纳、腐熟和下移小肠的功能。胃之与脾相为表里，同居中焦，关系密切。脾为脏属阴，主升清，以气为用；胃为腑属阳，主和降，以阴柔润。气之与阴，是脾胃功能活动不可或缺的物质基础，耗伤气阴，必然导致脾胃病变。

　　研究结果表明：慢性胃炎与幽门螺杆菌感染有密切的关系，而中医学认为与感受湿热之邪有关。《素问·评热病论》说："邪之所凑，其气必虚。"慢性胃炎除了感受外邪之外，还有体质内因问题。《灵枢·本脏》说："脾坚则脏安难伤；脾脆则善病消瘅易伤。脾端正则和利难伤；脾偏倾则善满善胀也。"可见其十分强调禀赋体质、正虚内因在脾胃病变发生中的重要地位，而正气亏虚又以脾胃的气阴两虚最为紧要。

综合古代医家所论，结合现代流行病学调查，气阴两虚引发慢性胃炎的发病原因可以归纳为下列六端。

（1）体质因素：素体气阴不足，或素体阴虚而疲乏劳倦、寒凉所伤；或素体气虚而又伤于温燥等，皆易造成气阴两虚之体质。

（2）饮食不节：饮食不节，饥饱失常，致使胃气亏损。过食寒冷，中虚气馁；过食辛辣香燥之品，耗伤胃阴；日久而致气少阴虚。

（3）劳倦过度：劳倦伤脾，中气受损，先伤及脾。《脾胃论》说："脾既病则胃不能独行津液，故亦从而病焉。"劳力太过则伤气，因阴津须赖脾气以运，脾气耗损则不能为胃行其阴津，遂成气阴两虚。

（4）情志内伤：情志不遂，气郁化火，灼伤胃阴，而火盛必乘土位又损元气。

（5）自然环境：自然环境的变迁如气温有逐渐增高趋势，热可伤阴，复而耗气，亦成气阴两虚。

（6）疾病因素：因病而致气阴两虚，一是急性热病，或吐泻太过，耗气伤阴；二是慢性杂病，年老久病失养；三是治疗不当，如滥用理气之药，因其辛温香散而易于耗气伤阴。

众所周知，气虚和阴虚与人体的免疫功能及血液流变性等密切相关。由上述因素所致的气阴两虚，影响了胃黏膜的血液循环和上皮细胞再生，胃黏膜防护因子减少，屏障功能减弱，使机体抗病能力下降。故而，气阴两虚是慢性胃炎发病的根本内因。

2. 气阴盈亏是慢性胃炎转归的重要因素

慢性胃炎系一种慢性疾病，浅表性胃炎可以治愈恢复，萎缩性胃炎可向浅表性胃炎转化。但是，也有一部分浅表性胃炎可以发展成为萎缩性胃炎，病情缠绵不愈，产生肠腺化生及异型增生等病变，甚则恶变成胃癌。慢性胃炎的转归常与病因、病程、正气亏损、治疗等有关，其中机体正气，即脾胃气阴盈亏尤显重要，正能胜邪，病即向愈；邪盛正虚，病趋严重。

临床所见，慢性胃炎气阴两虚的病人胃镜下可见胃黏膜变薄、黏膜颜色变淡、分泌减少等变化。病理活检可见腺体萎缩或伴有肠腺化生或异型增生。前述的慢性胃炎的舌象观察分析发现，慢性胃炎无肠腺化生或异型增生组，气阴两虚证占44.16%；伴有肠腺化生或异型增生组，气阴两虚证占59.62%，两者差异有显著性意义（$P<0.05$）。

有关的研究资料也表明，肿瘤的发生与脾胃的功能密切相关，饮食中一些有害的致癌物质（如亚硝胺或其前身），是在脾胃功能减退的情况下，更容易生成致癌物质，有些亚硝胺类致癌物甚至是在胃内形成的。气阴两虚，脾胃功能减弱，运化无能，胃酸分泌减少，一些霉变食物便易发挥其致癌作用。

3. 气阴两虚是慢性胃炎的主要证型

慢性胃炎患者往往病程较长，经久不已，久病必虚。因虚导致邪侵，因而常呈虚实夹杂状态。调查结果显示，在296例慢性胃炎中，虚证或虚实夹杂者约占70%，其中绝大部分都表现为气阴两虚证。可见，气阴两虚证是慢性胃炎的主要证型。

气阴两虚证是阴阳两虚中最为常见的表现。将气阴两虚证作为一种复合虚证来认识，并加以阐述的是清代的温病学派。如叶天士在《外感温热篇》中指出："舌淡红无苔者，或干而色不荣者，当是胃津伤而气无化液也。"由此后世提及气阴两虚常指因急性温热病耗津夺液，真阴亏损，元气大伤所致。其实内伤杂病中，气阴两虚亦颇多见，而且因病变的脏腑各异，临床表现比急性温热病更为多样复杂，如各种心脏病的心之气阴两虚、肺结核病的肺之气阴两虚、慢性肾炎的脾肾气阴两虚等。

慢性胃炎的气阴两虚是指脾胃气虚和阴津不足，脾胃为气血生化之源，若脾胃虚弱，则气血津液生化乏源，故而不仅脾胃气虚，阴津也不足。

由于脾胃之间既有密切联系，又各司其职，慢性胃炎气阴两虚证在临床上又表现为脾气胃阴两虚证和胃之气阴两虚证。而虚怯之地易于受邪，脾胃不健则易为饮食所伤，或为外邪所感，或为情志所累，故气滞、血瘀、热蕴、湿阻、痰凝、食积等邪实常与气阴两虚夹杂兼见。

4. 慢性胃炎气阴两虚证的辨证论治

慢性胃炎气阴两虚证分为脾气胃阴两虚证、胃之气阴两虚证论治。

（1）脾气胃阴两虚证

①证候概念：本证多为饮食失调，或思虑过度，或劳倦，内伤脾气，或先天禀赋不足，素体虚弱，而致脾气虚弱，健运失司，阴津生化乏源，胃失柔润所表现的证候。

②临床表现：饮食少思，食后腹胀，脘腹痞满不舒或隐痛而喜按，大便稀溏，形体消瘦，手足灼热，口干不欲饮，唇干，舌质淡红嫩而少津，苔薄，脉细缓。

③治法方药：治宜甘平益气健脾，佐以甘凉益胃养阴。药选：太子参、山药、扁豆衣、薏苡仁、茯苓、石斛、大腹皮、厚朴花等。本证以脾气虚为主，常夹杂气滞、湿阻、痰凝、食停等，故可随症加减治疗。

（2）胃之气阴两虚证

①证候概念：本证多为胃病久延不息，或因他病阴液未复，或偏嗜辛辣燥热煎煿食物，或情志不遂，气郁化火，导致胃中阴津亏耗，虚热内生，进而内伤胃气，以胃失濡润和降为主要表现的证候。

②临床表现：胃脘隐痛或感灼热，或见嘈杂，饥不欲食，食后脘胀不适，嗳气呕恶，口燥咽干，肢倦乏力，手足心热，大便干结，舌质红少津，苔少或无苔，或见舌苔中剥，脉细数。

③治法方药：治宜酸甘化阴，养胃和中。药选：北沙参、麦冬、白芍、乌梅、玉竹、黄精、佛手、代代花等。本证以胃阴虚为主，常夹杂热郁、血瘀、气滞等，可根据兼证而增损化裁。

曾治一男性患者，48岁，胃脘疼痛反复发作20余年，伴厌食1年。胃脘隐痛时作，痛如针刺，嗳气不舒，口燥咽干，大便干结，4～5日一解，不思饮食，食入脘痞，舌嫩红而见瘀斑，中有裂纹，苔少，脉细涩，胃镜和胃黏膜活检示：慢性萎缩性胃炎（中度）伴异型增生（轻度）。证属气阴两虚，胃络血瘀。治拟养阴和胃，益气化瘀。药用：北沙参30g，麦冬10g，白芍10g，山楂15g，玉竹15g，石斛15g，丹参20g，郁金15g，延胡索15g，赤芍10g，白芍10g，山楂15g，生谷芽15g，蒲公英15g，香茶菜15g，7剂。复诊：上方服后，脘痛减轻，饮食稍思，舌脉同前，治续原旨。服药6个月后，脘痛渐平，食欲正常，诸症改善。舌淡红而有裂纹，苔薄白，脉缓。胃镜和胃黏膜活检复查报告：慢性浅表-萎缩性胃炎，未见异型增生。

又一女性患者，56岁，胃脘胀痛伴腹泻反复发作5年余。脘腹痞胀而痛，食入尤甚，平时大便偏溏，饮食稍有不慎，泄泻易作，形体渐瘦，身倦乏力，面色少华，舌质淡红嫩，苔薄白腻，中小剥，脉沉细。胃镜和胃黏膜活检示：慢性萎缩性胃炎伴中度肠腺化生。证属气阴两虚，湿阻气滞。治拟益气健脾，化湿和胃。药用：生黄芪30g，太子参30g，炒白术10g，山药20g，扁豆衣10g，薏苡仁30g，蒲公英15g，无花果10g，石斛10g，大腹皮10g，煨木香10g，厚朴花10g，7剂。复诊按上方意加减，连续服药约120剂，目前脘无不适，大便转实，舌淡红，苔薄白，脉细缓。胃镜和胃黏膜活检复查，慢性萎缩性胃炎伴轻度肠腺化生，炎症范围较前缩小，病获改善。

肝纤维化实验

　　肝纤维化是各种慢性肝病（包括血吸虫性、酒精性、病毒性等）的共同病理学基础，是发展至肝硬化的必经阶段，与肝癌有关。我国的大部分慢性肝病为慢性乙型肝炎，据有关统计资料显示，有10%～15%的慢性肝炎患者将在10～15年内发展成为肝硬化。肝纤维化尚未发展到肝硬化前，及早阻断和逆转肝纤维化，是防治肝硬化的关键。肝硬化、肝纤维化属于"癥积""鼓胀""胁痛""瘀血"等范畴，如《灵枢·水胀》说："腹胀身皆大，大与肤胀等也，色苍黄，腹筋起，此其候也。"生动地描述了鼓胀的特点。《景岳全书》在描述鼓胀病的病因时说："纵酒无节，多成水鼓。"《医门法律》说："癥瘕积块痞块，即是胀病之根，日积月累，腹大如箕，腹大如瓮，是名单腹胀。"认为鼓胀的形成，都是由腹部癥块（肝脾肿大）引起。从肝硬化的病因病机而言，大多属于疫毒内侵，肝胆湿热，饮食不节，嗜酒过度，木乘土位，肝脾不调，邪阻肝经，气滞血瘀。概括而言，不外乎肝郁脾虚，气滞血瘀，水湿内停。早期肝硬化，即肝纤维化时期，一般实证居多，病机要点则在于气滞和血瘀，运用传统的中医方药治疗肝纤维化往往能取得满意的疗效。在临床应用加味桂枝茯苓汤治疗肝硬化取得较为满意的疗效基础上，在20世纪末就开展了加味桂枝茯苓汤防治肝纤维化的实验研究。采用四氯化碳造模法，制作肝纤维化大鼠模型，以加味桂枝茯苓汤和秋水仙碱予以干预，观察研究模型鼠一般情况、脾脏重量、血清生化、肝脏生化以及肝组织病理变化等。结果显示：加味桂枝茯苓汤能使模型鼠脾重减轻，血清丙氨酸氨基转移酶（ALT）、碱性磷酸酶（AKP）、乳酸脱氢酶（LDH）和肝脏羟脯氨酸（LHyp）下降，以及肝组织病理改善和肝纤维化减轻，其中LHyp降低和减轻肝纤维化等作用较秋水仙碱为优。由此表明，加味桂枝茯苓汤有较好的抗肝纤维化作用。这为我们进一步开展中医药抗肝纤维化研究奠定了基础。

目前国内外肝病工作者均十分重视对肝纤维化的研究，中医药抗肝纤维化研究是重点，而理想的肝纤维化动物模型的建立是开展中医药防治肝纤维化实验研究的重要手段。

肝纤维化模型是临床与实验研究抗肝纤维化所必需的先决条件之一。理想的肝纤维化模型能够为实验研究提供模拟的动物人类疾病模型，要求实现与人类疾病相似的病理学和血清学改变，并且需要有显著的可控和可评估性能。目前中医药抗肝纤维化实验中常用的动物模型主要有中毒所致的肝纤维化动物模型，如用四氯化碳攻击建立的动物肝纤维化模型。酒精性和（或）营养不良性肝纤维化模型。结扎胆总管的肝纤维化动物模型，利用胆管结扎所致肝纤维化大鼠模型的研究中显示，胆总管结扎模型有较好的实用性。免疫性肝纤维化模型，其机理为免疫复合物引起的Ⅲ型变态反应所致，如用猪血清复制的肝纤维化模型。复合因素致肝纤维化模型，如四氯化碳加入血清白蛋白致大鼠肝纤维化动物模型，该方法比较烦琐，但其与人类疾病比较相似。病原体感染所致肝纤维化模型，目前已用血吸虫感染小鼠建立了肝纤维化模型。上述动物模型主要模拟肝纤维化的病理特点，却忽略了中医"证"的塑造，所以实验结果可能是在药证不符的情况下产生的，疗效值得怀疑。因此采用单纯西医学疾病动物模型进行中医药研究难以体现中医药理论特色。

中医药学既强调辨病论治，也非常重视辨证论治，辨病论治与辨证论治相结合，方能取得满意的效果，因此迫切需要建立病证结合的动物模型。病证结合模型是中医证候模型在西医疾病上的具体化，又是西医疾病模型的中医证候化。它能提供比单纯证或病模型更多的信息，更符合临床实践，能够更加准确地阐明中医学的理论。建立病证结合的动物模型已成为当今中医药科研的一大热点。有报道研究人员采用耗气破气法与饥饱失常法联合作用复制小鼠脾虚证动物模型，在此基础上采用醋酸法复制胃溃疡动物模型，从而制成病证结合的动物模型。也有采用饮食不节、疲倦、惊恐、寒湿及高脂饮食等多因素作用于老年大鼠，通过结扎两侧颈总动脉复合制作气虚血瘀证大鼠脑缺血动物模型，并用具有益气活血功效的中药复方脑络通反证取得了满意效果。有利用S180腹水瘤建立小鼠实体瘤，进行血瘀证有关指标检测，评价其作为病证结合血瘀证动物模型的意义，同时观察血瘀证动物模型的免疫功能方面的改变。还有采用耗气破气法、饮食不节、激怒法等多因素作用于wistar大鼠，在此基础上采用脱氧胆酸钠和阿司匹林水溶液复制慢性萎缩性胃炎动物模型，从而制成病证结合的动物模型。而有关肝纤维化的病证结合动物模型的研究则报道较少。

中医学认为，肝纤维化的病因病机不外乎肝郁脾虚、气滞血瘀等，有关肝纤维化的证型研究已逐步深入。有研究对多例乙肝临床资料进行了辨治规律分析，认为肝郁脾虚型居多，是慢性乙肝辨证核心。有对慢性肝炎及肝硬化患者血清前胶原肽Ⅲ（human procollagen peptide Ⅲ，hPCⅢ）、透明质酸（hyaluronic acid，HA）、层黏素（laminin，LN）进行检测，结果表明瘀血阻络是肝纤维化的关键，是肝纤维化的病理基础。

在总结前期工作和检索最新研究动态的基础上，借鉴了我们已在开展的围绕脾气虚证的慢性萎缩性胃炎证病结合研究的经验与体会，申报了"基于病证结合的肝纤维化模型研究"项目，获得浙江省医药卫生科技计划项目立项资助。

根据中医基础理论研究"疾病模型证候化"的指导思想，结合西医学理论与实验动物科学知识，分别采用西医学病因复制肝纤维化疾病动物模型和采用传统中医学病因复制肝郁脾虚及瘀血阻络证候动物模型，使模型动物同时具有疾病与证候特征。实验研究选用SPF级SD大鼠90只，随机分为正常对照组、肝纤维化模型组、肝纤维化肝郁脾虚证治疗组、肝纤维化肝郁脾虚证阴性对照组、肝纤维化气虚血瘀证治疗组、肝纤维化气虚血瘀证阴性对照组6组，每组15只。将四氯化碳与橄榄油按4∶6比例配成40%油剂。除正常对照组外，其余各组大鼠按0.3mL/100g剂量皮下注射，2次/周。造模期间每周末随机抽取5只大鼠处死，观察肝脏组织学观察，直至中度肝纤维化形成。实验第6周起肝郁脾虚证2组20只模型鼠，采用慢性夹尾激怒加高浓度大黄灌胃法造模，用止血钳夹住攻击鼠的尾巴，每次刺激30分钟，3次/日，令其与其他大鼠厮打以激怒全笼大鼠，3日后开始用大黄灌胃15mL/2次，夹尾改为2次/日，15分钟/次，夹尾与灌胃同时进行共14日；气虚血瘀证2组20只模型鼠行游泳疲劳试验，连续2周，半数沉下为准。直至出现肝郁脾虚和气虚血瘀的证候群。对照组和模型组全部以生理盐水灌胃。肝纤维化肝郁脾虚证治疗组和肝纤维化气虚血瘀证治疗组分别以逍遥丸和纤愈汤治疗干预，连续用药8周，观察用药期间各组大鼠的一般情况。实验第17周，进行共性指标（血清学包括肝纤维化指标HA和肝功能，以及病理组织学）和个性指标（超氧化物歧化酶、内皮素-1、肾上腺素、去甲肾上腺素、全血黏度、血细胞比容、纤维蛋白原、凝血酶原时间、5-羟色胺、血栓素、6-酮-前列腺素）等检测。各组实验数据以均值±标准差（$\bar{x} \pm s$）表示，组间和治疗干预前后对比，应用SPSS11.0统计软件包进行统计分析。研究取得了预期的成果，

项目组先后发表了《论肝纤维化与肝组织微癥积》《肝纤维化病证结

合模型的实验研究》《肝纤维化不同证型与TGF-β_1/Smad基因蛋白表达关系的实验研究》《肝纤维化不同证型与肝功能和肝组织羟脯氨酸关系的实验研究》《纤维化不同证型与基质金属蛋白酶及其抑制因子表达关系的实验研究》《肝纤维化不同证型与血清透明质酸、转化生长因子-β_1关系的实验研究》等论文。

本模型模拟了临床肝纤维化疾病与中医证候的病理对应关系，对于相关动物实验研究，特别是对临床病理研究与证候本质研究具有较好的参考价值，为中医药防治肝纤维化（尤其是本证候所在的疾病发展阶段或本疾病所处的证候阶段）提供了客观的疗效判定标准，且可用于药理药效实验，为筛选和开发抗肝纤维化中药建立了实验技术平台。

功能性胃肠病

　　胃肠动力性疾病如胃食管反流病、功能性消化不良和肠易激综合征等，以脘腹胀满或疼痛、纳呆、恶心、呕吐、嗳气、腹泻等为主要临床表现，属于中医脾胃病范畴。从病因病机而言，大多由脾胃失调，升降失常，中焦壅塞，气机郁滞，脾气下陷，胃气上逆所致。因而，在治疗上以脾胃升降理论为指导，从调节脾胃气机升降入手治疗胃肠动力性疾病，已得到共识。

1. 脾胃升降在维持胃肠动力中的生理作用

　　人体脏腑功能活动是升其清阳，降其浊阴，升降出入有序是人体新陈代谢维持生命活动的必要条件。气机升降是机体生理活动的基本形式，而脾胃升降又是气机升降之枢纽。

　　脾脏的生理特性与胃腑的生理特性不同，但是，两者之间相互联系，互为作用。脾胃属土，同居中焦。脾气宜升，喜燥恶湿；胃气宜降，喜润恶燥。胃为腑，属阳土而居于表；脾为脏，属阴土而位于里。胃之与脾，一阳一阴，一表一里，一纳一运，一降一升，一润一燥，相反而相成，共同担负着化生水谷精微，濡养五脏六腑、四肢百骸的作用。其中，脾胃升降功能至关重要。在正常的生理情况下，脾升胃降机枢和畅脏腑气机升降有序，清升浊降阴阳平秘，则胃肠动力正常协调有序。

2. 脾胃升降失调与胃肠动力性疾病的关系

脾胃脏腑阴阳互相联系，升降相因，燥湿相济，才能保持正常的胃肠动力，维持水谷饮食的消化吸收。这种生理功能的失调，就会导致气机逆乱，出现胃肠动力障碍而发病。胃肠动力性疾病就其临床表现而言，与中医学中的痞证、嗳气、呕吐、呃逆、反胃、泄泻等相当，属于脾胃病之范畴。其病变主要表现在中焦之纳运升降失常。如纳少不饥呕呃，是为胃病；纳谷化迟作胀，是为脾病。清气不升，上为头眩短气，下为溏泄下利，责之于脾；浊气不降，上为呕吐呃逆，下为痞满便结，责之于胃。就病位而言，胃病多在胸脘，其势上逆；脾病多在脘腹，其势下趋。生理特性不同，病理表现各异。

由于脾胃之间的相互关系，容易出现病变上的相互影响。脾升胃降是相对的，同时升与降又可相互影响，升之不及则为降，降之不及反为升。再加之脏腑之间的相互累及，故而脾胃升降失常的病理变化往往错综复杂。临证时尚须从整体出发，结合脾胃升降与其他脏腑的相互联系详加辨识。如果单从脾胃升降角度来认识病证的寒、热、虚、实，一般而言，脾升不及，脾虚下陷多为虚证、寒证或本虚标实证；胃降不及，胃气上逆则以实证、热证为多。

3. 调理脾胃升降在治疗胃肠动力性疾病中的运用

历代医家非常重视脾胃升降理论，如李东垣说："脾胃之寒热虚实，宜燥宜润，应当详辨，至于升降二字，尤为紧要。"《吴医汇讲》说："求东垣治脾胃之法，莫精于升降……俾升降失宜，则脾胃伤，脾胃伤则出纳之机失其常度，而后天之生气已息，鲜不夭折生民者已。"叶天士说："纳食者胃，运化者脾，脾宜升则健，胃宜降则和。"这些都说明脾胃升降失调是胃肠动力性疾病的主要机理，调理脾胃升降是治疗胃肠动力性疾病的基本原则和有效方法。

4. 常用治法

（1）益气健脾法：脾虚气弱，无力升举，便会导致升降失常。症见面色淡白，体倦乏力，少气懒言，纳呆，腹胀肠鸣，泄泻便溏，脉虚。健脾益气是培本疗法。代表方如异功散、参苓白术散等。

（2）温中健脾法：中焦脾胃虚寒，纳食运化失司，症见呕吐泻利，脘腹冷痛，得温稍减，口淡不渴，肢体不温，舌淡胖苔白滑，脉弱等。代表方如理中汤、黄芪建中汤等。

（3）补气升陷法：脾虚气陷，则清阳不升，症见少气懒言，头晕乏力，泄泻，脱肛，胃腑下垂，腹部坠胀，脉弱等。代表方如补中益气汤、升阳益胃汤。

（4）和中降逆法：胃气应降而不降，则气机上逆，症见恶心，呕吐，嗳气，呃逆，眩晕，胸脘痞满等。代表方一般可用旋覆代赭汤。属寒者丁香柿蒂汤，属热者黄连苏叶汤、橘皮竹茹汤。

（5）升清降浊法：长夏梅雨季节，感受湿浊之邪，困遏中焦，脾之清阳不升而泻，胃之浊阴不降而呕，清浊相干，吐泻交作，症见头身困重，胸中痞闷，腹部胀痛，吐泻下利等。代表方如藿香正气散、半夏泻心汤。

（6）清热化湿法：湿热蕴结中焦，纳运之职失权，症见头重身困，胸痞腹胀，纳呆泛呕，便溏不爽，舌红苔黄腻，脉濡数。代表方如三仁汤、甘露消毒丹、黄连温胆汤。

5. 施治要点

（1）顺应脾胃特性：治疗胃肠动力性疾病，应根据病证表现，细察气机失调之所在，明辨脏腑病势之趋向，然后顺应气机升降之规律，应用药物升降浮沉之特性，或因势利导，或逆向调整，使异常的升降状态恢复正常。其中，脾宜升、宜健、宜燥、宜温、宜补；胃宜降、宜和、宜润、宜清、宜泄。脾胃升清降浊既对立又统一，脾升胃降既是脏腑的协调，表里的相关，更是功能的配合。胃肠动力障碍性疾病升降之机遭受破坏，脾胃功能协调亦会受到影响。若胃气伤，失于和降，必然影响脾的升清和运化；脾气虚，运化失职，清气不升，又可影响胃的受纳与通降。脾升是胃降的前提，胃降是脾升的保证。只有清气正常上升，浊气方得以更好地下降，而浊物之降更促使清气之上升，两者相得益彰。

（2）重视整体联系：中医学认为，人体是一个有机的整体，脏腑器官之间不仅在结构上通过经络系统的联络沟通成一体，在功能上也相互协同，相互依赖。脏腑之间气机的升降联系，既有相互资助的联系，亦有相反相成的联系。某一脏腑的气机升降运动有助于其他脏腑的同一升降运动形式。心、肺、肝、肾等脏腑的功能与脾胃升降的关系十分密切。其中，肝升肺降促进了脾运胃纳，有助于脾胃升降。如肝气的升发，有助于脾气的升清，使之运化正常；肺气的肃降，有助于胃腑的排空和大肠腑气的通降，使之传导正常。

（3）合理配伍升降：脾胃气机升降相因，相反相成，临床上升降之法常常并用。通常将不同升降作用的药物进行合理搭配，使药剂的作用与脾胃气机升降相因的规律相顺应，以升促降，以降促升，有利于流通气机，提高疗效。其中，苦辛配伍首当推重。苦辛配伍是以苦寒药与辛温药配伍应用的一种方法，既非单纯苦寒泻火清热，亦非纯粹辛温祛寒燥湿，而是以苦寒泄降，辛温通阳相佐为用。《素问·阴阳应象大论》说："辛甘发散为阳，酸苦涌泄为阴。"苦辛配伍之意即以苦能降能泄而和阳，辛能通能开而和阴。两者合用，泄中有开，通而能降，阴阳相和，用以通阳散结，流通气机，而恢复中焦升降枢纽之机能，使"清阳出上窍，浊阴出下窍，清阳发腠理，浊阴走五脏，清阳实四肢，浊阴归六腑。"

（4）应从通降入手：胃与肠属于腑，六腑传化物而不藏。胃肠喜疏通而恶郁滞，胃腑受纳排空以通为用，以降为和；肠道传导化物以下行为顺，以通为补。胃肠主通主降，通降则生化有源，出入有序，否则传化无由，壅滞为病。胃肠动力障碍性疾病属虚则有阳虚或气阴两虚，属实则有湿阻、气滞、血瘀、食积、热郁等，故治法有温、清、消、化、补等之别，但是，总要着眼于通调气机，气顺中和，胃肠通降，纳运传化之作用方能正常发挥。

（5）顾护胃气为先：人以胃气为本。所谓胃气，即脾胃之消化吸收机能，在一定程度上代表了机体的抗病能力，说明胃气在人体的特殊重要性。临证治病，应时时扶护脾胃之气，用药宜选轻清平和之品。脾胃既病，胃气已伤，纵然有湿浊、痰浊、瘀浊、食浊等浊邪内阻，不堪重剂再创。方药轻清灵动，使脾胃气和，中焦通达，升降协调，出入有序，则于清淡之中见神奇，轻灵之中收其功。

如治一女性患者，37岁。下腹疼痛，痛泻时作，舌质淡红，苔薄白腻，脉沉细弦。证属肝郁脾虚。治宜抑肝扶脾理泻。处方：炒白术12g，炒白芍15g，防风9g，炒薏苡仁30g，炒山药15g，炒黄连5g，炒木香6g，延胡索9g，地锦草15g，白头翁15g，梅花5g，厚朴花9g，鸡骨草15g，炒党参15g，佛手花6g。7剂，水煎服。二诊：患者药后诸症好转，近日脘腹胀满，处方：柴胡10g，炒白术12g，炒白芍15g，制香附10g，郁金10g，炒防风9g，姜竹茹9g，浙贝10g，茯神9g，鸡骨草15g，生薏苡仁30g，炒木香6g，猫爪草15g，绿梅花5g，炒黄芩10g。7剂，水煎服。三诊：前方去浙贝、鸡骨草，加姜半夏9g，地锦草15g。7剂，水煎服。此后以本方随症加减治疗，症情稳定。

按：《医方考》云："泄责之脾，痛责之肝，肝责之实，脾责之虚，脾虚肝实，故令痛泄。"本案肝气郁结，横逆犯土，乘脾犯胃，脾胃受制，气机失调，运化失常，清气不升，反而下降，故腹痛、腹泻。以痛泻要方合香连丸加减。方中白术健脾燥湿和中；白芍养血柔肝，使肝气条达，缓急止痛，抑肝扶脾，兼益脾阳；防风散肝郁，醒脾气，胜湿止泻，兼引诸药入脾；梅花、厚朴花、佛手花等理气不伤阴之品助脾胃之升降；木香配伍黄连清热燥湿行气；地锦草、白头翁、鸡骨草清热解毒；延胡索活血止痛；配伍炒薏苡仁、炒山药、炒党参健脾益气，实脾土以治本。复诊伴有肝胃不和之脘胀者，以柴胡疏肝散调和肝胃。诸药合用，肝气疏泄，脾胃调和，痛泻告平。

术德相得益彰

　　医术固然重要，医德尤须高尚。医德与医术皆关乎临床诊治之质量与效果，就二者关系而言，应是以德统才，方为良医。才统于德，无才固不足以成德，而无德以统才，则才为跋扈之才，实足以败，断无可成。术与德是一个有机的整体，论医必述德，两者不相隔离与分裂，这是中医药学的又一大特色与优势。最早在《黄帝内经》就有了这方面的论述，如《素问·疏五过论》《素问·征四失论》《灵枢·师传》等均具体地提出从医应该注意的事项，可见，我们伟大的祖先在总结与疾病做斗争的经验的同时，也十分重视这样一个重要的问题。历代医家的著述中，均有所记载。张仲景在《伤寒论·序》中就恳切地指出了当时医者的许多不足，见到社会纷乱，疾病流行，便"感往昔之沦丧，伤横夭之莫救"，努力研究医术，"勤求古训，博采众方"，著成了具有极高学术价值的《伤寒杂病论》。孙思邈的《千金要方》，更是在篇首列有《大医习业》《大医精诚》等数篇论述医德。他说道："人命至重，贵于千金，一方济之，德逾于此。"宋人所撰的《小儿卫生总微论方》曰："凡为医者，性存温雅，志必谦恭，动须礼节，举乃和柔，无自忘尊，不可矫饰。"祖辈中医们的崇高品德，不胜枚举。

　　医者仁心，医德为先。虽然，目前医患关系存在着这样那样的矛盾，

医路漫记

YI LU MAN JI

然而，作为医生，因救死扶伤、治病救人的职责所在，做好自己最为重要。名中医不仅仅是外在的荣誉光环，更是内在的医德、医术要有名，我是这样想的，也要这样去努力践行。我常常会说，爱心、细心、耐心、恒心四个心是医生的基本素质。

首先是爱心。医生是救治病人的白衣天使，应该时刻为病人着想，千方百计为病人解除病痛的折磨，实行人道主义。以往常常念叨的"想病人之所想，急病人之所急，痛病人之所痛"，绝不是停留在口头的空话，而应该具体落实到实际行动中。一年夏天，我遇治一位肿瘤病人，处于焦虑状态。望闻问切，辨证处方，告知医嘱，病人满意离去。但三天后，中药房的同事急急忙忙赶来说，这个病人打来电话，骂骂咧咧，意见很大，不听解释，无法沟通。原来该病人委托代煎中药，快递小哥派送时敲了家门无人应，给病人本人打了电话未接，随即将中药放入蜂巢，并发短信给病人自取。病人三天后才去取药，她认为天气炎热，代煎中药必定变质，责任在医院和快递公司。我连续6次拨通了病人的手机后才接通，她说向来陌生的电话她一律不接，短信一般也不看。坚持认为快递服务是要送上门的，未按时送达，就是要承担责任。我先表明了希望这件事尽量不要影响她身体的态度，本着解决问题，问清她的诉求。同时，我也请她理解与体谅快递小哥工作的辛苦以及不太可能只为一人服务的实际。通过沟通，病人的情绪平稳了许多后，我提出了给她免费代煎原方中药或免费调配原方自煎的补偿方案。这起事件得到了妥善的解决。其实，我们医生不仅要治疗患者的疾病，更要治疗患者的心灵。在回复病人经治获效而致谢时，我常常会说：（将）行医治病作为终身挚爱的职业（的医生）都会这样做的，医患双方的目标都是为了把病治好。（图38）

其次是细心。在整个医疗过程中我们必须细致入微，一丝不苟，来不得半点的粗心与马虎。实际上，如果不是粗心大意，如果多一点责任心就不会发生纠纷或是悲剧。就拿医嘱来说，我在用旋覆代赭汤时，都

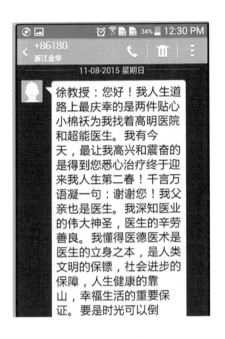

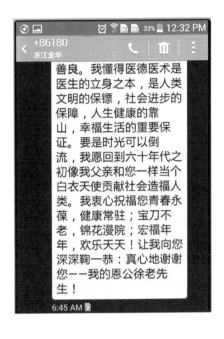

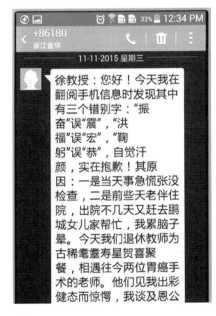

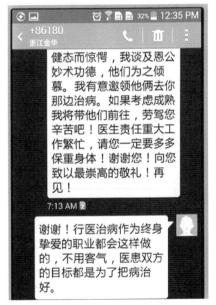

图38 医患交流

会向病人或家属仔细交代注意事项。旋覆代赭汤出自《伤寒论》，第166

条说："伤寒发汗，若吐、若下，解后，心下痞鞕，噫气不除者，旋覆代赭汤主之。"其方由旋覆花、代赭石、生姜、半夏、人参、甘草、大枣等组成，具有和胃化痰，重镇降逆之效。本方是张仲景为治疗嗳气所制，被美誉为中医促胃动力之良方。方以旋覆代赭命名，说明两药为主药，不可或缺。旋覆花质轻性温，祛痰平喘软痞，轻可去实，诸花皆升，旋覆独降。代赭石质重性寒，具有止呕、平喘、止血、平肝潜阳、重镇降逆等作用。两者一轻一重，一温一寒，相制互济为用。然而，旋覆花对咽喉会有刺激，需要包煎。代赭石是氧化物类矿物刚玉族赤铁矿，主含三氧化二铁，作为铁剂，有刺激消化道的副作用。虽是止呕之剂，用时不注意，反而会诱发呕吐。所以，要提醒病人或家属在进餐半小时后服药，减轻胃肠道反应。

　　第三是耐心。医生在诊疗期间需要文明礼貌地询问病人的身体状况和病情，做到举止端庄，语言文明，态度和蔼，耐心倾听病人的述说，这是对医生的基本要求。从更深层次理解，耐心是要耐得住寂寞，耐得住挫折，耐得住赞美，耐得住荣耀，这是精神心理磨炼，良好心态培育的结果，对于中医生来讲，尤显重要。平时，我也重视调节工作和生活，有时在网上打打桥牌。桥牌作为一种高雅、文明、竞技性很强的智力性游戏，能够有效促进健康的游戏性智力运动，是一种特别适合老年人的运动。有一次网上打桥牌，找了同伴二星国家大师，胜率48%，约定自然叫牌。发牌我18点，四三三三牌型，按常规开叫1NT，左方PASS，同伴应叫2H，意在有S长套。右方PASS。我三张S，只有大牌Q，而C、D、H均有2张大牌止张，左方首攻，3NT应该成局。同伴见我未应S，一阵骂骂咧咧后就是7NT，右方加倍，同伴竟来了个反加倍，骂语喋喋不休。亮牌一看傻了眼，同伴只有4点牌，5张S，全是9以下的小牌。牌点虽很小，脾气却很大。我力求止损，一张一张思考着耐心出牌到结局，同伴也停止了骂咧。同样，在诊疗过程中也需要我们医生以真诚的情感、良好的心态去影响与感染病人。

最后是恒心。中医药学博大精深，《素问·气交变大论》对于中医生的要求是"上知天文，下知地理，中知人事，可以长久"。学好中医，用好中医，并非易事，不可能一蹴而就。有道是：只要功夫深，铁杵磨成针。一定要有恒心和决心，贵在坚守和坚持。无论过了多少年，都要抱着探索的态度来学习中医，在实际工作中活生生地应用中医，才能真正理解认同中医，也才会把中医应用到极致，以致把中医药学发扬光大。

如中医门诊处方，古称"诊籍"，又名"医案""病案""脉案"。近贤章太炎曾曰："中医之成绩，医案最著。""夫医案皆根据病理，而治疗之成绩，亦中医价值之真凭实据也。"脉案成为历代医家临床经验及专长的真实记录，亦为中医学经典之补充，更是理论联系实际之桥梁。脉案书写，不仅仅代表传统中医流派的学术思想，更是传统中医代代传承的主要方式，反映个人门户师承的传统治病方针，学术理论发展创新的轨迹。一个汇集了病证诊治全过程的脉案，可以全面反映出整个医疗过程

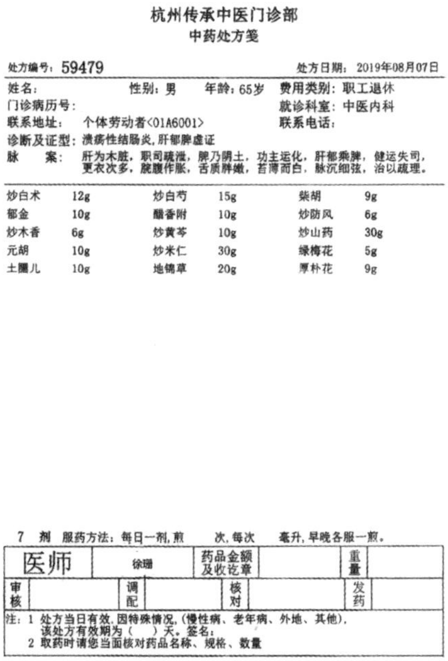

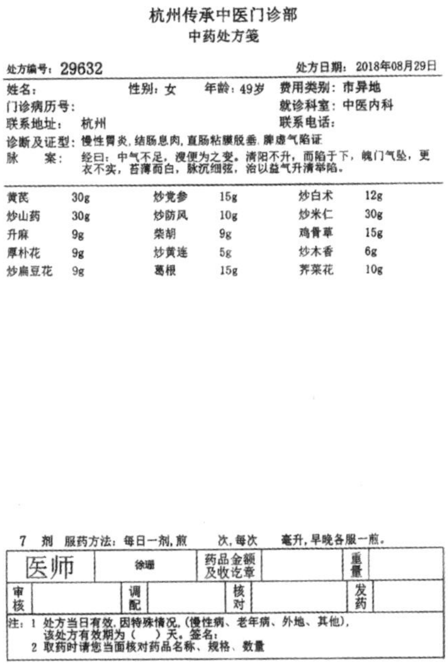

图39 脉案1

图40 脉案2

中辨证施治的得失。规范中医门诊处方既可以作为临床经验的总结，也能强化脉案书写的训练，提高辨证论治的能力，更是对中医文化的繁荣与升华。我所师承的张老先生与蒋文照教授都非常重视脉案的书写，几十年来，即使是门诊病人较多，我仍然坚持交出一份份认真书写的脉案。（图39，图40，图41，图42）

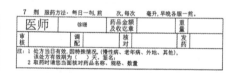

杭州传承中医门诊部

中药处方笺

处方编号：26012　　处方日期：2018年07月20日

姓名：　性别：女　年龄：59岁　费用类别：职工退休

门诊病历号：　就诊科室：中医内科

联系地址：　个体劳动者<01A6001>　联系电话：

诊断及证型：胰腺恶性肿瘤，气阴两虚证，湿热瘀滞证

脉　案：胰腺术后，肝脏转移，伴有腹水，邪盛正衰，腹胀尿少，腰腹疼痛，瘀浊内滞，面色晦暗，大肉削脱，精气亏竭，舌质偏红，苔薄白腻，脉沉细弦，姑宜戥理。

黄芪	30g	北沙参	12g	麦冬	12g
炙鳖甲	24g 先煎	鸡骨草	15g	半边莲	15g
鸭跖草	15g	郁金	10g	元胡	10g
秦艽	10g	土鳖儿	10g	生谷芽	15g
八月札	9g	车前草	30g	牡蛎	30g 先煎

7　剂　服药方法：每日一剂，煎　　次，每次　　毫升，早晚各服一煎。

医师	徐珊		药品金额及收讫章			重量	
审核		调配		核对		发药	

注：1　处方当日有效．因特殊情况，（慢性病、老年病、外地、其他），该处方有效期为（　　）天。签名：
2　取药时请您当面核对药品名称、规格、数量

图41　脉案3

杭州传承中医门诊部

中药处方笺

处方编号：27429　　处方日期：2018年08月06日

姓名：　性别：男　年龄：2岁　费用类别：少年儿童

门诊病历号：　就诊科室：中医内科

联系地址：　少儿医保<0011982>　联系电话：

诊断及证型：语言发育障碍，脾虚肝旺证

脉　案：舌为心窍，脾之外候，心脾两虚，肝木偏旺，语言迟缓，夜寐不宁，近来开声，言语增多，舌苔薄白，指纹淡红，治以补益心脾，平肝开窍。

太子参	15g	炒白术	10g	茯神	9g
生白芍	10g	制远志	6g	竹沥半夏	6g
郁金	10g	石菖蒲	6g	灯心草	2g
百合	10g	麦冬	12g	蝉衣	5g
柏子仁	10g	益智	9g	六月雪	10g

7　剂　服药方法：每日一剂，煎　　次，每次　　毫升，早晚各服一煎。

医师	徐珊		药品金额及收讫章			重量	
审核		调配		核对		发药	

注：1　处方当日有效．因特殊情况，（慢性病、老年病、外地、其他），该处方有效期为（　　）天。签名：
2　取药时请您当面核对药品名称、规格、数量

图42　脉案4

传承后学硕果

我是中医内科学硕士与博士研究生指导老师，第四批全国老中医药专家学术经验继承工作指导老师，在本科生与研究生课程中主讲中医学概要、中医诊断学、中医内科学、中西医结合内科学、医学与易学等课程，担任过学校学生社团的指导老师，如《内经》兴趣小组指导老师、模拟医院顾问、《浙江中医学院学生科技杂志》学术顾问等。根据中医药高等教育及临床医疗的实际需要，组织教师编写了《中医病案学》与《临床基本操作技术》教材，并任主编，投入教学使用。奉行教贵于精，责之于随。精者，精确、精练、精彩。随者，随便、随意、随流。师道无涯，学无止境。努力从一门课、一节课做起，不断探索，博采众长，积累经验，努力使自己成为一名忠诚于党的教育事业，深受学生欢迎的教师。我讲究教学方法，授课形象生动，因材施教，为人师表，多次获校级优秀授课教师称号，2003年7月荣获首届浙江省高等学校教学名师奖荣誉证书。我负责带教第四批全国老中医药专家学术经验继承人2人，浙江省第二批名中医学术经验继承人2人，浙江省中青年临床名中医1人，西医人员学习中医高级培训班学员3人，硕士30人，博士29人。（图43）

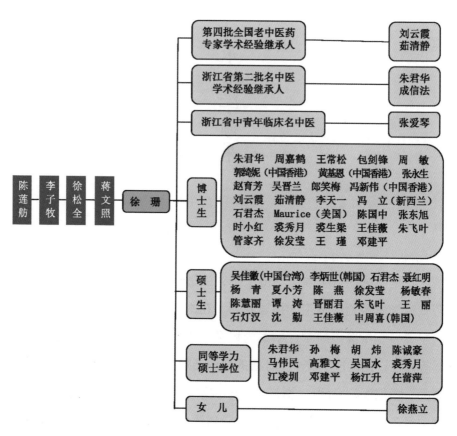

图43 医学传承脉络图

作为教师，我觉得从教的能力水平具有"三技"之不同境界。一是技术，教学内容熟悉，语言表达清晰，有效运用先进的教育技术与手段。二是技巧，熟能生巧，因材施教，方法灵活，信息量大，联系实际，融会贯通。三是技艺，形成独特而有效的教学风格，给学生以深刻的创新熏陶和艺术享受。所以，在教学的实践中，需要不断地进取和汲取，才有进一步自我提升的空间。对于学生们提出的问题，只要工作或时间允许，我都会及时回复答疑解惑。对于提交的作业，认真阅读，批改评语。其实，这是教学相长的极佳形式。（图44，图45，图46，图47）

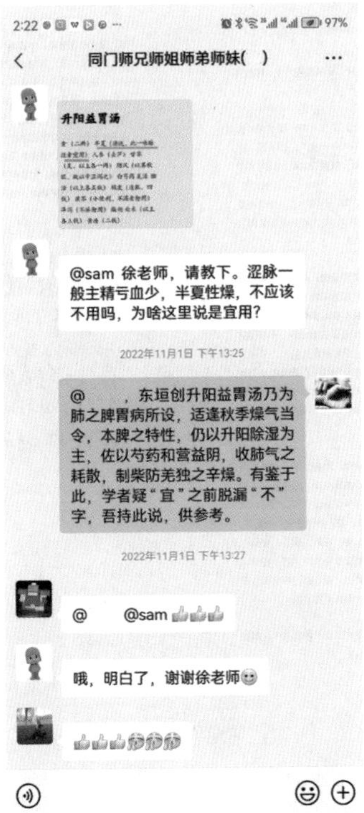

图44　为学生答疑

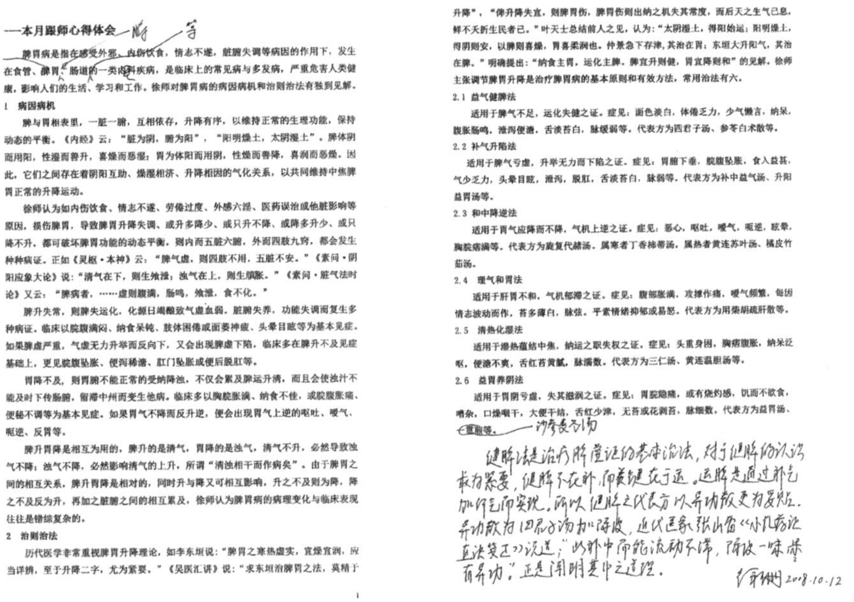

——本月跟师心得体会

脾胃病是指在感受外邪、内伤饮食，情志不遂，脏腑失调等病因的作用下，发生在食管、脾胃、肠道的一类内科疾病，是临床上的常见病与多发病，严重危害人类健康，影响人们的生活、学习和工作。徐师对脾胃病的病因病机和治则治法有独到见解。

1　病因病机

脾与胃相表里，一脏一腑，互相依存，升降有序，以维持正常的生理功能，保持动态的平衡。《内经》云：“脏为阴，腑为阳”，“阳明燥土，太阴湿土”。脾体阴而用阳，性湿而善升，喜燥而恶湿；胃为体阳而用阴，性燥而善降，喜润而恶燥。因此，它们之间存在着阴阳互助、燥湿相济、升降相因的气化关系，以共同维持中焦脾胃正常的升降运动。

徐师认为如内伤饮食、情志不遂、劳倦过度、外感六淫、医药误治或他脏影响等原因，损伤脾胃，导致脾胃升降失调、或升多降少、或只升不降、或降多升少、或只降不升，都可破坏脾胃功能的动态平衡，则内而五脏六腑，外而四肢九窍，都会发生种种病证。正如《灵枢·本神》云：“脾气虚，则四肢不用，五脏不安。”《素问·阴阳应象大论》说：“清气在下，则生飧泄；浊气在上，则生䐜胀。”《素问·脏气法时论》又云：“脾病者，……虚则腹满，肠鸣，飧泄，食不化。”

脾升失常，则脾失运化，化源日竭酿致气虚血弱。脏腑失养，功能失调而复生多种病证。临床以脘腹满闷、纳食呆钝、肢体困倦或面萎神疲、头晕目眩等为基本见症。如果脾虚严重，气虚无力升举而反向下，又会出现脾虚下陷，临床多在脾升不及见症基础上，更见脘腹坠胀、便泻稀溏、肛门坠胀或便后脱肛等。

胃降不及，则胃腑不能正常的受纳降浊，不仅会累及脾运升清，而且会使浊汁不能及时下传肠腑，留滞中州而变生他病。临床多以胸脘胀满、纳食不佳，或脘腹胀痛、便秘不调等为基本见症。如果胃气不降而反升逆，便会出现胃气上逆的呕吐、嗳气、呃逆、反胃等。

脾升胃降是相互为用的，脾升的是清气，胃降的是浊气，清气不升，必然导致浊气不降；浊气不降，必然影响清气的上升，所谓“清浊相干而作病矣”。由于脾胃之间的相互关系，脾升胃降是相对的，同时升与降又可相互影响，升之不及则为降，降之不及反为升，再加之脏腑之间的相互累及，徐师认为脾胃病的病理变化与临床表现往往是错综复杂的。

2　治则治法

历代医学非常重视脾胃升降理论，如李东垣说：“脾胃之寒热虚实，宜燥宜润，应当详辨，至于升降二字，尤为紧要。”《吴医汇讲》说：“求东垣治脾胃之法，莫精于升降”，“俾升降失宜，则脾胃伤，脾胃伤则出纳之机失其常度，而后天之生气已息，鲜不夭折生民者已。”叶天士总结前人之见，认为：“太阴湿土，得阳始运；阳明燥土，得阴则安，以脾则喜燥，胃喜柔润也。仲景急下存津，其治在胃；东垣大升阳气，其治在脾。”明确提出：“纳食主胃，运化主脾，脾宜升则健，胃宜降则和”的见解。徐师主张调节脾胃升降是治疗脾胃病的基本原则和有效方法，常用治法有六。

2.1　益气健脾法

适用于脾气不足，运化失健之证。症见：面色淡白，体倦乏力，少气懒言，纳呆，腹胀肠鸣，泄泻便溏，舌淡苔白，脉缓弱等。代表方为四君子汤、参苓白术散等。

2.2　补气升陷法

适用于脾气亏虚，升举无力而下陷之证。症见：胃腑下垂，脘腹坠胀，食入益甚，气少乏力，头晕目眩，泄泻，脱肛，舌淡苔白，脉弱等。代表方为补中益气汤、升阳益胃汤等。

2.3　和中降逆法

适用于胃气应降而不降，气机上逆之证。症见：恶心，呕吐，嗳气，呃逆，眩晕，胸脘痞满等。代表方为旋复代赭汤。属寒者丁香柿蒂汤，属热者黄连苏叶汤、橘皮竹茹汤。

2.4　理气和胃法

适用于肝胃不和，气机郁滞之证。症见：腹部胀满，攻撑作痛，嗳气频繁，每因情志波动而作，苔多薄白，脉弦。平素情绪抑郁或易怒。代表方为用柴胡疏肝散等。

2.5　清热化湿法

适用于湿热蕴结中焦，纳运之职失权之证。症见：头重身困，胸痞腹胀，纳呆泛呕，便溏不爽，舌红苔黄腻，脉濡数。代表方为三仁汤、黄连温胆汤等。

2.6　益胃养阴法

适用于胃阴亏虚，失其滋润之证。症见：胃脘隐痛，或有烧灼感，饥而不欲食，嘈杂，口燥咽干，大便干结，舌红少津，无苔或花剥苔，脉细数。代表方为益胃汤、一贯煎等。——沙参麦冬汤

健脾法是治疗脾虚证的基本治法，对于健脾的认识最为紧要，健脾不在补，而贵键在于运。运脾是通过补气加行气而实现。所以健脾之代表方以异功散更为妥贴。异功散为四君子汤加陈皮。近代医家张山雷《小儿药证直诀笺正》说道：“以补中而能流动不滞，陈皮一味果有异功。”正是阐明其中之道理。

2008.10.12

图45　批阅跟师体会之一

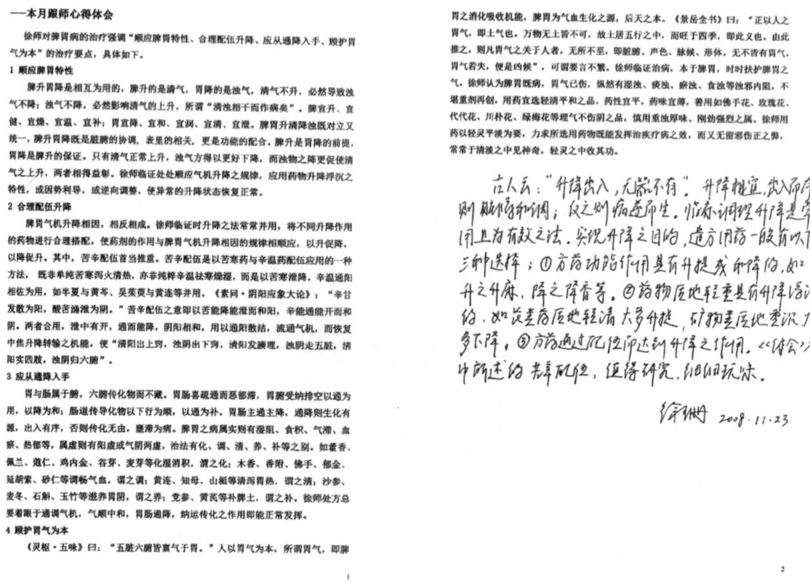

——本月跟师心得体会

徐师对脾胃病的治疗遵循顺应脾胃特性、合理配伍升降、应从通降入手、顺护胃气为本的治疗要点，具体如下。

1. 顺应脾胃特性

脾升胃降是相互为用的，脾升的是清气，胃降的是浊气，清气不升，必然导致浊气不降，浊气不降，必然影响清气的上升，所谓"清浊相干而作病矣"。脾宜升、宜健、宜燥、宜温；胃宜降、宜和、宜润、宜清、宜通。脾升胃降既是脾胃的协调，表里的相关，更是功能的协同，脾升是胃降的前提，胃降是脾升的保证。只有清气正常上升，浊气方得下降，而浊物之降更妥使清气之上升，升者相得益彰。徐师临证处处顺应脾气升降之规律，应用药物顺脾升浮沉之特性，或因势利导，或逆向调整，使脾胃升降状态恢复正常。

2. 合理配伍升降

脾胃气机升降出入，相反相成。徐师临证时升降之法常常并用，将不同升降作用的药物进行合理搭配，使药物的作用与脾胃气机升降的规律相顺相协，以升促降，以降启升。苦辛配伍最当推崇，苦辛配伍是以苦寒药与辛温通降配伍应用的一种方法，既非单纯苦寒泻六腑，亦非纯粹辛温祛寒燥湿，而是以苦寒泄降，辛温通阳相佐为用，如半夏与黄芩、吴茱萸与黄连等并用，《素问·阴阳应象大论》云"辛甘发散为阳，酸苦涌泄为阴"。苦辛配伍之意旨以苦能降能泄而利，辛能通能升而利，两者合用，谐中有升，适面能降，阴阳相和，用以制阳散结，流通气机，而恢复中焦升降转输之机能，使"清阳出上窍，浊阴出下窍，清阳发腠理，浊阴走五脏，清阳实四肢，浊阴归六腑"。

3. 应从通降入手

脾与胃同属于腑，六腑传化物而不藏，胃肠通满恶虚恶实，胃肠受纳挫空以通为用，以降为顺；脂道传导传化物以下行为顺，以通为补，胃肠主降浊，通降则生化有源，出入有序，否则传化无由，壅滞为病，脾胃气病，脾司运实则气阴同病，治法有和、通、清、养、补等之别，如佩兰、陈皮、鸡内金、谷芽、麦芽等化湿消积，谓之化；木香、香附、佛手、郁金、延胡索、砂仁等调畅气血，谓之通；黄连、知母、山栀等清泻实阴热，谓之清；沙参、麦冬、石斛、玉竹等养阴，谓之养；党参、黄芪等补脾土，谓之补。徐师处方总要着眼于通调气机、气顺中和、胃肠通降，纳运传化之作用即能正常发挥。

4. 顺护胃气为本

《灵枢·五味》曰："五脏六腑皆禀气于胃"，人以胃气为本，所谓胃气，即脾

胃之消化吸收机能，脾胃为气血生化之源，后天之本，《景岳全书》云："正以人之胃气，即土气也。万物无土皆不可，故土居五行之中，而能生养万物，即土为五脏六腑之本。"胃气若失，便是凶候之一，可谓要言不俗。徐师临证病病，本于脾胃，时时扶护脾胃之气，徐师处方多顾及脾胃既纳，胃气已伤，纵然有湿浊、病浊、瘀浊、食浊等挟邪内阻，亦不堪重肥地，用药宜选轻清平正之品，药性宜平，药味宜薄，善用如佛手、玫瑰花、代代花、川朴花、绿梅花等理气不伤胃之品，慎用重坠破耗的强烈之属，即使用药以轻灵平淡为宜，力求能通利药物既疏又裨治疗病之效，而又无耗伤正之弊，常寓于清淡之中见神奇，轻灵之中收其功。

图46　批阅跟师体会之二

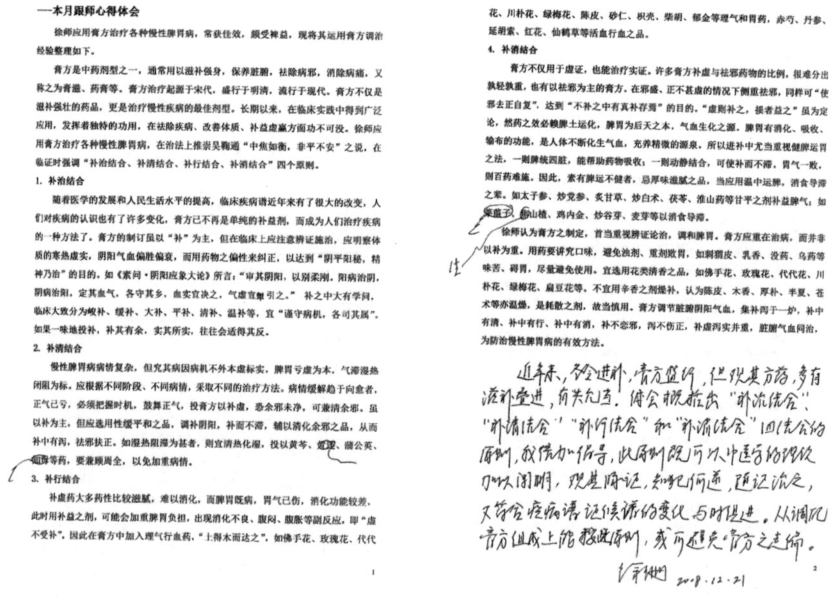

——本月跟师心得体会

徐师应用膏方治疗各种慢性脾胃病，常获佳效，颇受裨益，现将其运用膏方调治经验整理如下。

膏方是中药剂型之一，通常用以滋补强身，祛养病躯，祛除病魔，消除病痛，又称之为滋补、药养等。膏方治疗起源于宋代，盛行于明清，流行于现代。膏方不仅是滋补强壮的药品，更是治疗慢性病的最佳剂型。长期以来，随着实践中得到广泛应用，发挥着特殊的作用，在祛除病魔、改善体质、补益虚羸方面功不可没。徐师应用膏方治疗脾胃病，在治法上推崇及鞠通"中焦如衡，非平不安"之说，在临证时强调"补治结合、补清结合、补行结合、补消结合"四个原则。

1. 补治结合

随着医学的发展和人民生活水平的提高，临床疾病近年来有了很大的改变，人们对疾病的认识也有了许多变化，膏方不是单纯的补益剂，而成为人们对治疗疾病的一方良法。膏方的制订是以"补"为主，但在临床上应注意辨证施治，应用整体质的养血虚羸，阴阳气血偏颇，运用用药物之偏胜来纠正，以达到"阴平阳秘、精神乃治"的目的，如《素问·阴阳应象大论》所言："审其阴阳，以别柔刚，阴病治阳，宜实血气，各守其乡，血实宜决之，气虚宜掣引之。"补之中大学问，临床大致分为峻补、缓补、大补、平补、清补、温补等，宜"遂守病机，各司其属。"如果一味地投补，补及不当，实其实也会适得其反。

2. 补清结合

慢性脾胃病病情复杂，但究其病疾病机不外乎虚标为本。脾胃寒虚为本，气滞湿热闭阻为标，应根据不同阶段、不同病情，采取不同的治疗方法，病情缓解之向盘者，正气可复，必须把握时机，鼓舞正气，投膏方以补虚，愈余邪以扶正，可兼顾余邪，虽以补为主，但应选用性缓平和之品，补而不滞，辅以消化余邪之品，从而补中有实，祛邪扶正。如湿热制脾为甚者，则宜清热化湿，投以黄芪、白及、蒲公英、延胡等，要遂顺应本、以免加重病情。

3. 补行结合

补虚药大多药性比较黏腻，难以消化，而脾胃既病，胃气已伤，消化功能较差，此时用补益之剂，可能会加重脾胃负担，出现消化不良、腹闷、腹胀等副应，即"虚不受补"。因此在膏方中加入理气药"上海木而达之"，如佛手花、玫瑰花、代代

花、川朴花、绿梅花、陈皮、砂仁、枳壳、柴胡、郁金等理气和胃药，赤芍、丹参、延胡索、红花、仙鹤草等活血行气之品。

4. 补消结合

膏方不仅是虚证，也能治疗实证。许多膏方补虚与祛邪药物的比例，很难分出孰轻孰重，而在不可祛邪为主的膏方，在邪盛、正不甚虚的情况下侧重祛邪，同样可"使邪去正自复"，达到"不补之中有真补存焉"的目的，即"通因补之"。虚为定论，然而之效必根据生化运化，脾胃为后天之本，气血生化之源，脾胃有消化、吸收、输布的功能，故人体不断化生气血，只有进补中尤当重视调理脾胃，一刻静药同援，能帮助胃吸收，一动动静结合，以运动促进补，动静结合，则百药兼施。因此，凡有脾胃不健者，总厚味滋腻之品，当应用脾土滋腻，消食导滞之药。如太子参、炒党参、炒白术、炒白术、茯苓，淮山药等性平之剂补益脾气，如陈皮、鸡内金、谷芽炒谷芽、麦芽等以消食导滞。

徐师认为膏方之制定，首当重视辨证论治，调补脾胃。膏方应重在治虚，而非峻补之剂，应重在平补，膏方之调治脾胃病之有效方法。

图47　批阅跟师体会之三

现如今他们中的绝大多数人已成为医疗、教学、科研，以及管理岗位的骨干，其中，马伟民、刘云霞、张爱琴被评为浙江省名中医，马伟民还是第六批和第七批全国老中医药专家学术经验继承工作指导老师。令人感到欣慰的是，蒋文照医学后继有人，后继有才，薪火相传，发扬光大。

马伟明，男，浙江省余姚市人，第六和第七批全国老中医药专家学术经验继承工作指导老师，浙江省名中医。2003年获硕士学位。浙江省余姚市人民医院主任中医师，浙江中医药大学兼职教授，曾任余姚市中医医院院长。被先后评为全国基层优秀中医和浙江省基层名中医、全国基层名老中医药专家传承工作室建设项目与浙江省名中医专家传承工作室专家，荣获浙江省宁波市"医师终身成就奖"。现为浙江省中医药重点学科中医消化内科的学科带头人、浙江省中医药重点专科中医胃病专科学科带头人，先后任中华中医药学会内科分会委员、中华中医药学会脾胃病分会委员、浙江省中医药学会脾胃病分会常务委员、宁波市中医药学会副会长、余姚市中医学会会长。先后主持和参与厅、市级科研课题8项，在各级核心期刊发表论文40余篇，发明专利1项。获三项厅局级科研成果奖项。主编《慢性萎缩性胃炎临证心悟》《中医脾胃肝胆病验案》著作2部，参编著作4部。

其从事中医临床、教学、科研40余年，宵衣旰食，砥砺探索，非常注重气病学的研究，发皇古义，融会临床，逐渐形成独特的学术思想。一是非常注重气病学的研究，提出：治病必言气，治气贯穿于所有疾病治疗的始终。治气可从三焦分治，上焦宜"宣"，中焦宜"化"，下焦宜"泄"。尤其脾胃位居中州，一升一降，维系着全身气机，为气机之枢纽，脾胃病治气尤为紧要。二是调中焦气机，当以"和法为先""和法为常"。即可在同一处方融入多种相反相成的矛盾治疗方法，做到"升降共调、通补兼施、寒热并投、肝肺合顾、燥湿相济"，此亦是中焦治气宜

医路漫记

YI LU MAN JI

269

"化"的体现。三是基于"络病理论"辨治慢性萎缩性胃炎。以"孙络瘀阻"理论解析慢性萎缩性胃炎的基本病理改变，根据"孙络瘀阻"假说，实则祛之，应以通散之法。胃黏膜萎缩改变治宜"通"，行气活血，疏散通络；增生性改变宜"散"，活血化痰，软坚散结。四是以"六郁"理论诠释代谢相关脂肪性肝病，独创"分期辨证"模式，认为"郁"为其基本病机。

刘云霞，女，浙江省乐清市人，第四批全国老中医药专家学术经验继承人，浙江省名中医。2010年和2012年分获中医内科学专业博士学位和临床专业博士学位，2012年获第四批全国老中医药专家学术经验继承人出师证书，同时还获得第四批全国老中医药专家学术经验继承工作优秀继承人荣誉证书。杭州市第三人民医院主任中医师，中医科兼肿瘤科主任，浙江中医药大学硕士研究生指导老师。先后获得杭州市名中医、全国优秀中医临床人才、杭州市劳动模范、首届杭州市优秀医师、杭州市卫生健康战线中成绩突出医师、浙江省名中医等称号。现担任世界中医药学会联合会肿瘤经方治疗研究专业委员会常务委员、中华中医药学会综合医院中医药工作委员会委员、中华中医药学会膏方分会委员会委员，浙江省中医药学会中医经典与传承研究分会委员会副主任委员、浙江省中西医结合学会肿瘤专业委员会常务委员、浙江省抗癌学会中医肿瘤委员会副主任委员、浙江省抗癌协会骨与软组织肿瘤专业委员会副主任委员、浙江省中医药学会内科分会委员会委员，杭州市中西医结合学会肿瘤专业委员会副主任委员等职。

其从事中西医结合诊治恶性肿瘤的临床研究，主持国家自然科学基金面上项目2项，浙江省自然科学基金项目、浙江省中医药科技计划项目、杭州市科技项目等课题10多项，科研成果获浙江省中医药科技创新奖、杭州市科技进步奖、杭州市医药科技进步奖等6项。以第一或通讯作者发表论文60多篇，其中SCI收录10篇。从医32年，擅长于中西医结合治疗乳腺癌、肺癌、胃癌、结直肠癌、卵巢癌、骨肉瘤、尤文肉瘤、宫颈癌、鼻咽癌、食道癌、胰腺癌、膀胱癌等恶性肿瘤，特别对恶性肿瘤的抗复发和转移有丰富的临床经验，同时对慢性萎缩性胃炎、慢性结肠炎等脾胃病的治疗有独到的见解。

张爱琴，女，浙江省龙泉市人，浙江省中青年临床名中医，浙江省名中医。2005年被遴选为首批"浙江省中青年临床名中医"培养对象，2009年经考核合格获"浙江省中青年临床名中医"称号。浙江省肿瘤医院中医科主任、主任中医师、浙江中医药大学硕士研究生指导老师。现任中国抗癌协会传统医学专业委员会委员、浙江省抗癌协会传统医学专业委员会副主任委员、浙江省医学会肿瘤康复委员会委员、浙江省中西医结合乳腺病专业委员会副主任委员、浙江省中医药学会肿瘤分会常务委员、浙江省抗癌协会抗癌药物专业委员会委员。

其从事中医药防治恶性肿瘤的基础与临床研究，主持和参加国家级和省部级等科研课题20余项，发表学术论文40多篇，出版著作5部。从医36年，擅长中晚期肿瘤的中西医结合治疗，尤其在消化系统（食管、胃、肠、肝、胰腺）、肺、乳腺、妇科及头颈部恶性肿瘤及恶性淋巴瘤等系统肿瘤的中西医结合治疗，中药辅助治疗在肿瘤放、化疗中增效减毒作用等方面有较深的造诣。根据循证医学和肿瘤的个体化治疗，通过临床研究和运用中医传统理论，进行辨证施治，衷中参西，对肿瘤的中医治疗采用分阶段攻补兼施，主张扶正祛邪并用，扶正重于祛邪，祛邪必须扶正，以"和"为主，达到阴阳平衡，带瘤生存。

郭绮妮，女，广东省潮州市汕头人，2008年获博士学位。香港注册中医师，明智堂东主及执业中医师，针灸学硕士，高级营养师，曾被香港中医药管理委员会中医组委任为中医注册审核主考人员和中医注册审核结果复核人员，曾任香港中医药科技学院院长、香港中医药科技学院客座教授，现任香港大学中医药学院校友会会长、上海市针灸学会会员、港九中医师公会会员、香港大学专业进修学院同学会会员、侨港中医师公会会员、香港注册中医学会会员、香港中医学会会员。曾在2001及2017年获香港大学专业进修学院颁发的终身学习杰出学员奖。

其从医40多年，擅长内科和妇科常见病、多发病及疑难杂症，特别是对中医药诊治肠胃、肝、胆、胰等消化系统疾病，以及亚健康的综合调理，有独特的见解，并从事针灸学、中医药诊治疾病的基础与临床研究。发表和出版《〈扁鹊心书〉的研究》《艾灸发展史略》《治肝八法之疏肝法、柔肝法、镇肝法、平肝法治疗脂肪肝的研究》《治肝八法之疏肝法、柔肝法、镇肝法、平肝法治疗肝病的研究》，以及《〈扁鹊心书〉校勘》等学术论文和译著。

冯立，女，浙江省浦江县人，2011年获博士学位。新西兰中医学院院长、主任医师，浙江中医药大学客座教授，世界中医药学会联合会主席团执行委员，世界中医药学会联合会易医脐针研究专业委员会副会长，世界中医药学会联合会传统医药合作研究专业委员会副会长，先后荣获浙江省政府来华留学生奖学金A类奖学金、浙江中医药大学"杰出校友"荣誉称号。

其作为两位创始人之一创办奥克兰自然医学院（Auckland College of Natural Medicine），负责设计了新西兰教育部高等教育学历委员会（NZQA）认可的大专针灸、中草药及推拿等课程，为新西兰中医界培养新西兰本土中医师及ACC注册针灸师；负责设计并获新西兰教育部批准的第一部中医养生专业证书课程；受学会的委托，参与新西兰国家针灸学历标准制定。奥克兰自然医学院与克赖斯特彻奇学院（Christchurch College）合并成立了新西兰中医学院（the New Zealand College of Chinese Medicine），是一家受新西兰政府高等教育委员会资助的中医药高等教育机构。负责设计编写了新西兰第一部中医学士学位课程，作为世界中医药学会联合会教育指导委员会常务理事，参与了世界中医药本科教育大纲制订及有关教材的编写；负责设计了新西兰教育部高等教育学历委员会（NZQA）认可的中医研究生学历课程。

多年来，为了在新西兰积极推广中医，其组织师生在新西兰各地社区举行各种中医义诊，使中医针灸在当地很受欢迎，中医临床疗效和安全性得到普遍认可。作为新西兰中医药学会资深会员，于2014～2018年担任新西兰中华电视中医专线特约主持人，多次作为中医讲座的主讲人，积极开展宣传教育工作。作为浙江中医药大学客座教授，为浙江中医药大学在新西兰的国际研究生临床带教和专题讲座。通过对脾胃学说的研究和42年的临床实践，运用中医保健、传统经方和针灸治疗，在"治未病"方面有自己独到的见解。在此基础上，结合运用古典传统针法、易医脐针、腹针、头针、各家脉法和舌诊，总结出一套治疗各种疑难杂症的方法，如凭脉辨证循脉用针用药，轻药调各种癌症等顽疾，不但提高了临床诊治疗效，而且丰富了中医"治未病"的有效内容和理论，在十三届世界中医药大会上做了《循脉得关窍，轻药调顽疾》的学术报告，深受与会者好评。

女儿徐燕立，博士，副主任中医师。2004～2009年就读于浙江中医药大学中医学专业，她在入学三年时的"我的学医之路"中这样写道：我出生在一个中医家庭，从小耳闻目染，对医学有所了解，特别是父母亲在医院工作，使得一个个病人摆脱了疾病的痛苦，重返健康的人生，使我对医生这一职业怀有崇高的敬意。高考之前的两件事对我的理想选择更是产生了深刻的影响。一是当时央视新闻频道播放了关于白血病儿童生活的纪录片，天真烂漫的孩子们被疾病所折磨，那种无助的表情，深深地触动了我。二是2003年突如其来的SARS疫情，白衣战士"浴血奋战"，特别是中医中药在抗击SARS中发挥了极其重要的作用，备受世人瞩目。填报高考志愿时，我毫不犹豫地选择了医生这一职业，并把中医学专业作为第一志愿。尽管中医学的内容抽象，词语艰涩，与中学阶段

医路漫记

YI LU MAN JI

273

所学的知识有很大的差异，使得有些同学专业思想有所动摇，但是，直到现在我依然十分热爱中医学这一专业。

2009年，其作为浙江省优秀毕业生推免入读复旦大学上海医学院中西医结合临床专业博士研究生（硕博连读），其间，公派去往美国南加州大学Eli & Edythe再生医学与干细胞研究中心，联合培养博士研究生，留学24个月。先后获国家奖学金、浙江省优秀毕业生、浙江省第五届"挑战杯"大学生创业计划竞赛二等奖（排名第一）、浙江省第十届"挑战杯"课外学术科技作品竞赛三等奖（排名第一）、石华玉医学专项奖学金、康宏医学二等奖学金、复旦大学一等奖学金、复旦大学优秀学生、复旦大学优秀学业奖学金、复旦大学附属肿瘤医院优秀硕士研究生奖、复旦大学博士新生优秀奖学金等。现为浙江省中医药学会脾胃病分会青年委员。

毕业后在浙江大学医学院附属第一医院中医科工作，任主治中医师，兼任住总、感控医生、教学岗等职务，曾被评为浙江大学医学院先进工作者。现调至杭州传承中医门诊部，担任医务科负责人兼院感科负责人，负责医疗管理及中医内科临床业务。主持浙江省自然科学基金项目"基于JAK/STAT信号通路及其表观遗传调控动态研究健脾疏肝法治疗慢性萎缩性胃炎及癌前病变的作用机理"，研究成果获浙江省科学技术奖三等奖。发表《基于健脾为本治疗慢性萎缩性胃炎及癌前病变的研究》《"乐胃饮"加味方对慢性萎缩性胃炎模型鼠胃黏膜病变及相关炎症因子的作用》《六型论治胃癌前病变》等研究论文12篇，作为副主编编写出版《浙江中医临床名家蒋文照》《浙江中医临床名家徐珊》，参与蒋文照医学丛书之《蒋文照学术撷英》《蒋文照医案精选》《蒋文照医学传承》和《蒋文照手稿真迹》的编写出版。

王国维在《人间词话》论及治学经验时说："古今之成大事业、大学问者，必经过三种之境界"。第一种境界是"昨夜西风凋碧树，独上西楼，望尽天涯路"，做学问成大事业者首先应该登高望远，鸟瞰路径，了解概貌。第二种境界是"为伊消得人憔悴，衣带渐宽终不悔"，做学问成大事业并非轻而易举，必须经过一番辛勤劳动的过程，废寝忘食，孜孜不倦，人瘦带宽也不后悔。第三种境界是"众里寻他千百度，蓦然回首，那人却在灯火阑珊处"，经过反复追寻、研究，最终取得了成功。只要功夫精神用到，自然会豁然开朗，有所发现，有所收获。从学医求知到行医治病，探究医理，传医授业50载，用心做学问，用心攻专业，用心教学生，用心看病人，望着一个个病人身体康复，满意而去，看到一个个学生事业有成，满载而归，收获的喜悦之情，成功的幸福之感，不禁油然而生。虽近古稀，漫步医路，耕耘杏林，服务民众，壮心未已。

参考文献

［1］徐珊.蒋文照学术撷英［M］.上海；上海浦江教育出版社，2013.

［2］徐珊.蒋文照医案精选［M］.上海；上海浦江教育出版社，2013.

［3］徐珊.蒋文照医学传承［M］.上海；上海浦江教育出版社，2013.

［4］徐珊.蒋文照手稿真迹［M］.上海；上海浦江教育出版社，2013.

［5］徐珊.浙江中医临床名家蒋文照［M］.北京；科学出版社，2019.

［6］朱飞叶.浙江中医临床名家徐珊［M］.北京；科学出版社，2019.

［7］张丹山.情怀中医，精诚妇科-纪念一代妇科名医张兆智诞辰100周年［M］.杭州；浙江大学出版社，2010.

［8］姚纯发.问题解答"体若燔炭，汗出而散"应如何理解［J］.中医杂志，1980，（6）：55-56.

［9］余自汉.《黄帝内经》成书于齐考［J］.河南中医，1982（6）：19-20.

［10］李今庸.《黄帝内经》的成书年代和成书地点考［J］.河南中医，1981（3）：25-28.

［11］沙伦.《黄帝内经》成书年代质疑［J］.河南中医，1981（4）：18-22.

［12］吴文鼎.《黄帝内经》与"黄老学派"——《内经》成书年代别考［J］.上海中医药杂志，1982（9）：36-38.

［13］丁文.《黄帝内经》成书非一时一人析－兼向马伯英同志请教［J］.
河南中医，1983（5）：16-17.

［14］伊声.从菽豆演变、干支纪年谈《黄帝内经》成书年代［J］.河南中
医，1982，（6）：21-22.

［15］沅汀.从出土文物看《黄帝内经》的成书年代［J］.河南中医，1983
（2）：18-20.

［16］中医研究院医史文献研究室.马王堆帛书四种古医学佚书简介［J］.
文物，1975，（6）：16-19.

［17］曾凡夫.《素问》成书年代考［J］.浙江中医杂志，1981（12）：530.

［18］方药中.谈病机十九条的基本精神及其在辨证论治中的具体运用
［J］.新医药学杂志，1978（8）：22-27.

［19］中山医院"疾病观"写作组.疾病论（连载）——关于疾病的本质、
发生原因及规律［J］.医学与哲学，1982（1）：44-46.

［20］封菊秋.怎样认识五运六气［J］.辽宁中医，1979（3）：41-48.

［21］陈友芝.运气学说与杭州气候［J］.浙江中医杂志，1980（5）：210.

［22］张翼.谈切脉［M］.西宁；青海人民出版社，1976.

［23］朱俊奎.寸口脉诊脏腑定位的探讨——针刺原穴前后寸口相关部位
脉搏图变化的观察［J］.辽宁中医杂志，1981（11）：17-20.